山东体育学院·人文社会科学研究文库

实用特殊儿童康复与训练

王文燕　李永峰
周志鹏　王朝晖　编著
李万斌

U0239112

山东大学出版社

图书在版编目(CIP)数据

实用特殊儿童康复与训练/王文燕等编著. —济南：
山东大学出版社,2015.12(2017.1重印)
　　ISBN 978-7-5607-5450-5

　　Ⅰ.①实⋯　Ⅱ.①王⋯　Ⅲ.①残疾人—儿童—康复训
练　Ⅳ.①R720.9

中国版本图书馆 CIP 数据核字(2015)第 321087 号

责任编辑:唐　棣
封面设计:张　荔
出版发行:山东大学出版社
　　　　　社　　址　山东省济南市山大南路 20 号
　　　　　邮　　编　250100
　　　　　电　　话　市场部(0531)88364466
经　　销:山东省新华书店
印　　刷:泰安金彩印务有限公司
规　　格:720 毫米×1000 毫米　1/16
　　　　　14.5 印张　266 千字
版　　次:2015 年 12 月第 1 版
印　　次:2017 年 1 月第 2 次印刷
定　　价:28.00 元

前　言

　　近年来,随着社会发展和医疗、教育水平的提高,特殊儿童的康复越来越受到重视。医学康复与运动训练康复是特殊儿童康复的重要内容与手段,如何将二者密切结合起来服务于患儿,促使他们更好地回归家庭、融入社会,是国内特殊儿童康复、教育领域亟待深入研究的课题,也是我们编著本书的初衷。

　　本书主要包括特殊儿童常用康复评定、康复与训练方法、不同类型特殊儿童的康复与训练三个部分。康复评定、康复与训练方法突出特殊儿童的需要,避免成为康复医学的简单重复;特殊儿童类别选择上侧重多发病以及运动训练疗效较好的病种。内容与编排上注重融医学康复与运动训练康复为一体,突出实用性,可作为特殊教育专业师资培养、特殊儿童康复与体育教育实践的参考书籍。

　　在本书编著过程中,山东体育学院教务处、体育社会科学学院、运动基础科学学院的领导和老师,特别是魏平教授,给予了大力支持与指导,在此表示衷心感谢!

　　由于作者水平有限,编写时间仓促,书中难免有不当之处,敬请特殊儿童医疗康复及特殊教育领域的前辈、同仁及本书的使用者提出宝贵意见。

王文燕

2015 年 12 月

目　录

第一章 绪 论

第一节 特殊儿童与康复

特殊儿童是指与正常儿童相比,在某些方面存在显著差异的各类儿童,包括残疾儿童和超常儿童两种类型。本书的研究对象是狭义的特殊儿童,即残疾儿童,这是指那些身心发展存在各种缺陷的儿童,如视力残疾、听力残疾、言语残疾、肢体残疾、智力残疾、精神残疾和多重残疾儿童等。

根据 1987 年的统计数据,在我国的 5164 万残疾人中,0～14 岁的残疾儿童约有 817 万人,按其人数由多到少排列依次为:智力残疾儿童 539 万人,听力语言残疾儿童 116 万人(其中听力残疾儿童 86.6 万人,单纯语言残疾儿童 29.4 万人),综合残疾儿童 80.6 万人,肢体残疾儿童 62 万人,视力残疾儿童 18.1 万人,精神残疾儿童 1.4 万人。

2006 年第二次全国残疾人抽样调查数据显示,全国残疾人口中,0～14 岁的残疾人口为 387 万人,占全部残疾人口的 4.66%;6～14 岁的学龄残疾儿童为 246 万人,占全部残疾人口的 2.96%,其中智力残疾儿童 76 万人,听力残疾儿童 11 万人,言语残疾儿童 17 万人,肢体残疾儿童 48 万人,视力残疾儿童 13 万人,精神残疾儿童 6 万人,多重残疾儿童 75 万人。学龄残疾儿童中,63.19%正在普通或特殊教育学校接受义务教育。

以上数据显示,我国残疾儿童的数量有了明显减少,不同残疾儿童所占的比重亦有所变化(如精神残疾儿童数量呈增加趋势),这一改变与社会的发展和医疗水平的提高是密不可分的。人类社会对待残疾儿童的态度经历了从歧视、排斥到接纳、关爱的转变,保证残疾儿童能获得平等的社会生存权利,是社会发展的必然要求。对残疾儿童进行康复治疗与训练,可以使他们身心的各个方面实现最大程度的恢复,减轻残疾对他们的影响,从而使其能够更好地适应社会生活。

一、康复的概念

康复(rehabilitation)是指综合、协调地应用医学的、社会的、教育的、职业的和工程技术的措施,减轻病、伤、残者的身心和社会功能障碍,使其能重返社会,提高生存质量。

康复重点着眼于患者功能的恢复,目的是使其在个体和社会层面上获得与正常人相同的生存权利。要实现这一目标,需要进行以下几个方面的康复:

(1)医学康复(medical rehabilitation):是指通过采用医学手段对伤残者进行诊断、评定和治疗而进行的康复,主要由临床医师、康复医师、护士、康复治疗师等协作实施。

(2)教育康复(educational rehabilitation):是指通过对残疾人开展文化和技能教育而进行的康复,主要针对特殊儿童少年,通过普通学校教育(义务教育、中等、高等教育)和特殊学校教育来实现。

(3)职业康复(vocational rehabilitation):是指使残疾人获得适当的职业、促使其参与社会而进行的康复,主要包括由职业咨询师开展职业评估、指导、训练及工作安置等一系列工作。

(4)社会康复(social rehabilitation):是指由社会工作者从社会的角度,采取各种有效措施(如制定相关法律法规、家庭改造、残疾人入学就业等),为残疾人创造适合生存和实现自我价值的环境,维护残疾人的尊严和公平待遇,帮助他们平等地参与社会生活。

此外,康复工程(rehabilitation engineering)是指工程技术人员利用工艺技术,帮助残疾人最大限度地恢复或替代原有功能,改善残疾人独立进行生活、工作的能力,促使其回归社会的过程。康复工程产品(如假肢、矫形器、轮椅等)对某些残疾人的康复有至关重要的作用。

以上几个方面的康复基本上是按顺序进行的,但也有一些残疾人不需要进行教育康复和职业康复。医学康复是各种康复的基础,也是本书的重点内容。

二、医学康复的内容

医学康复包括康复预防、康复评定和康复治疗三个方面。

(一)康复预防

康复预防研究残疾人的流行病学、致残原因及预防措施,对预防及早期发现儿童的残疾具有重要意义。儿童致残的原因主要有:

(1)遗传和发育因素:包括遗传性疾病,孕期营养不良,异常分娩和产科合并症等。

(2)疾病和外伤因素:包括各种传染病如脊髓灰质炎、麻疹等,孕期母体及胎儿疾病如风疹、宫内感染等,此外还有其他急慢性疾病。近年来,外伤因素如交通事故、运动损伤等导致的儿童残疾逐渐增多。

(3)环境和行为因素:包括药物中毒、生活环境污染、学习压力大、不良生活事件和生活方式、异常人格和行为模式等,这些都是儿童致残的重要原因。

对残疾的预防分为三级:一级预防是通过免疫接种、婚前检查及优生优育咨询、围产期保健、顺产、安全防护照顾、遵守安全规则、维护安全环境等措施,预防能导致残疾的疾病、发育缺陷和损伤的发生;二级预防是通过疾病早期筛检、健康检查、早期医疗干预和早期康复治疗等措施,对已发生的伤病进行早期发现及治疗,以减少残疾的发生率;三级预防是通过康复功能训练,使用假肢、矫形器、辅助用具、医疗护理、手术等措施,避免轻度残疾发展为永久性残疾。

(二)康复评定

康复评定是指对伤残者功能障碍的性质、部位、范围、严重程度进行客观的检查和评估,估计其功能障碍的转归和预后,并以此作为制订康复目标和计划、判定康复效果的依据。康复评定是康复的基础,没有评定,就无法展开正确的康复治疗。康复过程中往往需要反复多次进行评定,以不断了解康复效果、修改治疗计划,最终达到预期目标。

康复评定的内容包括躯体功能评定(如人体形态评定、人体发育评定、运动功能评定、感觉功能评定等),精神心理功能评定(如情绪评定、人格评定等),言语语言功能评定(如构音障碍评定、言语发育迟缓评定等)和社会功能评定(如日常生活活动能力评定、职业评定等)等。

(三)康复治疗

康复治疗的方法主要包括物理治疗(包括运动疗法和物理因子疗法)、作业治疗、言语治疗、心理治疗、假肢和矫形器装配、中国传统康复疗法、康复护理、文娱疗法、职业咨询等。康复治疗有时需与药物治疗、手术疗法等临床治疗方法配合进行。

医学康复的实施往往需要多人协作进行:康复医师接诊患者,采集病历和进行体检,作出功能评定后制订康复治疗计划,指导协调其他康复人员的工作;物理治疗师(physiotherapist,PT)主要采取运动疗法和物理因子疗法对患者进行治疗,并负责患者运动功能的评定和训练治疗;作业治疗师(occupational therapist,OT)主要指导患者进行合理的作业活动,以使其恢复或改善生活自理能力和职业能力,同时还负责指导患者生活和工作环境的装饰与调整;言语治疗师(speech therapist,ST)主要对患者的言语、吞咽功能进行评定与训练,并对患者及家属进行相关指导。其他康复人员还包括康复护士、心理治疗师、假肢及矫形器师、职业咨询师、中医师、针灸师、推拿师等,他们各司其职,协作进行康复治疗。目前,国内由于康复人才缺乏,因此各项治疗工作往往由康复治疗师(reha-bilitation therapist)一人来完成,必要时可以请专科医师会诊。

三、运动治疗与训练

运动治疗与训练是利用各种形式的运动,促进局部或全身运动、感觉等功能恢复的训练方法。运动治疗与训练可以是对某一功能进行训练,如肌力增强训练、关节活动度训练、呼吸训练、平衡与协调训练等,也可以是休闲运动、体育游戏、各种体育项目等,可根据每个患者的身体情况、承受能力和需要进行选择。

运动治疗与训练融物理治疗、心理康复、教育康复于一体,在特殊儿童康复中占有重要地位。康复的过程很多时候主要是进行各种训练的过程。通过运动治疗与训练,可以增强肌力,改善关节功能,增强协调与平衡能力,改善感知觉等,并能对患儿的心理起到积极的调适作用,提高社会交往能力,使患儿终身受益。

运动治疗与训练应由治疗师、家长和患儿共同配合进行,实施时还应考虑到环境因素。

第二节　儿童的发育

儿童的生长发育受遗传与环境的双重影响,因此每个孩子的发育都有自己的特点,但是,不同儿童体格与心理社会的发育又有共同的特点和规律。只有熟悉这些特点和规律,并认识到个体间的差异性,康复工作者才能既发现儿童的发育异常,及早进行康复,预防和减轻伤残,同时又不至于将个体差异误认为是异常情况,从而进行不必要的干预。

一、儿童体格的发育

儿童的身体发育时快时慢,呈现阶段性,一般可将儿童的生长发育过程按顺序划分为以下几个年龄段:胎儿期(从受精卵形成到出生,约 40 周)、新生儿期(出生到生后 28 天)、婴儿期(生后 28 天到 1 岁)、幼儿期(1～3 岁)、学龄前期(3～6 岁)、小学学龄期(6～12 岁)、青春期(中学学龄期,女孩从 11～12 岁开始到 17～18 岁,男孩晚两年左右)。任何一阶段的发育出现障碍,都会影响到后一阶段的发育。

儿童生长发育呈不等速增长,有两个突增期,第一个是从胎儿中期(孕 4～6月)到 2 岁,第二个是青春发育期,女孩比男孩早两年。第一个突增期头部先发育,然后是躯干,然后是四肢;第二个突增期相反,四肢特别是下肢发育迅速,其次是躯干,头部发育不明显。从出生算起,整个发育过程中儿童身体各部位增长的幅度不同,一般头增长 1 倍,躯干增长 2 倍,上肢增长 3 倍,下肢增长 4 倍。儿童身体各系统发育的早晚、快慢亦不相同:神经系统发育较早,7～8 岁时大脑的重量已接近成人;皮下脂肪幼年时较发达,而肌肉组织要到学龄期才开始加速发育;儿童的生殖系统在 10 岁前几乎不发育,而淋巴系统在 10～12 岁时发育达到顶峰,然后逐渐萎缩。

由于每个儿童的遗传和环境因素各不相同,因此其发育的速度、水平、成熟时间等方面自然会存在个体差异。但是,这种差异如果超出该年龄段的正常范围的话即应引起家长的警惕,并注意观察儿童是否有异常的表现。

(一)体重

体重为人体各器官、组织和体液的总重量,是衡量体格发育和营养情况的最重要指标。新生儿平均体重为 2.5～4 kg,出生后第一周内可因排出胎便和尿液、皮肤水分蒸发以及吃奶少等原因出现生理性体重下降,一般 7～10 天可以恢复甚至超过出生体重。出生后第一周内的这种体重下降一般不会超过出生体重的 6%～9%,如果下降幅度超过 10% 或 10 天还未恢复到出生体重,则应仔细查找原因。

婴儿出生后前半年体重增长最快,每月平均增加 600～800 g,后半年每月平均增加 300～400 g,3～5 个月时体重是出生时的 2 倍,1 周岁时增至 3 倍。

1 岁以内小儿体重的推算公式是:

1～6 个月:体重(kg)＝出生体重(kg)＋月龄×0.7(kg)

7～12 个月:体重(kg)＝6(kg)＋月龄×0.25(kg)

2 岁时小儿体重是出生时的 4 倍。2 岁后到 11～12 岁前体重平均每年增长 2 kg,推算公式是:

2～12 岁:体重(kg)＝年龄×2(kg)＋8(kg)

12 岁以后进入青春期,这是人体生长发育的第二个高峰。由于受内分泌的影响,小儿体重增长较快,男孩每年增重约 5 kg,女孩增重约 4 kg。

正常同龄、同性别儿童的体重存在个体差异,一般在 10% 上下。

(二)身高(身长)

身高是指从头顶至足底的长度,它反映的是人体骨骼发育的情况,受性别、年龄、遗传、营养、体育锻炼、疾病等多种因素的影响。3 岁以下小儿仰卧位测量称身长,3 岁以后站立位测量称身高。

正常足月新生儿出生时身长约 50 cm,出生后前半年平均每月增长 2.5 cm,后半年平均每月增长 1.5 cm。一般 1 岁时小儿身长可达 75 cm,2 岁时可达 85 cm,2 岁后生长速度变缓,到 12 岁前平均每年增加 6~7 cm。2~12 岁儿童的平均身高可按以下公式粗略推算,凡身高超过或不足标准的 10% 者需做进一步的检查:

$$身高(cm)=年龄×7(cm)+75(cm)$$

青春期开始后身高增长加速,每年可增长 6~7 cm,甚至 10~12 cm,一般三年后生长速度变慢,直到 17~20 岁性成熟时基本停止。

(三)头围

头围是指从眉弓上方突出部绕枕后结节一周的长度。头围与脑、颅骨的发育密切相关,是评价儿童生长发育情况的重要指标。

婴儿出生时平均头围为 34 cm,一岁以内是头颅发育最快的时期,第 1 个月头围平均增长 2.8 cm,第 2 个月增长 1.9 cm,第 3 个月增长 1.4 cm,前半年共增长 8~10 cm,后半年增长 2~4 cm。1 岁小儿的头围平均约为 46 cm,2 岁为 48 cm,5 岁为 50 cm,15 岁时接近成人水平,为 54~58 cm。

定期测量婴幼儿头围,可以及时发现小儿头部发育是否存在异常。头围过大可见于脑积水、佝偻病患儿;头围过小见于小头畸形患儿。

(四)骨骼的发育

1.颅骨

人的颅骨有 6 块,婴儿出生时各颅骨缝均未闭合,后囟接近闭合。前囟斜径 1.5~2 cm,随颅骨生长而增大,6 个月时逐渐骨化而变小,在 12~18 个月闭合;后囟在 6~8 周闭合;颅骨骨缝 3~4 个月闭合。前囟检查很重要,前囟小或关闭早可见于脑发育不良患儿;前囟饱满可见于颅内压增高,凹陷可见于脱水。囟门晚闭可见于脑积水、佝偻病等患儿。

2.脊柱

小儿出生时脊柱无弯曲,3 个月左右能抬头时出现第一个生理弯曲即颈椎前凸;6 个月能坐,出现第二个生理弯曲即胸椎后凸;1 岁左右开始行走,出现第三个生理弯曲即腰椎前凸。这样的脊柱自然弯曲是人类直立行走的需要,如果小儿骨骼发育异常或坐、立、走姿势不良,可导致驼背、脊柱侧弯等畸形。

二、儿童神经反射活动的发育

神经系统是人体发育最早、最迅速的系统,婴儿出生后便存在呼吸反射、吞咽反射、角膜反射等基本的反射。小儿反射的发育能够准确反映中枢神经系统的发育状况,是脑瘫诊断与评定的重要手段之一。如果各种反射的表现或出现、消失时间异常,说明儿童神经系统的发育可能存在问题,应进行检查。

(一)原始反射

1.吸吮反射

检查者用手指或乳头轻轻碰触小儿的嘴角、上下唇,或放入小儿口中,小儿会出现吸吮动作。该反射出生后即出现,3～4 个月后消失。颅脑损伤、小儿脑瘫患者和早产儿可表现为此反射减弱、消失、持续存在(超过 6 个月)或重新出现。正常小儿饱餐后,该反射也不易引出。

2.觅食反射

检查者用手指轻触小儿一侧口角或上下唇的皮肤,小儿出现头转向刺激侧并张口的动作。此反射出生后即出现,1 个月左右消失,6 个月后仍存在为异常。早产儿及脑损伤、小儿脑瘫患者可表现为该反射减弱或消失。

以上两种反射均与哺乳和摄食有关。对脑瘫患儿来说,如果这两种反射存在 1 年以上,则会有摄食障碍。

3.拥抱反射(Moro 反射)

小儿仰卧,检查者拉小儿双手上提,使其头部后仰,头颈部离开床面 2～3 cm,然后突然放开双手,小儿双上肢会先向两侧伸展,手张开,然后双上肢向胸前屈曲收回呈拥抱状,可伴有哭闹。此反射出生时即出现,3 个月时最明显,以后逐渐减弱,6 个月时消失。(见图 1-1)

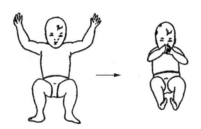

图 1-1　Moro 反射①

新生儿此反射减弱或消失,提示中枢神经系统功能低下或因产伤等暂时处于抑制状态;两侧不对称提示有偏瘫、锁骨骨折或肌肉损伤等;6 个月后仍不消失,提示有脑损伤。

4.握持反射

小儿仰卧,上肢呈半屈曲状态,检查者用一个手指放入小儿一侧手掌中并稍

---

① 本节图片均摘自陈秀洁、李晓捷主编的《小儿脑性瘫痪的神经发育学治疗法》,河南科学技术出版社,2012 年 12 月第 2 版。

加压迫,小儿该手手指会屈曲握紧检查者的手指;如检查者上提手指,小儿会被短暂拉起。此反射出生时即出现,且十分明显,2个月后逐渐减弱,4个月后逐渐被有意识的抓握所取代。

新生儿该反射减弱或消失,提示有上运动神经元损伤;一侧减弱或消失多见于臂丛神经损伤;持续存在提示有脑损伤。

5.侧弯反射

小儿悬俯卧位,检查者用手指刺激其一侧脊柱旁,小儿表现为躯干向刺激方侧弯。该反射在新生儿期存在,6个月后消失。

6.交叉伸展反射

小儿仰卧,头中立位,一侧下肢伸展,对侧下肢屈曲,检查者将小儿伸展的下肢屈曲,可见原来屈曲的下肢立即伸展。该反射在新生儿期存在,2个月后消失。

(二)姿势反射

1.非对称性紧张性颈反射(asymmetric tonic neck reflex,ATNR)

小儿仰卧,头正中位,上下肢伸直。检查者将小儿的头部向一侧转动,小儿颜面侧的上下肢会出现伸展动作,而对侧的上下肢会出现屈曲动作。该反射出生后1周出现,2~3个月最明显,之后随着神经系统的发育而消失。(见图1-2)

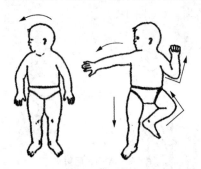

图1-2 非对称性紧张性颈反射

该反射如在出生4个月后仍持续出现则提示有脑损伤。脑瘫患儿的这一原始反射常持续存在,严重影响患儿的姿势和运动发育,尤以手足徐动型最明显,严重者可影响视觉、不能随意抓物、引起脊柱侧弯和脱位。

2.对称性紧张性颈反射(symmetric tonic neck reflex,STNR)

检查者用一只手托住小儿胸腹部将其面部朝下抱起,当用另一只手向下压小儿头部时,会出现双上肢屈曲、双下肢伸展的动作;向上抬小儿头部时,则出现双上肢伸展、双下肢屈曲的动作。此反射出生后即出现,3~4个月后逐渐消失。(见图1-3、图1-4)

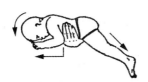 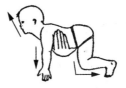

图 1-3 对称性紧张性颈反射

与非对称性紧张性颈反射一样,该原始反射若持续出现,则提示有脑损伤,会影响小儿脑瘫患者姿势与运动的发育。

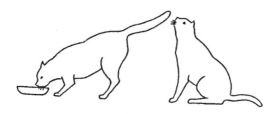

图 1-4 从四足动物的动作看 STNR 反射

3. 紧张性迷路反射(tonic labyrinthine reflex,TLR)

小儿仰卧位时伸肌紧张性增高,俯卧位时屈肌紧张性增高。

本反射出生后即出现,1~2 个月时最明显,4 个月后消失。脑瘫患儿此反射持续存在,可影响运动和姿势的发育。患儿仰卧位上的角弓反张、拉起时头后垂、仰卧翻身时身体整体的后弓样翻转等表现,都是受此反射影响。(见图 1-5、图 1-6)

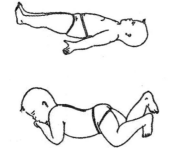 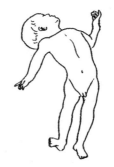

图 1-5 紧张性迷路反射　　　　图 1-6 角弓反张

4. 阳性支持反应

检查者从腋下扶持小儿使其呈站立姿势,足底着床,可立即引起小儿整个下肢强直。8 个月后还存在为异常,提示有中枢损伤。

5.调正反射

正常动物可以保持站立姿势,将其推倒或翻转后可迅速翻正,恢复直立位,包括颈、迷路、视、躯干调正反射。

(1)颈调正反射:小儿仰卧,头正中位,上下肢伸展,小儿的头部主动或被动转向一侧时,小儿的整个身体会向转头的方向旋转。此反射出生时即存在,6个月左右消失。(见图1-7)

(2)视调正反射:检查者将小儿竖直抱起,做前后左右倾斜运动,小儿会调整头部的位置于竖直位,两眼位置保持在同一水平。出生后3～5个月的小儿可出现该反射。

(3)迷路调正反射:蒙住小儿双眼,检查者竖直抱起小儿,分别做前后左右倾斜运动,小儿反应同视调正反射。出生后2～3个月的小儿可出现该反射。(见图1-8)

(4)躯干调正反射:小儿仰卧,头正中位,上下肢伸展,小儿的头部主动或被动转向一侧时,肩部和骨盆可分节转向转头的方向,即头部先旋转,其次是肩部,最后是骨盆旋转。

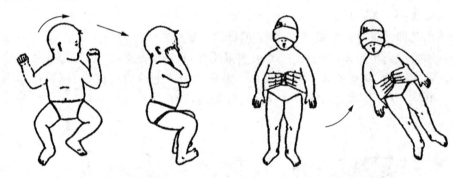

图1-7 颈调正反射　　　　　　　　图1-8 迷路调正反射

调正反射是正常姿势反射和平衡功能发展的基础。小儿出生6个月之后还不出现,提示可能存在大脑发育迟缓或异常。

6.两栖动物反射

小儿俯卧,头正中,下肢伸展,上肢伸直放于头两侧,然后检查者抬高小儿一侧的骨盆,可见小儿同侧肘、髋、膝关节自动屈曲。

(三)平衡反应

1.倾斜反应

此反应是指,倾斜身体的支持面,使重心发生移动时,小儿为了保持平衡,可以出现躯干和四肢的代偿动作,调节肌张力,以保持整体的正常姿势。倾斜反应

可以在卧位、坐位、四爬位、跪位、立位等不同姿势下进行检查,如:

(1)卧位倾斜反应:小儿仰卧或俯卧在平板上,检查者慢慢抬高平板的一侧,小儿会迅速把头和上身移向抬高侧,同时抬高侧的下肢也会迅速外展,以保持身体的平衡。该反射在出生后 6 个月左右出现。

(2)坐位倾斜反应:小儿取坐位,检查者用手向一侧轻推小儿的身体使其失去平衡,小儿的头部和上身会向与推力相反的一侧倾斜,且该侧的上下肢会迅速向外伸展。该反射出生后 8~10 个月出现,1 岁后仍不出现为异常。

(3)站立位倾斜反应:小儿站立,检查者分别向前后左右轻推小儿,使其失去平衡。向前后推时,小儿会主动向前后迈步;向两侧推时,小儿被推侧的下肢会向外伸展,以保持身体的平衡。不同姿势的倾斜反应从 6 个月到 1 岁逐渐出现,并继续完善,可维持终生。如果小儿平衡反应延迟、不出现或建立不完全,提示存在神经系统损伤或发育迟缓。

2.降落伞反射

检查者将小儿从腋下抱起呈俯卧位,然后使其头部迅速向床面下落,小儿会立即出现双臂和双手伸展动作,支撑于床面呈保护状。小儿出生后 6 个月开始出现该反射,终生存在,对维持重心突然变化时的身体平衡有重要作用。10 个月后仍不出现为异常。

3.背屈反应

小儿站立,检查者从背后拉小儿使其向后倾斜,可见到小儿的头与胸部回正中位,踝关节和足趾背屈。此反射对小儿的站立和行走十分重要,正常小儿出生后 15~18 个月出现,维持终生。不出现或出现延迟为异常。

(四)病理反射

病理反射一般只在中枢神经受到损伤时才出现,但 1 岁以下的婴儿因大脑发育不完全,故也可见到病理反射。病理反射可在小儿中枢神经发育到一定水平后消失,当出现损伤时会再次出现。常见的病理反射有巴宾斯基征、牵张反射亢进、踝阵挛、联合反应等。

1.巴宾斯基(Babinski)征

小儿仰卧,髋、膝伸直,检查者一手握住小儿小腿固定,另一手用竹签在小儿足底从足跟外侧向前快速轻划至小趾根部,再转向拇趾侧。正常表现为足趾向跖面屈曲,称巴宾斯基征阴性;如出现拇趾背屈,其余四趾成扇形分开,称巴宾斯基征阳性。

2.踝阵挛

小儿仰卧,检查者握住小儿足底,做快速的"背屈-放松-背屈"动作,观察小儿踝关节是否有震颤。有震颤提示小腿三头肌张力过高。

3.联合反应

小儿用一只手用力握一物体,则其对侧肢体可出现不随意的紧张性活动。如8~9岁之后的儿童还能表现出明显的联合反应,提示其中枢神经系统发育迟缓或异常。

三、儿童运动功能的发育

儿童运动功能的发育与中枢神经系统和肌肉的发育密切相关:动作最初是全身性的不协调的整体运动,逐步分化为局部的、准确的和分离性的动作;大肌肉发育早于小肌肉,坐、站、走等全身粗大动作的发育早于手指抓、放等精细动作的发育。

(一)粗大运动的发育

粗大运动的发育遵循"头-尾"规律,即发育方向是从头至脚,按照"抬头→翻身→坐→爬→站→走"这一顺序逐渐发育成熟。新生儿仅有反射性活动和不自主的以屈曲为主的运动,3个月时俯卧位可以抬头,以后开始翻身,6个月左右会坐,8个月左右会爬,10个月可以扶栏杆站立,12~15个月学会步行。发育缓慢的正常小儿也有2岁时仍不会步行的情况存在,可能与成长环境、性格、营养等个体因素有关。

(二)精细运动的发育

精细运动的发育主要表现为手指功能的发育成熟:小儿取物时,先是四指与掌心的对捏,然后再发育到用拇指与食指捏物;先以抓取为主,随后才有放开物体的动作。小儿出生后2个月内双手呈握拳状态;3~4个月时能将双手放到面前观看并玩弄自己的双手,出现企图抓握东西的动作;4个月时能在拇指的参与下抓住物体;5个月时可以两手各抓住一个物体;6个月时能在双手间交换物体;9个月时能用拇指与食指捏物;10个月时能主动松手放弃手中的物体;10~12个月时可以拿笔涂鸦;15个月时可以搭两三块简单的积木,用笔画一条线;18个月时能搭四块积木,模仿画竖线;2岁时可以搭六七块积木,逐页翻书;2岁半左右可以抛扔物体,模仿画圆圈,上肢和手的运动也变得更加灵活、协调,逐渐学会使用餐具、穿衣、写字、搭积木等复杂动作,形成完全的随意运动。

四、儿童语言能力的发展

儿童语言能力的发展离不开其语言感知能力、发音能力和交际能力的发展。0~4个月的婴儿能分辨言语声音和其他声音的区别,从出生只会哭叫到能够笑出声音,因饥饿等生理需求而产生交际的倾向;4~10个月的婴儿开始注意语调所表达的情绪,先无意识地发出单音,再发出复音(如爸爸、妈妈),学习交际规则,学会应答,学会用语调表达情感;10～18 个月的幼儿能把音和义结合起来,懂得比较复杂的词意,能说日常生活用字或词(如走、吃饭),逐步学会用语音、语调和动作表情达到交际目的;2 岁左右时能进行简单交谈;4～5 岁时能用完整的语句表达想法,7 岁以上就能较好地掌握语言。儿童语言的发展与教育密切相关,如果仅仅表现为说话较迟,但运动、大小便等功能发育正常,不伴有听觉障碍、智力落后、发声器官机能障碍等,则不能轻易认定为语言发育迟缓。

五、儿童心理的发育

儿童心理的发育是个从具体到抽象的过程,儿童的各种心理活动如感知觉、注意、记忆、思维、情绪、自我意识等都有其各自的发展规律。

(一)视觉的发育

新生儿已经能够看见光线的明暗变化,并能对物体的运动进行追视,对简单的几何图形进行视觉扫描,且对人脸特别感兴趣。2 个月的婴儿能按物体的距离调节视焦距,4 个月时新生儿的聚焦能力已接近成人,4～5 岁后趋于稳定。因此,出生后头半年是小儿视力发展的敏感期,在此期间应注意排查小儿是否存在视力缺陷,若存在应及早进行干预。

(二)听觉的发育

胎儿即已存在听觉,出生后即有视听协调能力,3～6 个月的新生儿此能力更强。婴儿能够区分语言和非语言,且具有很强的音乐感知力,因此家长可以对婴儿进行早期音乐训练。

(三)智力的发育

智力是一种综合能力,指人认识、理解客观事物并运用知识、经验等解决问题的能力,包括观察力、记忆力、想象力、分析判断能力、思维能力、应变能力等。智力的高低通常用"智力商数"来表示,此指标可以定量地标示智力发展水平。人的智力发展速度是不均衡的。研究表明,人在早期发育阶段获得的经验越多,智力发展得就越迅速。美国心理学家布鲁姆曾提出过这样的假设:5 岁前为人智力发展最迅速的时期,如果 17 岁的智力水平为 100%,那么从出生到 4 岁就能获得 50% 的智力,4～7 岁时获得其余的 30%,另外 20% 为 8～17 岁时获得。

(王文燕 李万斌)

第二章　常用康复评定

第一节　康复评定概述

一、康复评定的概念

康复评定是指收集评定对象的病史和相关资料,提出假设,实施检查和测量,对结果进行比较、综合、分析、解释,最后得出结论和障碍诊断的过程。所有需要接受康复治疗的功能或能力障碍者都是康复评定的对象。康复评定侧重于客观准确地评定功能障碍的性质、部位、范围、程度,而不是确定疾病的性质和类型,而且康复评定还特别着重于评价患者残存的功能和发掘其潜能。通过康复评定,治疗师可以发现和确定患者障碍的部位、范围或种类、性质、特征、程度以及障碍发生的原因、预后,为预防和制订明确的康复目标和康复治疗计划提供依据。康复评定是康复医疗流程中的重要环节,是实施康复治疗计划的根据和基础。没有康复评定,治疗师就无法制订治疗方案和评价治疗效果。

二、类型

康复评定可分为定性评定、半定量评定和定量评定三类。

(一)定性评定

定性评定是从整体上把握研究对象"质"的特性,并进行分析。定性评定是一种最根本、最重要的分析研究方法,它不仅可以让人们从不同的角度与层面去观察事物、事例,找出共同的联系和特点,而且还可以帮助人们研究事物的特殊性,找出其不同之处及原因。

康复评定中常用的定性评定方法有肉眼观察和问卷调查两种。通过肉眼观察和问卷调查,治疗师可以对评定结果进行归类分析,并通过与正常人群特征进行比较看被检查者是否存在异常。例如,对脑瘫患儿的运动模式的评定以及对异常步态的目测分析法等都属于定性评定。

(二)半定量评定

半定量评定是指将定性评定中所描述的内容进行等级量化。其结果要比定性评定更加明确、突出,但仍不能精确反映实际情况。

康复评定中的半定量评定是将障碍的程度分为若干级别、阶段或将等级赋予分值的评定方法。临床上所采用的标准化量表评定法大多归属此类。

(三)定量评定

定量评定的对象是量化资料,这些资料通过测量获得,并以数量化的方式说明分析结果。定量评定将机体障碍的程度用数值来表示,所得数据一般带有相关的度量衡单位。定量评定最突出的优点是将障碍的程度量化,因而所得的结论客观、准确,便于进行治疗前后的比较。定量评定的目的在于更精确地定性,这样可以使人们对研究对象的认识进一步精确化,因此能更加科学地揭示规律,表明本质,理清关系,预测事物的发展趋势。定量评定结果的好坏取决于数据的准确性和完整性。定量评定是监测和提高康复医疗质量、判断康复疗效的最主要的科学手段。

对康复的评定既需要进行定性分析,也需要进行定量分析。定性分析与定量分析是统一的、互补的。定性分析是定量分析的基本前提,没有定性的定量是一种盲目的、毫无价值的定量;定量分析使定性分析更加科学、准确,并协助定性分析使人们得出广泛而深入的结论。因此,在康复实践中,应根据康复评定要求选择适宜的康复评定方法。

三、目的

康复评定贯穿于康复治疗的全过程。因此,在运用各种疗法进行康复治疗的过程中,不同时期的评定目的也不相同。总体上来说,有以下几点:

(1)寻找和确定障碍的原因、种类和程度。

(2)指导制订康复治疗计划,选择康复治疗方法。

(3)判定康复疗效和预后。

(4)为预防残疾和康复评定提供依据。

四、原则

(一)选择可信度、有效度高的评定工具

可以通过查阅文献了解某种特定评定工具的可信度、有效度水平。在满足评定要求的前提下,应选择可信度、有效度水平高的评定方法。

(二)根据实际情况选择具体评定方法

例如,进行步态分析时,既可以采用简易的印迹法和目测分析法,又可以运用高科技手段如摄像与三维数字化运动分析系统;进行肌力评定时,既可以采用简易的徒手肌力检查法,也可以使用等速运动仪进行测定。要根据单位的实际情况,选择适宜的评定手段。

(三)根据评定目的在同类工具中进行选择

为了详细和深入地了解和判断患者障碍的水平,制订训练计划,比较治疗方法的有效性或修改治疗方案,治疗师应选择量化、精确度和灵敏度较高、特异性较强的评定方法。而康复医生在门诊检查患者、上级医生查房或会诊时,只需要对障碍的范围、程度、性质以及治疗方向进行判断,因此也应选择简单、快捷、敏感、定性好的筛查方法。

(四)评定与训练方法应保持一致

许多评定方法与治疗方法密切相关。例如,在评定偏瘫患者的运动功能时,Bobath 评定方法是从运动模式进行分析;而 Brunnstrom 偏瘫功能评定法和 Brunnstrom 治疗技术则均是依据 Brunnstrom 的六个阶段理论而设计的,其根据评定结果实施治疗方案,对处在不同阶段的患者所采取的训练方法完全不同,且与 Bobath 评定方法的评定角度完全不同。因此,如果使用 Bobath 训练方法而用 Brunnstrom 偏瘫功能评定法进行评定往往会导致康复评定与康复训练脱节。

(五)根据障碍的诊断结果选择具有专科特点的评定内容

中枢性瘫痪与周围性瘫痪的康复、小儿的康复与老年人的康复、呼吸循环系统疾病的康复与骨关节损伤等运动系统的康复各有不同的特点,治疗师应根据不同的功能障碍特点选择科学、合理的评定内容。例如,对于中枢神经系统病损所致的痉挛性瘫痪患者以及重症高血压患者不宜进行手法肌力检查。

(六)选择与国际接轨的通用方法

在选择评定方法时,应首选国际通用、标准化的方法,以便于进行国际间学术交流。

五、注意事项

(1)要正确地选择评定方法,熟悉评定内容。

(2)应重视交流与沟通,评定前要向患者及其家属说明目的和方法,以消除他们的不安感。

(3)评定时间要适当,动作要迅速,不应引起患者的疲劳。

(4)应由一人全程检测评定,以保证评定的准确性。

（5）当患者提出疼痛或感觉疲劳时，应变换体位、休息或停止评定，择日再进行。

（6）患侧与健侧对照进行。

（7）检查与测定结果不确定时，应重复检查或测定，并以三次均值为最终结果。

第二节　常用康复评定方法

一、肌力评定

肌力又称最大力量，是指肌肉在负荷的情况下，为维持姿势、启动或控制运动而产生一定肌张力的能力，以肌肉最大兴奋时所能负荷的重量来表示。肌力体现肌肉主动收缩或对抗阻力的能力，反映了肌肉的最大收缩水平。影响肌力大小的因素有：肌肉的生理横断面积、肌肉的初长度、运动单位的募集率和神经冲动发放频率、肌纤维的类型、肌肉收缩的类型、年龄与性别等。

肌力评定在肌肉、骨骼、神经系统，尤其是周围神经系统病变的诊治中必不可少，其主要目的是：判断有无肌力下降及肌力下降的程度与范围，为制订治疗、训练计划提供依据；定期检查神经与肌肉病变的恢复程度和速度，以检验治疗、训练的效果。

肌力测定的方法有传统的手法测试、等长测试、等张测试及等速测试等。这些测评方法又可分为徒手肌力检查和器械检查两类。

（一）徒手肌力检查

徒手肌力检查（manual muscle test，MMT）是通过被检查者自身重力和检查者用手施加阻力而产生的主动运动，来评定肌肉或肌群的力量和功能的方法。徒手肌力检查是用来评定由于疾病、外伤、废用等所致的肌力低下程度的主要方法。

1.特点

（1）无须特殊的检查仪器，不受地点、条件、场所的限制。

（2）以自身各肢段的重量作为肌力评价基准，比用测力计等工具测得的肌力绝对值更具有实用价值。

（3）只要掌握正确的检查方法，就能获得准确、可靠、有效的结果。

（4）手法检查只能表明肌力的大小，不能反映出肌肉收缩耐力的大小。由于其无法精确地表达肌力的数值，故不宜作为研究资料使用。

2.评定标准

徒手肌力检查采用 Lovett 肌力分级标准，如表2-1所示。

表 2-1   **Lovett 肌力分级标准**

级别	名称	标准	相当于正常肌力的百分比(%)
0	零(Zero,O)	未触及肌肉的收缩	0
1	微缩(Trace,T)	可触及肌肉的收缩,但不能引起关节活动	10
2	差(Poor,P)	在减重状态下能做关节全范围运动	25
3	尚可(Fair,F)	能抗重力做关节全范围运动、但不能抗阻力	50
4	良好(Good,G)	能抗重力、抗一定阻力运动	75
5	正常(Normal,N)	能抗重力、抗充分阻力运动	100

为了使评分更细、更准确,每一级还可以用"＋""－"进一步细分,以补充 6 级评分法的不足。

3. 检查方法

MMT 检查时,患者处于标准体位,根据受检肌肉或肌群的功能,在减重、抗重力或抗阻力的状态下做规定动作,并使动作达到最大活动范围。检查者根据患者肌肉活动能力及抗阻力的情况,按肌力分级标准来评定级别。各肌肉的具体测试方法分别如表 2-2、表 2-3、表 2-4 所示。

表 2-2   **躯干肌力的手法测试**

运动	主动肌	神经支配	测试及评定		
			5、4、3 级	2 级	1 级
颈屈	胸锁乳突肌、斜角肌、颈长肌、头长肌	副神经 C_2 ～ C_3,颈丛 C_3～C_8,C_2 ～ C_6,C_1 ～ C_3	仰卧,抬头屈颈,能抗额部较大、中等阻力或不能抗阻	侧卧,托住头部时可屈颈	仰卧,屈颈时可扪到胸锁乳突肌活动
颈伸	斜方肌、头半棘肌、头夹肌、颈夹肌	副神经 C_2 ～ C_4,颈神经 C_3、T_4	俯卧,抬头时能抗枕部较大、中等阻力,或不能抗阻	侧卧,托住头部时可仰头	仰卧,抬头时扪到斜方肌活动

续表

运动	主动肌	神经支配	测试及评定		
			5、4、3级	2级	1级
躯干屈	腹直肌	肋间神经 $T_7 \sim T_{12}$	仰卧,髋及膝屈,双手抱头坐起5级;双手前平举坐起4级,仅能抬起头及肩胛部3级	仰卧,能屈颈抬头	仰卧,抬头时扪到上腹部腹肌收缩
躯干伸	骶棘肌、腰方肌	脊神经后支 $C_2 \sim L_5$,$T_{12} \sim L_3$	俯卧,胸以上在桌缘外下垂30°,固定下肢,抬起上身时能抗较大、中等阻力,或不能抗阻	俯卧位能抬头	俯卧,抬头时扪到背肌收缩
躯干旋转	腹内斜肌、腹外斜肌	肋间神经 $T_7 \sim T_{12}$,髂腹股沟及生殖股神经 $T_{12} \sim L_1$	仰卧,屈腿,固定下肢,两手抱颈后能坐起同时向一侧转体,双手前平举为4级,能旋转上体至一肩离床为3级	坐,双臀下垂,能大幅度转体	同左,试图转体时扪到腹外斜肌收缩
骨盆侧向倾斜	腰方肌	脊神经 $T_{12} \sim L_3$	仰卧,向近侧提拉一腿,检查者双手握踝部向远端拉,须用大力、中等拉力、小拉力对抗之	同左,能拉动一腿,不能抗阻	同左,试图提拉一腿时在腰部骶棘肌外缘扪到腰方肌收缩

表 2-3   **上肢肌力手法测试**

骨关节	运动	主动肌	神经支配	测试及评定		
				5、4、3 级	2 级	1 级
肩胛骨	内收	斜方肌,菱形大、小肌	副神经 $C_3 \sim C_4$,肩胛背神经 C_5	俯卧,两臂稍抬起,使肩胛骨内收,阻力为将肩胛骨向外推	坐位,臂外展放桌上,使肩胛骨主动内收时可见运动	同左,试图使肩胛内收时扪到肌收缩
	内收下压	斜方肌下部	副神经 $C_2 \sim C_4$	俯卧,一臂前伸、内旋,使肩胛骨内收及下移,阻力为将肩胛骨下角向上外推	同左,可见有肩胛骨运动	同左,可扪及斜方肌下部收缩
	耸肩	斜方肌上部、肩胛提肌	副神经 $C_2 \sim C_4$,肩胛背神经 $C_3 \sim C_5$	坐位,两臂放松下垂,耸起两肩,阻力加于肩锁关节上方向下压	俯卧位能主动耸肩	同左,试图耸肩时扪到斜方肌收缩
	外展外旋	前锯肌	胸长神经 $C_5 \sim C_7$	坐位,上臂前平举,肘屈,上臂向前移动,肘不伸,阻力加于肘部,向后推	坐位,一臂向前放桌上,上臂前伸时可见肩胛骨活动	同左,上臂前伸时在肩胛骨内缘扪到肌收缩

续表

骨关节	运动	主动肌	神经支配	测试及评定		
				5、4、3级	2级	1级
肩	前屈	三角肌前部	腋神经 C_5 ~ C_6,肌皮神经 C_7	坐位,上臂内旋,肘屈,掌心向下,上臂前上举,阻力加于上臂远端	向对侧侧卧,上臂放滑板上,可主动前屈	仰卧,试图举臂时扪到三角肌锁骨头收缩
	后伸	背阔肌、大圆肌、三角肌后部	臂丛后束 C_6 ~ C_8,肩胛下神经 C_6,腋神经 C_5	俯卧,上臂后伸30°~40°,阻力加于上臂远端	向对侧侧卧,上肢放在滑板上后伸	俯卧,试向后抬臂时扪到大圆肌、背阔肌收缩
	外展	三角肌中部、冈上肌	腋神经 C_5,冈上神经 C_5	坐位,肘屈,肩外展至90°,阻力加于上臂远端	仰卧,上肢在滑板上能主动外展	同左,肩外展时扪到三角肌收缩
	后平伸	三角肌后部	腋神经 C_5	俯卧,肩外展,肘屈,前臂在床缘外下垂,上臂后伸,阻力加于上臂远端	坐位,肩外展,放滑板上能主动后伸	同左,试向后伸臂时扪到三角肌后部收缩
	前平屈	胸大肌	胸内、外神经 C_5 ~ C_7	仰卧,肩外展,肘屈,前臂垂直向上,上臂前屈90°,阻力加于上臂远端	坐位,肩外展,放滑板上能主动前屈	同左,试向前屈臂时扪到胸大肌收缩
	外旋	冈下肌、小圆肌	冈上神经 C_5,腋神经 C_5	俯卧,肩外展,肘屈,前臂在床缘外下垂,肩外旋,阻力加于前臂远端	俯卧,上肢在床缘外下垂,上肢可主动外旋	同左,试上臂外旋时,在肩胛外缘扪到肌收缩

续表

骨关节	运动	主动肌	神经支配	测试及评定		
				5、4、3级	2级	1级
肩	内旋	肩胛下肌、胸大肌、背阔肌、大圆肌	肩胛下神经 $C_5 \sim C_6$，胸内外神经 $C_5 \sim T_1$，胸背神经 $C_6 \sim C_8$，肩胛下神经 C_6	俯卧，肩外展，肘屈，前臂在床缘外下垂，肩内旋，阻力加于前臂远端	俯卧，上肢在床缘外下垂，上肢可主动旋内	同左，试上臂内旋时在腋窝前、后壁扪到相应肌收缩
肘	屈	肱二头肌、肱肌、肱桡肌	肌皮神经 $C_5 \sim C_6$，桡神经 $C_5 \sim C_6$	坐位，上肢下垂，屈肘，测肱二头肌时前臂旋后，测肱桡肌时前臂中立位，测肱肌时前臂旋前，阻力加于前臂远端	坐位，肩外展，上肢放滑板上可主动屈肘	同前，试屈肘时扪到相应肌肉收缩
	伸	肱三头肌、肘肌	桡神经 $C_5 \sim C_8$	俯卧，肩外展，肘屈，前臂在床缘外下垂，伸肘，阻力加于前臂远端	坐位，肩外展，上肢放滑板上可主动伸肘	同前，试伸肘时可扪到肱三头肌收缩
前臂	旋后	肱二头肌、旋后肌	肌皮神经 $C_5 \sim C_6$，桡神经 C_6	坐位，肘屈90°，前臂旋后，握住腕部施加反方向阻力	俯卧，肩外展，前臂在床缘外下垂，可主动旋后	同左，试前臂旋后时于前臂上端桡侧扪到肌收缩
	旋前	旋前圆肌、旋前方肌	正中神经 C_6，骨间膜分支 C_8，T_1	同旋后测试姿势，做旋前运动	同旋后测试姿势，做旋前运动	同旋后测试，旋前时在肘下、腕上扪到肌肉收缩

续表

骨关节	运动	主动肌	神经支配	测试及评定		
				5、4、3级	2级	1级
腕	掌屈尺偏	尺侧屈腕肌	尺神经C_8	向同侧侧卧,肘屈,前臂旋后,腕向掌侧屈同时向尺侧偏,阻力加于小鱼际	同左,前臂旋后45°,可见大幅度腕掌屈及尺偏	同左,试运动时扪到尺侧屈腕肌肌止点活动
	掌屈桡偏	桡侧腕屈肌	正中神经C_6	坐位或卧位,前臂旋后45°,腕掌屈同时向桡侧偏,阻力加于大鱼际	同左,前臂旋前45°,可做大幅度腕屈及桡偏	同左,试运动时扪到桡侧屈腕肌肌止点活动
	背伸尺偏	尺侧伸腕肌	桡神经C_7	坐位或卧位,前臂旋前,腕伸同时向尺侧偏,阻力加于掌背尺侧	同左,前臂旋前45°,可做大幅度腕背伸尺偏	同左,试做运动时扪到该肌肌止点处活动
	背伸桡偏	桡侧伸腕长、短肌	桡神经$C_6 \sim C_7$	坐位或卧位,前臂旋前45°,伸腕同时向桡侧偏,阻力加于掌背桡侧	同左,前臂旋后45°,可做大幅度运动	同左,试做运动时扪到该肌肌止点活动
掌指	屈	蚓状肌、背侧骨间肌、掌侧骨间肌	正中神经$C_7 \sim C_8$,T_1,尺神经$C_6 \sim C_7$	坐位或卧位,肘半屈,屈掌指关节的同时维持指间关节伸,阻力加于近节手指掌面	前臂转至中立位,手掌垂直时可主动屈掌指关节	试图屈掌指关节时扪到掌心肌肉活动
	伸	伸指总肌、伸食指肌、伸小指肌	桡神经$C_6 \sim C_7$,C_7	坐位或卧位,肘半屈,伸掌指关节的同时维持指间关节屈,阻力加于近节手指背面	前臂转至中立位,手掌垂直时可主动伸掌指关节	试图伸掌指时扪到掌臂背肌腱活动

续表

骨关节	运动	主动肌	神经支配	测试及评定		
				5、4、3级	2级	1级
掌指	内收	掌侧骨间肌	尺神经 C_8，T_1	坐位或卧位，手指自外展主动内收，阻力加于2、4、5指内侧	有一定内收活动	在2、4、5指基部内侧扪到肌腱活动
	外展	背侧骨间肌、外展小指肌	尺神经 C_8，尺神经 C_8，T_1	坐位或卧位，肘半屈，伸掌指关节同时维持指间关节屈，阻力加于近节手指背面	前臂转到中立位，手掌垂直时可主动伸掌指关节	试图伸掌指时扪到掌背肌腱活动
近侧指间	屈	指浅屈肌	正中神经 $C_7 \sim C_8$，T_1	坐位或卧位，固定掌指关节，屈曲近侧指间关节，阻力加于手指中节腹侧	有一定屈指活动	在近节手指掌侧扪到肌腱活动
远侧指间	屈	指深屈肌	尺神经，骨间前神经 $C_7 \sim C_8$，T_1	坐位或卧位，固定近指关节，屈曲近侧指间关节，阻力加于手指中节腹侧	有一定屈指活动	在中节手指掌侧扪到肌腱活动
拇指腕掌	内收	拇收肌	尺神经 C_8	拇指伸直，从外展位内收，阻力加于拇指尺侧	有一定内收动作	于1、2掌骨间扪到肌肉活动
	外展	拇长、短展肌	桡神经 C_7	拇指伸直，从内收位外展，阻力加于拇掌骨桡侧	有一定外展动作	于桡骨茎突远端扪到肌肉活动
	对掌	拇指对掌肌、小指对掌肌	正中神经 $C_6 \sim C_8$，T_1 尺神经 C_8，T_1	手心向上，使拇指与小指对指，阻力加于拇指与小指掌骨头掌面	有一定对掌动作	于大鱼际桡侧缘扪到肌肉活动

续表

骨关节	运动	主动肌	神经支配	测试及评定		
				5、4、3级	2级	1级
拇指掌指	屈	拇短屈肌	正中神经 $C_6 \sim C_7$	手心向上,拇指掌指关节屈曲,阻力加于近节背侧	有一定屈拇活动	于第1掌骨掌侧扪到肌肉活动
	伸	拇短伸肌	桡神经 C_7	手心向下,伸拇指掌指关节,阻力加于拇指近节背侧	有一定伸拇活动	于第1掌骨背侧扪到肌腱活动
拇指指间	屈	拇长屈肌	正中神经 $C_7 \sim C_8$	手心向上,固定拇指近节,屈指间关节,阻力加于拇指远节指背	有一定屈拇活动	于拇近节掌侧扪到肌腱活动
	伸	拇长伸肌	桡神经 C_7	手心向下,固定拇指近节同时伸指间关节,阻力加于拇指远节指背	有一定伸指活动	于拇近节背侧扪到肌腱活动

表2-4　　　　　　　　　　　下肢肌力的手法测试

骨关节	运动	主动肌	神经支配	测试及评定		
				5、4、3级	2级	1级
髋	屈	髂腰肌	腰丛 $L_2 \sim L_3$	仰卧,小腿悬桌缘外,屈髋,阻力加于膝上	向同侧侧卧,托住对侧下肢可主动屈髋	仰卧,试屈髋时于腹股沟上缘扪到肌活动
	伸	臀大肌、腘绳肌	臀下神经,坐骨神经 L_5,$S_1 \sim S_2$	俯卧,测臀大肌时屈膝、测腘绳肌时伸膝,髋伸 $10° \sim 15°$,阻力加于股部远端	向同侧侧卧,托住对侧下肢可主动伸髋	俯卧,试伸髋时于臀部及坐骨结节下方扪到肌活动

续表

骨关节	运动	主动肌	神经支配	测试及评定		
				5、4、3级	2级	1级
髋	内收	内收肌群、股薄肌、耻骨肌	闭孔神经、坐骨神经 L_2～L_5,闭孔神经 L_2～L_4,闭孔神经、坐骨神经 L_2～L_3	向同侧侧卧,两腿伸托住对侧下肢,髋内收,阻力加于大腿下端	仰卧分腿30°,下肢放滑板上可主动内收	同左,试内收时扪到股内侧部肌活动
	外展	臀中、小肌,阔筋膜张肌	臀上神经 L_1～L_5	向对侧侧卧,对侧下肢半屈,髋外展,阻力加于大腿下端	仰卧,腿伸直放滑板上可主动外展	同左,试外展时于大转子上方扪到肌活动
	外旋	股方肌、梨状肌、臀大肌、上、下孖肌,闭孔内、外肌	骶丛 L_6～S_1,臀下神经 L_5、S_1～S_2,骶丛 L_6～S_1,闭孔神经 L_3～L_4,骶丛 S_1～S_2	仰卧,小腿桌缘外下垂,髋外旋,小腿摆向内侧,阻力加于小腿下端	仰卧,腿伸直,髋可主动外旋	同左,试外旋时扪到大转子上方肌活动
	内旋	臀小肌、阔筋膜张肌	臀上神经 L_4～L_5,S_1～S_2	同上肢位,髋内旋,小腿摆向外侧,阻力加于小腿下端	仰卧,腿伸直,髋可主动内旋	同左,内旋时扪到大转子上方肌活动
膝	屈	股二头肌、半腱肌、半膜肌	坐骨神经 L_5,S_1	俯卧,膝从伸直位屈曲,阻力加于小腿下端	向同侧侧卧,托住对侧下肢可主动屈膝	俯卧,试屈膝时扪到腘窝两侧肌腱活动
	伸	股四头肌	股神经 L_3～L_4	仰卧,小腿在桌线外下垂,伸膝,阻力加于小腿下端	向同侧侧卧,托住对侧下肢,可主动伸膝	仰卧,试伸膝时扪到髌韧带活动

续表

骨关节	运动	主动肌	神经支配	测试及评定		
				5、4、3级	2级	1级
踝	跖屈	腓肠肌、比目鱼肌	胫神经 S_1 ～S_2	俯卧,测腓肠肌时伸膝,测比目鱼肌时屈膝,踝跖屈,阻力加于足跟上向下推	侧卧,踝可主动跖屈	同左,试踝跖屈时扪到跟腱活动
	内翻背伸	胫前肌	腓深神经 L_4～L_5	坐位,小腿下垂,足内翻同时踝背伸。阻力加于足背内缘,向下外方推	侧卧,可主动使足内翻同时踝背伸	仰卧,试做内翻背伸动作时扪到胫前肌运动
	内翻跖屈	胫后肌	胫神经 L_5 S_1	向同侧侧卧,足在床缘外,足内翻同时跖屈,阻力置足内缘,向上外方推	仰卧可主动使跖屈的足内翻	同左,试图使足内翻时扪到内踝后腱活动
	外翻跖屈	腓骨长短肌	腓浅神经 L_5 S_1	向对侧仰卧,使跖屈的足外翻,阻力加于足外缘向内上方推	仰卧可主动使跖屈的足外翻	同左,试图使足外翻时扪到外踝后腱活动
跖趾关节	屈	蚓状肌、拇短屈肌	内、外侧跖神经 L_5,S_1～S_3	侧卧或坐,屈膝趾关节,阻力加于趾近节跖面	同左,有主动屈趾活动	观测2～5趾微弱屈曲,扪到拇近节跖面肌腱活动
	伸	趾长、短伸肌,拇短伸肌	腓深神经 L_4～L_5,S_1,L_5～S_1	仰卧或坐,伸足趾,阻力加于近节趾骨背侧	同左,有主动伸趾活动	同左,试伸趾时扪到足背腱活动

续表

骨关节	运动	主动肌	神经支配	测试及评定		
				5、4、3级	2级	1级
拇跖趾关节	内收	拇内收肌	外侧跖神经 $S_1 \sim S_2$	仰卧或坐,拇内收,阻力加于拇趾内侧	同左,有主动内收运动	可见微弱内收运动
	外展	拇外展肌、小趾展肌	内侧跖神经 L_5, S_1 外侧跖神经 $S_1 \sim S_2$	仰卧或坐,足趾外展,阻力加于各趾外缘	同左,有主动外展运动	可见微弱外展运动
近侧趾屈肌	屈	趾长、短屈肌	内侧跖神经、胫神经 $L_5 \sim S_1$	仰卧或坐,屈趾,阻力加于近节足趾跖面	同左,有主动屈趾活动	有微弱屈趾活动,扪到拇趾近节跖面腱活动
远侧趾屈间关节	屈	趾长屈肌	胫神经 $L_5 \sim S_1$	仰卧或坐,固定近节足趾,屈趾,阻力加于趾远节跖面	同左有主动屈趾活动	有微弱屈趾活动
拇趾间关节	伸	拇长伸肌	腓深神经 $L_5 \sim S_1$	坐或卧,固定拇近节,伸拇,阻力加于拇远节背侧	同左,有主动伸拇活动	可扪到拇近节背侧肌腱活动

(1)面部表情肌的功能检查:面部表情肌的功能评定常用于偏瘫和面瘫患者的康复中,其基本方法是令患者按语言提示及动作示范做各种表情动作,观察其完成情况并与健侧作比较。测试动作有:

①额肌:提起眉弓,使额部出现横行皱纹。

②眼轮匝肌:紧闭眼睛。

③皱眉肌:皱眉,在眉间形成纵行皱纹。

④鼻肌:缩小鼻孔,如嗅到异味时。

⑤口轮匝肌:皱缩口唇,如吹口哨时。

⑥颧肌:将口角向上外方拉,如笑时。

⑦笑肌:将口角向后拉,在颊部形成酒窝,如笑时。

⑧提口角肌:上提口角以加深鼻唇沟及显露上齿。

⑨降下唇肌:将下唇向下并稍向外拉,如表示嘲弄时。

⑩降口角肌:将口角向下稍向外拉,如表示哀伤时。

⑪颏肌:前伸下唇,同时皱缩下颏皮肤,如表示怀疑或蔑视时。

⑫颊肌:口内含气使双颊鼓起,然后把气压向对侧,如进食时清除口腔前庭内的食物。

⑬降眉间肌:使眉弓内角下降,在鼻梁上形成横行皱纹。

(2)表情肌的肌力评定可参照如下分级:

5级:正常收缩,与正常侧对称。

4级:近正常收缩,与正常侧稍不对称。

3级:活动幅度约为正常侧的1/2。

2级:活动幅度约为正常侧的1/4。

1级:稍有肌收缩迹象。

0级:无肌收缩迹象。

注意:脑卒中引起的患侧肢体功能障碍不能简单地采用 MMT 的方法进行肌力评定,因为其运动的反射弧是完好的,只不过是由于反射弧的上部发生了调节紊乱。对此类肢体功能障碍应该用 Brunnstom 评测法或上田敏12级评测法等。

4.注意事项

(1)徒手肌力检查前应检查功能障碍者的被动关节活动范围。

(2)注意抗重力运动时功能障碍者的姿势和肢体位置。

(3)要固定近侧关节以防止其发生代偿运动。

(4)观察功能障碍者的主动运动情况。

(5)用手触摸被检肌肉,确定肌肉有无收缩。

(6)在功能障碍者主动运动相反的方向施加阻力。

(7)多次重复检查,保证可信性和检查的准确性。

(8)做好检查记录:姓名、年龄、日期、检查者等。

(二)利用器械测试肌力

利用器械测试肌力适用于肌力为 3 级以上的被检查者,可以获得较精确的定量资料。其内容包括:

1.测定握力和捏力

通常使用握力计和捏力计测定 3 次,取其平均值。测试时需将把手调至适当宽度,被测者的姿势为上肢体侧下垂,肘伸直。

2.测定四肢肌力

通常使用手提测力计。被测者全力牵拉测力计一端,另一端由测试者用力固定。可测 3 次,取平均值。

3.测定背伸力

通常使用拉力计,测试时需将把手调至齐膝高。被测者双膝伸直,双手紧握把手,然后尽力伸腰上拉把手。可测 3 次,取平均值。

4.等速肌力测试

等速肌力检查是指被测者某肌群做等速运动时,检查者测定并记录分析其各种力学参数。该方法能较完整、精确地同时完成对一组拮抗肌的测试,被认为是评价肌肉功能及研究肌肉力学特性的最佳方式。等速肌力测试应用范围较广,其缺点是不能测定手足部的肌肉,对 3 级以下的肌力测试困难,且仪器价格昂贵,操作也较费时。

二、肌张力评定

肌张力是指肌肉组织在静息状态下的一种不随意的、持续的、微小的收缩。正常肌张力的维持有赖于完整的外周和中枢神经系统的调节机制以及肌肉本身的特性。肌张力是维持身体各种姿势以及正常活动的基础。肌张力的异常主要表现为肌肉低张力和高张力(肌痉挛)。肌痉挛包括痉挛和强直。肌痉挛的评估方法有手法检查、摆动和屈曲维持试验、电生理检查等,其中手法检查因不需要任何仪器和设备,操作简单方便,故较为常用。

(一)手法检查

手法检查是根据患者关节进行被动运动时检查者所感受的阻力来进行分级评估的方法。常用的评估方法有神经科分级和 Ashworth 分级,另外还有按自发性肌痉挛发作频度分级的 Penn 分级法和按踝阵挛持续时间分级的Clonus分级法,但不常用。这四种方法如表 2-5 所示。

在患者仰卧位检查时,多采用改良 Ashworth 法,其具体分级是:

0 级　无肌张力增加。

1 级　轻微增加,表现为在抓握中被动屈或伸至最后有小的阻力。

1+级　轻度增加,表现为在抓握至一半关节活动度(range of motion,ROM)以上有轻度阻力增加。

2 级　肌张力在大部分 ROM 中都有较大增加,但肢体被动运动容易。

3 级　肌张力明显增加,被动运动困难。

4 级　受累部分肢体强直性屈曲或伸直。

对于脑瘫婴儿的肌痉挛,可通过抱持、触诊、姿势观察和被动运动来进行评估:肌痉挛的婴儿抱持时有强直感和抵抗感,同时有姿势不对称、主动运动减少和动作刻板等表现,触诊时有肌肉紧张,被动活动有不同程度的抵抗。

表 2-5 肌张力的分级评价

分级	神经科分级	Ashworth 分级	Penn 分组	Clonus 分级
0	肌张力降低	无肌张力增加	无肌张力增加	无踝阵挛
1	肌张力正常	轻度增高,被动活动时有一过性停顿	肢体受刺激时出现轻度肌张力增高	踝阵挛持续 1～4 秒
2	稍高,肢体活动未受限	增高较明显,活动未受限	偶有肌痉挛,小于 1 次/小时	持续 5～9 秒
3	肌张力高,活动受限	增高明显,被动活动困难	经常痉挛,大于 1 次/小时	持续 10～14 秒
4	肌肉僵硬,被动活动困难或不能	肢体僵硬,被动活动不能	频繁痉挛,大于 10 次/小时	持续 15 秒以上

(二)摆动试验和屈曲维持试验

1. 摆动试验

该试验用于下肢肌痉挛的测定,方法是被测者取仰卧位,尽量放松肌肉,患侧小腿下垂于床外。当小腿自伸直位自由落下时,检查者通过电子量角器记录摆动情况。

2. 屈曲维持试验

该试验用于上肢痉挛的测定,方法是被测者取坐位,患肩屈 20°～30°,外展 60°～70°,肘关节置于支架上,前臂旋前固定,用一被动活动装置使其肘关节在水平面上活动,检查者用电位计和转速计记录被测者肘关节的位置、角度和速度,用力矩计记录力矩。

(三)电生理技术

以低电压(10～20 V)刺激胫神经,可在 30～40 ms 后在腓肠肌上记录到一个肌肉动作电位,称为 H 反射。在松弛的肌肉上出现 H 反射表明有上运动神经元病变。较强的刺激可使 α 传出纤维兴奋,诱发沿运动纤维正常传导方向的放电,这种反应的潜伏期短于 H 反射,称为 M 反应。H/M 的比值可以作为 α 运动神经元兴奋性的定量评价标准,肌痉挛时该比值明显增高。

三、关节活动度的评定

关节活动度是指关节运动时所通过的运动弧,常以度数表示,亦称关节活动范围。因关节活动有主动与被动之分,所以关节活动范围亦分为主动的与被动的。主动的关节活动范围是指作用于关节的肌肉主动随意收缩使关节运动时所通过的运动弧;被动的关节活动范围是指通过外力(如治疗的帮助)使关节运动时所通过的运动弧。

(一)测量方法

1.测量方式

常用的关节活动度测量用具有量角器、电子角度计、皮尺、X射线仪与摄影机等。使用量角器测量关节活动范围时,确定关节活动的起点十分重要。通常,对所有关节来说,0°位就是开始位置。对大多数的运动来说,解剖位就是开始位,180°是重叠在发生运动的人体一个平面上的半圆,关节的运动轴心就是这个半圆或运动弧的圆心,所有的关节运动均是在0°开始并向180°方向增加。这一测量方式运用最为普遍。

2.上肢主要关节活动范围的测量方法(见表2-6)

表2-6 　　　　　　 上肢主要关节活动范围的测量方法

关节	运动	受检者体位	量角计放置方法			正常活动范围
			轴心	固定臂	移动臂	
肩	屈、伸	坐位或立位,臂置于体侧,肘伸直	肩峰	与腋中线平行	与肱骨纵轴平行	屈:0°~180° 伸:0°~50°
	外展	坐位或立位,臂置于体侧,肘伸直	肩峰	与身体中线(脊柱)平行	与肱骨纵轴平行	0°~180°
	内、外旋	仰卧、肩外展90°	鹰嘴	与腋中线平行	与桡骨纵轴平行	各0°~90°
肘	屈、伸	仰卧或坐位或立位,臂取解剖位	肱骨外上髁	与肱骨纵轴平行	与桡骨纵轴平行	0°~150°
桡尺	旋前、旋后	坐位,上臂置于体侧,肘屈90°	尺骨茎突	与地面垂直	腕关节背面(测旋前)或掌面(测旋后)	各0°~90°
腕	屈、伸	坐位或立位,前臂完全旋前	尺骨茎突	与前臂纵轴平行	与第二掌骨纵轴平行	屈:0°~90° 伸:0°~70°
	尺、桡侧偏移(外展)	坐位,屈肘,前臂旋前,腕中立位	腕背侧中点	前臂背侧中点	第三掌骨纵轴	桡偏:0°~25° 尺偏:0°~55°

3.下肢主要关节活动范围的测量方法(见表 2-7)

表 2-7   下肢主要关节活动范围的测量方法

关节	运动	受检者体位	量角计放置方法			正常活动范围
			轴心	固定臂	移动臂	
髋	屈	仰卧或侧卧，对侧下肢伸直	股骨大转子	与身体纵轴平行	与股骨纵轴平行	0°～125°
	伸	侧卧，被测下肢在上	股骨大转子	与身体纵轴平行	与股骨纵轴平行	0°～15°
	内收、外展	仰卧	髂前上棘	左右髂前上棘连线的垂直线	髂前上棘至髌骨中心的连线	各 0°～45°
	内旋、外旋	仰卧，两小腿于床缘外下垂	髌骨下端	与地面垂直	与胫骨纵轴平行	各 0°～45°
膝	屈、伸	俯卧或仰卧或坐在椅子边缘	股骨外髁	与股骨纵轴平行	与胫骨纵轴平行	屈:0°～150° 伸:0°
踝	背屈、跖屈	仰卧，膝关节屈曲，踝处于中立位	股骨纵轴与足外缘交叉处	与腓骨纵轴平行	与第五跖骨纵轴平行	背屈：0°～20° 跖屈：0°～45°

(二)评定分析及测量注意事项

正常关节有一定的活动方向与范围,同一关节的活动范围可因年龄、性别、职业等因素而异,因此,各关节活动范围的正常值只是平均值的近似值。但是,当关节活动范围达不到或超过正常范围,尤其是与健侧相应关节比较存在明显差别时,就应考虑为异常。

正常情况下,关节的主动活动范围要小于被动活动范围。当关节被动活动受限时,其主动活动受限的程度一定会更大。关节被动活动正常而主动活动不能者,常为神经麻痹或肌肉、肌腱断裂所致;关节主动活动与被动活动均部分受限者为关节僵硬,主要为关节内粘连、肌肉痉挛或挛缩、皮肤瘢痕挛缩及关节长时间固定等所致;关节主动活动与被动活动均不能者为关节强直,提示构成关节的骨骼之间已有骨性或牢固的纤维连接。

四、步态分析

步态分析是对患者行走方式的检查。应用步态分析进行障碍学诊断,分析障碍发生的原因,对制订康复治疗方案及评价疗效具有突出的临床应用价值。

对儿童而言,如果缺少客观明确的评估方式,便很容易因为缺少基准点或标准值的比较而无法正确地诊断其步态和行走的功能。如果诊断时拿捏的尺度不佳,可能会重症轻判,低估问题的严重性而未予以适当的处置;也可能会轻症重判,夸大了正常的个人差异,而予以患儿不必要的训练。

自然步态是指个体从某一地方安全、有效地移动到另一地方时所展现的步态,它要求有合理的步长、步宽、步频,上身姿势稳定。自然步态是能量消耗最少、最省力的步行姿态。

自然步行是高度自动化的协调、对称、均匀、稳定的运动,也是高度节约体能的运动。对健康人而言,正常步态是用自我感觉最自然、最舒服的姿势进行行走时的步态。步行周期中某环节的改变会导致步态改变,严重的改变会导致病理步态。对步态进行评价是肢体功能障碍评价的重要组成部分。步态分析的方法包括目测法、足印法、表面肌电图法、摄像分析、三维步态分析系统分析等。

(一)步态概述

1.步态分析所用术语

步长(step length):行走时左右足跟或足尖先后着地两点之间的距离称为步长。

跨步长(stride length):同侧足跟(或足尖)前后两次着地点间的距离。

步宽(stride width):是一足的纵线至另一足的纵线之间的距离。

足角(foot angle):是足的长轴和纵线形成的夹角。

足频(cadence):单位时间内行走的步数。

步行速度:单位时间内行走的距离。

2.步态周期及时相

步态周期是指从一侧足跟着地起到该足跟再次着地为止所用的时间。步态周期包含两个时相:站立相和迈步相。

3.参与行走过程的肌肉与关节活动

当正常人以舒适的速度(一般为60~75 m/min)行走时效率最高,单位距离能耗最少。身体向前移动主要是重力和惯性的作用。在步行周期中,下肢各肌群只进行短暂和有限时间的工作。

（二）异常步态的分类

1.支撑相障碍

下肢支撑相的活动属于闭链运动,足、踝、膝、髋、骨盆、躯干、上肢、颈、头均参与步行姿势。闭链系统的任何改变都将引起整个运动链的改变,远端承重轴（踝关节）对整体姿态的影响最大。支撑相障碍分以下三种：

（1）支撑面异常：包括足内翻、足外翻、单纯踝内翻和踝内翻伴足内翻、单纯踝外翻和踝外翻伴足外翻、足趾屈曲、拇趾背伸。

（2）肢体不稳：肢体不稳往往是由于肌力障碍或关节畸形导致支撑相踝过分背屈、膝关节屈曲或过伸、膝内翻或外翻、髋关节内收或屈曲所致。

（3）躯干不稳：躯干不稳一般是髋、膝、踝关节异常导致的代偿性改变。

2.摆动相障碍

摆动相属于开链运动,各关节可以有相对孤立的姿势改变,但是往往会引起对侧支撑相下肢的姿态发生代偿性改变,且受近端轴（髋关节）的影响最大。它包括以下两种：

（1）肢体廓清障碍：廓清障碍是指患肢不能有效地摆离地面,具体表现为垂足、膝僵硬、髋关节屈曲受限、髋关节内收受限。

（2）肢体行进障碍：表现为膝僵硬、髋关节屈曲受限或对侧髋关节后伸受限、髋关节内收。

（三）常见的异常步态

异常步态可以孤立存在,也可以合并存在,构成复杂的临床现象。常见的异常步态有：

1.足内翻

足内翻是最常见的病理步态,常合并足下垂和足趾卷曲。患者表现为步行时足触地的部位主要是足前外侧缘,特别是第五跖骨基底部,常因承重部位疼痛导致踝关节不稳,进而影响全身平衡。在支撑相早期和中期,由于踝背屈障碍,可导致患者胫骨前向移动受限,从而促使其支撑相末期膝关节过伸,以代偿胫骨前移的不足。由于膝关节过伸,足蹬力降低,因此患者关节的做功能力显著下降。此外,患者的髋关节也可发生代偿性屈曲,表现为患肢摆动相地面廓清能力降低。对步态障碍患者而言,纠正足内翻往往是改善步态的第一要素。

2.足外翻

患者表现为步行时足向外侧倾斜,支撑相足内侧触地,可有足趾屈曲畸形。足外翻可以导致患者舟骨部位胼胝生成和足内侧（第1跖骨）疼痛,影响其支撑相负重,步行时身体重心主要落在踝前内侧。患者踝背屈往往受限,同样会影响其胫骨前向移动,增加外翻。严重畸形者可导致两腿长度不等、跟距关节疼痛和踝关节不稳。患者早期可出现支撑相膝关节过伸,足蹬离缺乏力量,摆动相踝关节跖屈导致肢体廓清障碍(膝关节和髋关节可产生代偿性屈曲)。

3.足下垂

足下垂表现为摆动相踝关节背屈不足,常与足内翻或外翻同时存在,可导致患者廓清障碍。其代偿机制包括:下肢可以利用摆动相的惯性增加同侧下肢的屈髋、屈膝动作,下肢划圈行进,躯干向对侧倾斜。足下垂常见的病因是胫前肌无活动或活动时相异常。

4.膝塌陷

膝塌陷是指小腿三头肌(比目鱼肌为主)无力时,胫骨在支撑相中期和后期前向行进过分,导致踝关节不稳或出现膝塌陷步态。患者可出现膝关节过早屈曲,同时伴有对侧步长缩短,同侧足推进延迟;如果患者采用增加股四头肌收缩的方式避免膝关节过早屈曲并稳定膝关节,将导致同侧膝关节在支撑相末期屈曲延迟,最终导致伸膝肌过用综合征。患者在不能维持膝关节稳定时,必须使用上肢支持膝关节,以进行代偿。

5.膝过伸

膝过伸很常见,但一般是代偿性改变,多见于支撑相早期。常见的诱因包括:一侧膝关节无力导致的对侧代偿膝过伸;跖屈肌痉挛或挛缩导致膝过伸;膝塌陷步态时采用膝过伸代偿;支撑相伸膝肌痉挛;躯干前屈时重力线落在膝关节中心前方,促使膝关节后伸以保持平衡。

6.髋过屈

患者主要表现为支撑相髋关节屈曲,在支撑相中后期尤为明显。如果患者畸形为单侧,则其对侧下肢将出现功能性过长,步长缩短,同时采用抬髋行进或躯干倾斜以代偿摆动相的廓清功能。患者动态肌电图常见髂腰肌、股直肌、内收肌过度活跃,而伸髋肌活动减弱;伸髋肌无力可导致患者躯干不稳,髋关节后伸困难;伸膝肌无力及踝关节跖屈畸形可导致伸髋肌过用综合征,导致伸髋肌无力;髋关节过屈时膝关节常发生继发性屈曲畸形,加重步态障碍。髋关节屈曲及其继发性畸形不仅影响患者步态,严重的髋关节功能障碍还会影响其如厕,甚至影响轮椅的使用。因此应对不能步行的患者予以治疗,以改善其生活和护理质量。

7.髋过分内收

髋关节过分内收患者表现为剪刀步态,在摆动相其髋关节内收,与对侧下肢交叉,步宽或足支撑面缩小,致使平衡困难,同时影响摆动相地面廓清和肢体前向运动。此外,髋过分内收还会干扰患者的生活活动,如穿衣、打扫卫生、如厕等。

8.髋屈曲不足

屈髋肌无力或伸髋肌痉挛/挛缩可造成髋关节屈曲不足,使患者肢体在摆动相不能有效地抬高,引起廓清障碍。患者可通过髋关节外旋、采用内收肌收缩等方法来代偿。对侧鞋垫高可以对髋屈曲不足患者进行适当的代偿。

五、平衡功能的评定

平衡功能是指人体在运动或受到外力作用时身体能自动调整并维持一定姿势的能力。当平衡改变时,机体恢复原有平衡或建立新平衡的过程称为平衡反应。

当各种原因导致人体维持姿势稳定的感觉运动器官或中枢神经系统受到损伤时,平衡功能便会受到损害。因此,平衡功能的评定是疾病康复评定的重要组成部分。平衡功能的评定包括主观评定和客观评定两个方面:主观评定以观察和量表为主,客观评定主要是通过平衡测试仪进行评定。

(一)观察

评定者观察被评定对象在静止状态如睁、闭眼坐,睁、闭眼站立(即 Romberg 征),双脚并立站立,双脚脚跟碰脚尖站立,单脚交替站立等情况下能否保持平衡。此外,还要评定观察对象在活动状态下如坐、站立时移动身体,在不同条件下行走(包括脚跟碰脚趾、足跟行走、足尖行走、走直线、侧方走、倒退走、走圆圈、绕过障碍物行走等)时能否保持平衡。

(二)量表

量表属于主观评定,但由于不需要专门的设备,评分简单,应用方便,故被普遍使用。常用的平衡功能评定法为三级分法,又称为 Bobath 法,它具有容易掌握、易于判断、操作不受场地设备限制等优点,是应用最广泛的平衡功能评定法之一。该方法将人体平衡分为坐位平衡和立位平衡两种状态,每一种体位下又都按照相同的标准分为三个级别进行评定,其中一级平衡属静态平衡,要求被测试者在不需要帮助的情况下能维持所要求的体位(坐位或立位);二级平衡即自动态平衡,要求被测试者能维持所要求的体位,并能在一定范围内主动移动身体重心后仍维持原来的体位;三级平衡即他动态平衡,要求被测试者在受到外力干扰而移动身体重心后仍能恢复并维持原来的体位。

可信度和有效度较好的量表主要有 Berg 量表、Tinnetti 量表和"站起-行走"计时测试。

六、协调功能评定

协调功能是指人体通过自我调节而完成平滑、准确且有控制的随意运动的一种能力,包括按照一定的方向和节率,采用适当的力量和速度,达到准确的目标等方面。正常的协调功能要求运动时具有适当的速度、距离、方向、节奏和肌力。协调与平衡功能密切相关。

协调运动障碍是指以笨拙的、不平衡的和不准确的运动为特点的异常运动,它一般是由中枢神经系统不同部位的损伤,前庭迷路系统、本体感觉与视觉的异常所致。协调运动障碍还包括不随意运动以及由于肌肉的痉挛、肌肉肌腱的挛缩造成的运动异常。

检查时还应结合检查肌力、关节活动度和感觉的功能,以及大肌群参与的粗大运动的活动和利用小肌群的精细运动的活动,因为这些方面也可能影响动作的协调。常用的协调评定方法有:

1. 指鼻试验

被测试对象先将上肢伸直外展,然后用食指指尖触其鼻尖,以不同的方向、速度、睁眼、闭眼重复进行,并两侧对比。

2. 对指试验

检查者与被测试对象相对而坐,将食指放在被测试对象面前,让其用食指去接触检查者的食指。检查者通过改变食指的位置,来评定被测试对象对方向、距离改变的应变能力。

3. 轮替试验

被测试对象双手张开,前臂快速地做旋前旋后动作,即一手向上,另一手向下,交替转动;也可以用一侧手快速、连续地拍打对侧手背。

4. 食指对指试验

被测试对象双肩外展90°,伸肘,再向中线运动,双手食指相对。

5. 拇指对指试验

被测试对象以拇指按顺序与食指、中指、无名指和小指做对指动作,然后再按顺序与小指、无名指、中指和食指做对指动作。如此快速反复来回对指活动3次。

6. 握拳试验

被测试对象双手握拳、伸开。可以同时进行或交替进行(一手握拳、一手伸开),速度可以逐渐增加。

7. 拍膝试验

被测试对象用一侧手掌拍膝,同时对侧手握拳拍膝;或一侧手掌在同侧膝盖上做前后移动,同时对侧手握拳在膝盖上做上下运动。

8. 跟-膝-胫试验

被测试对象仰卧,依次做下列三个动作:一侧下肢伸直抬起,屈膝将抬起侧的足跟置于对侧平伸侧下肢的膝盖上,然后将足跟沿胫骨前缘向下滑动,力求动作的准确连贯。

9.旋转试验

被测试对象上肢在身体一侧屈肘90°,前臂交替旋前、旋后。

10.拍地试验

被测试对象足跟触地,脚尖抬起做拍地动作,可以双脚同时或分别做。

七、日常生活活动能力评定

(一)基本概念

日常生活活动(activity of daily living,ADL)是指人们为了维持生存及适应生存环境而每天必须进行的、最基本的、最具有共性的活动,包括进食、穿衣、大小便控制、洗澡和行走等,即通常所说的衣、食、住、行和个人卫生。"日常生活活动能力"这一概念最早是由迪瑞尔(Dearier)于1945年提出的,是指人们从事日常生活活动的质量或功能水平。

ADL包括基本(躯体)日常生活活动能力和工具性日常生活活动能力。基本或躯体ADL(BADL或PADL)是指每天生活中与穿衣、进食、保持个人卫生等自理活动和坐、站、行走等身体活动有关的基本活动;工具性ADL(IADL)是指人们在社区中独立生活所需的关键性的、较高级的技能,如家务杂事、炊事、采购、骑车或驾车、处理个人事务等,大多需借助工具进行。PADL反映较粗大的运动功能,IADL反映较精细的运动功能。PADL常在医疗机构中应用,IADL多在评定社区老年人和残疾人时使用。目前,部分ADL量表已经开始将这二者结合在一起进行评定。

从ADL被提出至今,已出现了大量的评定方法,常用的标准化PADL评定方法有Barthel指数、Katz指数、PULSES、修订的Kenny自理评定等;常用的IADL评定有功能活动问卷(FAQ)、快速残疾评定量表(RDRS)等。

随着人们生活质量的提高,ADL的概念与范围也逐渐延展到了包括言语、智能、感觉、精神、情感、采购、阅读、乘车、使用电脑等应用动作与活动在内的各个方面。但对某些患者及康复对象而言,进食、穿衣、大小便控制、洗澡和行走仍是最基本的日常生活活动。

(二)ADL的范围

广义的ADL的范围包括运动、自理、交流及家务活动四个方面。

(1)运动方面:包括床上运动,轮椅上运动与转移,室内或室外行走,公共或私人交通工具的使用等。

(2)自理方面:包括更衣、进食、如厕、洗漱、修饰(梳头、刮脸、化妆)等。

(3)交流方面:包括打电话、阅读、书写、使用电脑、识别环境标志等。

(4)家务方面:包括购物、备餐、洗衣,使用家具、环境控制器(电源开关、水龙头、钥匙)等。

(三)ADL 评定的目的

确定患者的日常生活活动能力,了解患者的独立能力或独立程度;制订和修订康复治疗计划或方案;评定疗效、判断预后;评估患者重返家庭与社会的能力。

(四)Barthel 指数评定

Barthel 指数评定方法简单,可信度和灵敏度高,不仅可以用来评定患者在治疗前后的功能状态,也可以用来预测治疗效果、住院时间和预后,是目前在临床上应用最广、研究最多的一种 ADL 评定方法。

1. Barthel 指数评定的内容及评定方法(见表 2-8)

表 2-8　　　　　　　Barthel 指数评定内容及评定方法

ADL 项目	自理	需部分帮助	需较大帮助	完全依赖
进食	10	5	0	0
洗澡	5	0	0	0
修饰	5	0	0	0
穿衣	10	5	0	0
大便控制	10	5(偶尔失控)	0(失控)	0
小便控制	10	5(偶尔失控)	0(失控)	0
使用厕所	10	5	0	0
床椅转移	15	10	5	0
平地行走 45 米	15	10	5(要轮椅)	0
上下楼梯	10	5	0	0

2. 评分标准

0 分指患者在任何情况下都不能达到说明的标准。

(1)进食:

10 分:独立,能使用任何必要的器具,在适当的时间内独立地进食。

5 分:需要帮助,或需较长时间才能完成。

(2)洗澡:

5 分:独立完成。

(3)修饰:

5 分:独立洗脸、梳头、刷牙、刮胡子。

（4）穿衣：

10分：独立系鞋带、穿戴支具。

5分：需要帮助，但在适当时间内至少要做一半。

（5）大便控制：

10分：能控制，如果需要，能使用灌肠剂或栓剂。

5分：偶尔失控，或需要灌肠剂或栓剂帮助。

（6）小便控制：

10分：能控制，如使用便具，能照护。

5分：偶尔失控，或需借助便具。

（7）使用厕所：

10分：独立用厕或便盆，用便纸、穿衣、冲洗。

5分：需要平衡帮助及帮助穿衣、用便纸。

（8）床椅转移：

15分：独立从轮椅到床，再从床到轮椅，包括从床上坐起、锁轮椅、移脚踏。

10分：最小帮助或监护。

5分：能从床上坐起，但需要帮助才能转移。

（9）平地步行：

15分：独立走45米，可能使用助行器，但不包括带轮的助行器。

10分：在帮助下走45米。

5分：如果不能走，用轮椅行45米。

（10）上下楼梯：

10分：独立，可能使用辅助器。

5分：需要帮助或监护。

3.Barthel指数评定的结果与意义

总分100分。60分以上者为良好，生活基本能够自理；60～40分者为中度功能障碍，生活需要他人的帮助；40～20分者为重度功能障碍，生活明显需要依赖他人的帮助；20分以下者为完全残疾，生活完全依赖他人的帮助。Barthel指数评定得分在40～60分之间者康复效果最佳。

（五）PULSES评定

1.评定内容

PULSES评定是一种总体功能评定方法，其评定内容共分六项：身体状况（P）、上肢功能（U）、下肢功能（L）、感觉功能（S）、排泄功能（E）、精神和社会状况（S）。每一项分为4个功能等级：正常为1分；轻度异常为2分；中度异常为3分；重度异常为4分。

2. 评定结果与意义

六项内容分别评出分数后相加，得出总分：6 分为功能最佳；6～12 分为独立自理；12～16 分为生活受限；大于 16 分表示有严重残疾。

八、功能独立性评定

功能独立性评定(functional independency measure，FIM)是在 1983 年由美国物理医学与康复医学会提出的，它是"医学康复统一数据系统"的重要内容之一。FIM 在功能评估上的独特性在于，它不仅评定躯体功能，而且还评定言语、认知和社会功能，因而能够为"康复治疗、回归社会"这一最终转归进行较为客观的评估。FIM 较 Barthel 指数等评估方法更接近康复的总体目标，具有全面、简要、方法简便的特点，可用于各类残疾的横向比较。

(一)FIM 评定的内容

FIM 评定的内容包括六大项，即自理能力、括约肌控制、活动和转移、行走、交流和社会认知，其中每一大项要评价 2 个或 2 个以上项目，共 18 小项内容。评定标准如下：

1. 自理能力

(1)用餐：评定患者用适当的餐具进食、咀嚼和吞咽的能力。

(2)梳洗：评定患者刷牙、梳理头发、洗手、洗脸、修面或化妆及与之相关的准备活动。

(3)洗浴：评定患者清洗颈部以下的身体，包括清洗并擦干背部的能力。洗浴方式可以是盆浴、淋浴或擦浴。

(4)穿脱上衣：评定患者穿脱上衣的能力，若有假肢则包括装卸假肢的能力。

(5)穿脱下衣：评定患者穿脱裤子、裙子的能力，若有假肢包括装卸假肢的能力。

2. 括约肌控制

此即大小便控制，包括所需帮助程度和失禁频率两方面的评定内容。

(1)排尿管理：评定患者的小便自主控制能力、失禁情况及应用器具或药物帮助情况。

(2)排便管理：评定患者的大便自主控制能力、失禁情况及应用器具或药物帮助情况。

3. 转移

(1)床、椅、轮椅转移：评定患者在床、椅、轮椅三者间转移的能力，评定床-椅转移时，患者均应以仰卧位结束。

(2)如厕：对于步行患者，评定其进出厕所、坐下、站起的能力；对于使用轮椅的患者,移近厕所、从轮椅移至便器并返回轮椅的能力。

(3)移入移出浴盆、淋浴室:对步行患者,评定其进出浴盆和淋浴室的能力;对于使用轮椅患者,评定其移近浴盆或淋浴室、从轮椅移入浴盆或淋浴室并返回轮椅的能力。

4.行走

(1)步行或轮椅:评定患者在水平地面上的行走能力,检查者应要求患者采用最常使用的运动方式,若两种方式都常使用则都评定。

(2)上下楼梯:评定患者在室内上下一层楼的能力。

5.交流

(1)理解:评定患者对视听信息、资料的理解能力,理解的资料包括报纸和电视节目上的时事报道,日常生活中的宗教信仰、幽默、算术和财务等,以及对饮食、卫生睡眠等生理需求状况和问题的理解。

(2)表达:评定内容包括语言形式和非语言形式的表达两方面。表达内容包括对时事、宗教信仰、人际关系的讨论和饮食、卫生、睡眠等生理需求方面的交流能力。

6.社会认知

(1)社会交往:评定患者与其他患者、医务人员、家属的相处能力,控制情绪、接受批评的能力和能否意识到冒犯他人或行为不当的能力。

(2)解决问题:评定患者对于财务、社会和个人事物作出合理、安全、及时的决策能力,以及着手解决问题和自我纠正的能力,如参与制订出院计划、自我用药管理、处理人际关系、成功完成每天的任务、处理日常生活中的偶发事件等。

(3)记忆力:评定患者是否认识经常接触的人,记得每天的日常活动,不用提醒能否完成常规任务的能力。

FIM 的评定分为七级:6、7 级为独立,即活动时不需要任何人的帮助;5、4、3、2、1 级为不同程度的依赖。依赖是指患者完成动作时需要他人的监护帮助;完全依赖是指患者付出的努力小于全部用力的 25%,完成动作时需要他人最大程度或完全的帮助。具体评定标准如下:

7 分　完全独立:不需任何器具、帮助,在合理的时间内完成所有要求的动作内容。

6 分　有条件的独立:完成动作内容需要下列一个或多个条件:一般器具的帮助,完成动作需要额外多的时间,完成活动任务时需要考虑安全因素。

5 分　监护或从旁协助:需要他人从旁协助、提示、说服,或他人帮助做所评测活动的准备,或帮助使用矫形支具或器具,但不需身体接触。

4 分　最小量的接触帮助:患者付出的努力在全部用力的 75% 以上,仅需他人少量的身体接触帮助。

3 分　中等程度的帮助:患者所付出的努力占全部用力的 50%～75%,需要他人较多的直接帮助。

2 分　最大的帮助:患者付出的努力低于全部用力的 50%,但大于 25%。

1 分　完全帮助:患者自己付出的努力低于全部用力的 25%。

(三)评定结果与意义

FIM 评分总分为 126 分,最低为 18 分。得分为 126 分者为完全独立;得分为 108～125 分者为基本上独立;得分为 90～107 分者为有条件的独立;得分为 72～89 分者为轻度依赖;得分为 54～71 分者为中度依赖;得分为 36～53 分者为重度依赖;得分为 19～35 分者为极重度依赖;得分为 18 分者为完全依赖。

九、儿童日常生活活动能力的评定

(一)功能性独立测量(WeeFIM)

WeeFIM 是功能性独立测量的儿童版,专门用于评定儿童在自理、移动以及认知三方面的状况。该评定量表是基于 WHO 提出的病理、损伤、残疾、残障及护理量等概念的基本框架,从发育的角度进行设计的,用于评定 6 个月至 7 岁患儿生活活动能力的独立状况,也可用于评定 6 个月至 21 岁的发育障碍者。WeeFIM 与 FIM 相同,共包括 18 项评定内容,采用 7 分制标准评定患儿的功能活动水平状况,如表 2-9 所示。

表 2-9　　　　　　　　　　　　　　WeeFIM 评定内容

自理	移动	认知
进食	转移:椅子-轮椅	理解
梳洗修饰	转移:厕所	表达
洗澡	转移:浴盆-沐浴室	社会交往
着装:上身	行进:步行/轮椅	问题解决
着装:下身	上下楼梯	记忆
如厕		
排尿控制		
排便控制		

(二)中国康复研究中心儿童 ADL 评定量表

中国康复研究中心编制的儿童 ADL 评定量表专用于脑瘫患儿能力状况的评定。评定内容包括个人卫生动作、进食动作、更衣动作、排便动作、器具使用、认识交流动作、床上运动、移动动作、步行动作九类,每一类又分为若干项。独立完成每项得 2 分;独立完成但时间长者得 1.5 分;能完成但需辅助者得 1 分;不能完成者得 0 分。满分 100 分,大于 75 分者存在轻度障碍;50～74 分者为中度障碍;0～49 分者为重度障碍。(见表 2-10 和表 2-11)

表 2-10　　　　　　　中国康复研究中心儿童 ADL 评定量表

项目		独立完成	独立完成但时间长	能完成但需辅助	即使辅助也难完成	不能完成
1.个人卫生动作	洗脸、洗手					
	刷牙					
	梳头					
	使用手绢					
	洗脚					
2.进食动作	奶瓶吸吮					
	用手进食					
	用吸管吸引					
	用勺叉进食					
	端碗					
	用茶杯饮水					
	水果剥皮					
3.更衣动作	脱上衣					
	脱裤子					
	穿上衣					
	穿裤子					
	穿脱袜子					
	穿脱鞋					
	系鞋带、扣子、拉锁					
4.排便动作	能控制大小便					
	小便自处理					
	大便自处理					

续表

项目		独立完成	独立完成但时间长	能完成但需辅助	即使辅助也难完成	不能完成
5. 器具使用	电器插头的使用					
	电器开关的使用					
	开关水龙头					
	剪刀的使用					
6. 认识交流（7岁后）	书写					
	与人交谈					
	翻书页					
	注意力集中					
7. 认识交流（7岁前）	大小便会意					
	会招手打招呼					
	能简单回答问题					
	能表达意愿					
8. 床上运动翻身	仰卧位-坐位					
	坐位-跪位					
	独立坐位					
	爬					
	物品料理					
9. 移动动作	床-轮椅或步行器					
	轮椅-椅子或便器					
	操作手闸					
	坐在轮椅上开、关门					
	驱动轮椅前进					
	驱动轮椅后退					

续表

项目		独立完成	独立完成但时间长	能完成但需辅助	即使辅助也难完成	不能完成
10.步行动作	扶站					
	扶物/扶步行器行走					
	独站					
	单脚站					
	独行5米					
	蹲起					
	能上下台阶					
	独行5米以上					
总 分						

表2-11 　　　　　中国康复研究中心儿童ADL评分标准

条件	评分标准
能独立完成	每项2分
能独立完成,但时间长	每项1.5分
能完成,但需帮助	每项1分
两项中完成一项或即使辅助也难完成	每项1分
不能完成	每项0分
轻度障碍	75～100分
中度障碍	50～74分
重度障碍	0～49分

十、智力评定

常用的婴幼儿智力测验量表有以下几种:

(一)格塞尔量表

格塞尔认为,婴儿每一步的发展都是按照一定的行为模式出现的次序,即这一行为发展成熟程度的代表年龄,或称关键年龄。格塞尔量表就是在这一基础上,以这些"代表年龄"中所出现的特定的行为作为该年龄的检测项目来评定被测者的心理发展水平而建立的。

格塞尔量表主要从以下五个方面对婴儿进行检测：

(1)粗大动作(大运动)：即身体的姿态、头的控制、坐、站、爬、走、跑、跳的能力。

(2)精细动作(精细运动)：主要指使用手的能力，如抓握和双手操作等。

(3)适应能力：即对外界刺激进行分析综合以适应新情景的能力，如对物体和环境的感觉、解决问题时各器官的协调能力等。

(4)言语：即对语言的理解和言语表达能力。

(5)社会应答：即与周围人的社会交往能力和生活自理能力。

量表按 8 个关键年龄(4 周、16 周、28 周、40 周、52 周、18 个月、24 个月和 36 个月)分为 8 个分量表，适用年龄为 4 周至 3 岁。施测时应选用与被试儿童年龄最近的分量表进行，检查者根据儿童的表现测出儿童发展的成熟年龄，经计算得出发展商数(DQ)作为最后的评定指标。格塞尔反对使用一个总的智力商数来描述婴儿的发展。

计算方法：发展商数(DQ)＝测得的成熟年龄÷实际年龄×100

格塞尔量表是为人们所公认的经典评价工具，后来出现的量表均借鉴了它专业性强的优点，并将它作为有效标准进行验证。

(二)贝利婴幼儿发育量表(BSID)

贝利婴幼儿发育量表采用离差智商的方式得出结果，其科学性很强，是目前世界上最流行的一个婴幼儿发育量表。贝利婴幼儿发育量表分为智力量表、运动量表和行为量表三部分，前两部分的项目按发育顺序连续排列，每项均对应一个量表分，测验完成后得出的量表分按离差智商的常模表转换为发育指数，即智力发育指数(MDI)和运动发育指数(PDI)；行为评定是测试者对被试者在测试过程中表现出的心理行为特点进行描述。此量表适用于 0～30 个月的小儿。

(三)CDCC 婴幼儿智力测验量表

CDCC 婴幼儿智力测验量表是中国儿童发展中心和中国科学院心理研究所的专家根据中国标准对美国的 Bayley 量表进行改编后得出的量表。量表分为智力发育测查和运动发育测查两部分，分别用智力发育指数(MDI)和运动发育指数(PDI)表示，适用于 0～3 岁的儿童。

智力量表的内容包括婴儿感知觉、注意、记忆和认识能力的发展规律以及语言的发展等，共 121 个项目。运动量表包括对身体控制的程度、大肌肉协调性、全身运动的发展以及手及手指的操作技巧、用手抱物能力的发展规律等，共 61 个项目。测试时应根据小儿实际的年龄选择合适的开始项目，再按照操作要求完成测试。记分方法是完成一个项目就得到一个量表分，所有通过项目的得分总和为原始分数,再通过查常模表的方法将原始分数转换为发育指数。

CDCC 量表的诊断标准为:130 以上为非常优秀;120～129 为优秀;110～119 为中上(聪明);90～109 为中等;80～89 为中下(迟钝);69～79 为临界状态;69 以下为智力缺陷。

(四)韦氏量表

韦氏量表是指 Wechsler 所编制的一系列智力量表,包括韦氏成人智力量表(WATS)、韦氏儿童智力量表(WISC)和韦氏学前智力量表(WPPSI)。韦氏学前智力量表适用于 4～6 岁的儿童(学龄前和初级小学生),其优点是标准化好、可信度和有效度高。

(五)丹佛发展筛查试验(DDST)

DDST 是国际上有名的智力筛查量表,是近 30 年来在我国应用较多的一个筛查工具,包括粗大运动、精细运动、语言、个人社会四个方面,共有 105 个按难度由低到高排列的项目,根据被试者完成项目的情况可划分为正常、异常、可疑等等级。此量表适用于 0～6 岁的儿童,优点是操作简便,用时少,多用于人群的初步筛查。

十一、认知、情绪评定

(一)认知功能的评定

1. 失认症的评定

失认症是指患者感觉功能正常,但对外部事物或事件的大脑感知能力丧失,包括视觉、听觉、触觉及对身体部位的感知能力丧失。

(1)单侧失认可用 Albert 画杠测验、字母删除试验、高声朗读测验、平分直线测验来评定。

(2)疾病失认是指患者不承认自己有病,因而安然自得,对自己不关心、淡漠、反应迟钝。患者病变多位于右侧顶叶,检查者可根据其临床表现进行评定。

(3)视觉失认是指患者不能辨别其所见的物体、颜色、图画等的名称和作用,但一经触摸或听到声音、嗅到气味后则能说出。患者病变一般位于优势半球的枕叶,检查者主要根据其临床表现进行评定。

(4)Gerstmam 综合征包括左右失定向、手指失认、失写和失算四种症状。患者病变常在左侧顶叶后部和颞叶交界叶,检查者可根据其临床表现进行评定。

2. 失用症的评定

失用症是指在运动、感觉、反射均无障碍的情况下,患者不能按命令完成曾经学会的动作,常见的有结构性失用、运动失用、穿衣失用、意念性失用等。检查者可通过让患者模仿动作、执行口头指令等方式进行评定。

3. 记忆的评定

有条件的医院可采用韦氏记忆量表对记忆进行评定。

4. 注意的评定

检查者可使用视跟踪和辨别,以及对数和词的辨认等方法进行评定。

5. 思维的评定

对思维的评定方法有找规律、逻辑推理、将排列的字词组成一个有意义的句子等。

6. 严重认知障碍的评定

严重认知障碍指的是严重的注意、记忆、思维、言语等方面的认知障碍,可用检查简明精神状态的方法来评定。主要的检测项目包括定向力、计算力、理解力和记忆力等。

7. 认知障碍的成套测验

目前采用的主要有 HRB 神经心理成套测验、LOCTA 认知功能成套测验等。

8. 认知功能障碍严重程度的分级

对认知功能障碍严重程度的分级可采用 Rancho Los Amigos 医院的标准。

(二)情绪障碍的评定

颅脑外伤患者的常见情绪障碍可表现为抑郁或焦虑,对于抑郁可用汉米尔顿抑郁量表进行评定,对于焦虑可用焦虑自评量表进行评定。

（李永峰　李万斌）

第三章　特殊儿童康复与训练方法

第一节　物理治疗

物理疗法（physical therapy/physiotherapy，PT）是源自西方医学的一种非药物治疗方法，它是建立在科学理论的基础上，根据人体对物理刺激所产生的生理反应及效果来达到治疗及康复的目的。物理治疗广泛应用于临床与健康领域，是恢复、促进、保持患者最佳的身体功能的医疗方法。

物理治疗可以分为两大类：一类以力学因素及运动形式为主要手段，其基本治疗方式是利用物理疗法中的力学因素，如通过徒手或应用器械等进行的运动训练，以达到治疗伤、病、残患者，恢复或改善功能障碍的方法，称为运动疗法（kinesiotherapy/therapeutic exercise）；另一类是以其他物理因子为主要治疗手段的疗法，称为物理因子疗法（physical agents therapy），其主要治疗方式是利用电、光、冷、热、磁、水等物理因子来刺激人体的生理功能，从而达到改善血液循环，促进新陈代谢的目的。按照现代康复医学的观点，物理治疗以运动治疗为主，物理因子治疗为辅。目前在西方多数国家的物理治疗室中，运动疗法所用器械和场地占有相当大的空间（70%以上）。

一、运动疗法

运动疗法是物理疗法的核心，是依据生物力学、人体运动学、神经生理与神经发育学的基本原理，利用力学的因素对运动功能障碍的患者进行针对性的治疗与训练，以保持、重新获得功能或防止继发功能丧失为目的的重要治疗方法。运动疗法在特殊儿童的康复与训练中具有重要地位。

运动疗法是根据疾病的特点和患者的功能情况，由治疗师徒手或借助器械以及患者自身的力量，通过主动或被动的活动使患者局部或整体的功能改善，从而达到预防、治疗疾病和功能障碍的方法。运动疗法包括肌力训练、关节活动度训练、关节松动术、平衡训练、协调训练、游戏治疗、易化技术等,这些治疗措施在促进患者康复方面发挥着重要作用。

尽管运动治疗的不同形式有其特定的要求,但是作为运动疗法这一范畴下的各种运动治疗方式又有其需要注意的基本问题,概括起来有以下三点:

(1)治疗场所的选择:选择的治疗场所除了应该注意最基本的安全问题之外,更应该注意治疗场所的周边环境。应该选择那些空气清新、环境明亮优雅、使人心情愉快的环境。

(2)儿童在治疗前的准备:儿童的着装应有利于运动训练的顺利进行。例如,接受治疗的儿童应该穿宽松的衣服,特别是受累部位;不要穿拖鞋及底滑的鞋;尽可能少地佩戴其他饰品,一则防止饰品损坏,二则防止对治疗师及儿童本人造成不必要的损伤;训练前,儿童还应该把大小便排泄干净,以防训练时内急;在进行运动治疗之前,如果儿童的体力允许的话,应做一些适当的热身运动,这样有利于接下来的运动治疗。

(3)运动训练的开始时间:身体虚弱的儿童应避免醒后立即训练,因为在睡醒后的 30～60 分钟内,人体的机能状态还未唤醒到最佳程度。

(一)肌力训练

1.概述

肌力是指骨骼肌收缩时产生的最大的力。根据收缩强度的不同,Lovett 徒手检测法人为地将肌力划分为六级,即 0、1、2、3、4、5 级。0 级为无可测知的肌肉收缩,5 级为正常肌力,其他几级都属于肌力减弱,需进行肌力训练,以改善运动功能。肌力训练就是增强肌肉收缩力量的运动训练,它适合的目标人群是由各种原因引起的肌肉萎缩所导致的肌力下降患者。通过肌力训练,可以使患者肌肉的结构形态及功能发生适应性的变化,如肌肉体积增大、肌纤维增粗、肌肉的功能系统处于良性运作状态等。

2.方法

肌力训练应该采取什么方法进行,这要根据肌力测评(详见第二章)的结果和患者的具体情况来确定。当肌力为 3 级或以下时,治疗师可采用肌肉电刺激、辅助运动、负荷运动、主动运动等方法增强患者肌力;当肌力为 3 级以上时,治疗师可采用抗阻训练法来增强患者的肌力。所谓抗阻训练法,是指在肌肉收缩时给予阻力负荷以提高该肌肉的肌张力,这是增强肌力的基本训练方式。阻力负荷的大小要依训练肌群的现有肌力及具体情况而定,具体的抗阻训练方式有:

(1)等长抗阻训练:等长抗阻训练是指利用肌肉等长收缩的特性进行的抗阻训练。肌肉等长收缩是指肌肉收缩时,肌肉长度不变,肌张力明显升高,肌力显著提高,但不产生关节活动的运动。等长抗阻训练又称为静力练习,它主要适用

于关节损伤、疼痛、骨折、手术后制动等情况,可防止失用性萎缩的发生,保持和促进患者肌力恢复,改善运动功能。其特点如下:

①阻力负荷可以是物品,如墙壁、杠铃、沙袋或力量训练器等,也可以是有力量的其他肌群,如右侧肱二头肌可利用左侧手臂或是他人所施加的阻力进行等长抗阻训练。

②肌力的增加取决于运动处方的设计,如肌肉收缩次数、持续的时间、每周训练频度以及运动强度等。

③训练效果以静态肌力增加为主,但对改善肌肉之间协调性的效果不如其他训练方式好。

④肌力的增加具有角度特异性,仅在关节活动 20°的范围内肌力增加明显,而超过该角度时肌力增加不明显。因此,若要提高全关节范围内的肌力,可进行多角度等长抗阻训练。

等长抗阻训练常用 Tens 法则,即每次收缩持续 10 秒,休息 10 秒,重复 10 次为一组训练,每次训练做 10 组。训练时要注意自由呼吸,不要憋气,以免引起 Valsalva 效应,影响心脏功能和血压,尤其是体弱或有心脏病的患者更要注意。

(2)等张抗阻训练:等张抗阻训练是指当肌肉运动时,作用于肌肉上的阻力负荷不再改变,张力也很少变化,关节产生向心性运动和离心性运动。该法也称为动态性外阻力训练法,它适用于任何肌力在 3 级以上且无运动禁忌证的肌力减弱者。其特点是:

①肌力增加的同时,可使肌肉所跨关节运动,有利于关节功能活动的实现。

②训练效果以等张测试时最明显,可以改善肌肉的协调性和关节的稳定性。

③向心性抗阻训练或离心性抗阻训练取决于患者的需要,因为这两种收缩都是人们日常生活中的基本运动方式。

④阻力负荷一般为器械,如沙袋、拉力器、力量训练器等,也可以利用患者自身的重量。

等张抗阻训练应根据肌力水平和训练目标设定阻力大小、确定运动强度。在抗阻训练中,最多仅能分 10 次运动完成的最大阻力称为 10 次最大重复量(10 repetition maximum,10RM),是运动强度指标。推荐的一种运动处方为:用 10RM 的 1/2 运动强度运动,重复 10 次,间歇 30 秒;再以 10RM 的 2/3 运动强度重复练习 10 次,间歇 30 秒;再进行 10RM 运动重复 10 次。每天重复 3~5 次,每周 3 次,持续 8 周以上,巩固疗效。

等张抗阻训练的注意事项为:

①施加阻力的大小要依据患者的情况而定,不一定完全按照推荐方法进行。

②10RM 数值是可变的,肌力增加后的 10RM 就大于肌力较弱时的 10RM。

若要进一步增加肌力,可在新的 10RM 基础上再设定新的运动强度。10RM 随肌力训练不断增长,直至一稳定水平。

(3)等速抗阻训练:等速抗阻训练也称等动抗阻训练,该训练是在专门的等速运动测定训练仪(见图 3-1)上进行的。该训练仪可设定肢体在训练时运动的角速度,保证在肢体运动的全过程中在遇到的阻力随时变化的情况下运动的角速度不变,使运动肢体肌肉的肌张力保持最佳状态,从而达到最好的锻炼效果。其适应证包括:

①关节不稳或关节韧带损伤愈合早期不宜使关节韧带承受张力时,可用短弧无应力等速练习及早开始肌力训练,如膝关节屈曲 20°～60°时,对各种韧带均不产生应力。

②各种关节活动度受限的肢体肌力增强训练。

③肢体全关节活动范围内的肌力增强训练。

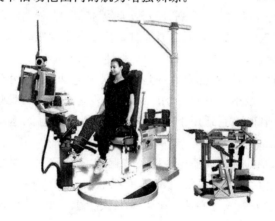

图 3-1 等速运动测定训练仪

(4)等速抗阻训练的特点:

①为动力性训练,可在一定关节活动范围内进行,也可在全关节活动范围内进行。

②运动过程中关节活动的角速度固定不变。

③运动过程中运动肌肉所承受的阻力是可变的,不断发生顺应性变化。在肢体运动的全过程中肌肉承受到的阻力都保持在最适大小,使训练效果最佳。

④可做往复运动,使一对拮抗肌都得到锻炼,利于肌力平衡发展,协调功能。

⑤安全性好,不会使肌肉受损。

⑥价格较昂贵,技术要求高。

⑦具有速度特异性,这是指仅在稍低于或稍高于训练速度运动时,肌力增强

效果才明显。

等速训练器的角速度一般设定在 0°～300°/s,速度越低,肌肉产生的张力和肌腱韧带受到的应力越小。一般把运动速度分为三类:小于等于 60°/s 的是低速运动,60°～180°/s 的是中速运动,大于 180°/s 的是高速运动。由于等速训练具有速度特异性特点,所以速度谱康复方案(velocity spectrum rehabilitation program,VSRP)得到了广泛的应用。其主要方法是:先以每隔 30°/s 的速度递增,由 60°/s 直至 180°/s,然后再以同样速度递减,由 180°/s 再降至 60°/s 的顺序各做一组训练,每组训练 10 次,每组间隔 30 秒,每完成一个 VSRP 需肢体运动 100 次,每周训练 3 次。训练效果以第 10 组峰力矩小于第 1 组峰力矩的 50% 表示。在训练后期或障碍较轻的患者也可以做非顺序性低速、高速运动交替训练,以满足患者功能恢复的需要,但要谨慎设计,密切观察。

等速训练的运动强度以肌肉收缩强度占最大收缩时肌力的百分比计算,大于 80% 最大肌力强度的训练为最大收缩训练,小于 80% 最大肌力强度的训练为次极量收缩训练。仪器可显示这个指标,患者可根据自身能力随意控制运动强度,增强肌力或肌肉耐力。等速训练可根据需要调节运动幅度。一般肌力训练应尽量在大幅度或全关节运动范围内进行;肌肉、肌腱、韧带愈合早期或关节病变时则宜选择短弧低速练习。

等速抗阻训练适用于各种原因引起的肌萎缩,肌力减弱等。训练时要注意设置合理的运动速度,不要太高或太低,以免影响肌力的发展;可根据患者的情况调节运动幅度,并随病情的进展情况不断调整。

3.肌力练习中的注意事项

在肌力练习中,应该注意以下几个方面的问题:

(1)注意控制运动量与训练节奏:运动量和训练节奏的控制应该遵循疲劳和超量恢复的原理。超量恢复是指充分训练后的肌肉组织的能量物质储备较训练前有所提高。每次肌力练习应该使被训练的肌肉感到疲劳,随后要进行充分的休息,使肌肉组织出现超量恢复,在超量恢复的阶段进行下一组的练习。还可以通过了解儿童在训练时的主观感受以及他们对继续进行训练的情绪和信心来控制运动量和训练节奏。

(2)在无痛状态下训练:肌力训练中如果发生了疼痛,可视为运动量过大或运动方式不当,是损伤加重的信号。肌肉出现疼痛会明显阻碍肌肉的收缩,导致肌力练习不能够取得很好的效果。

(3)密切关注心血管的反应:当肌肉进行等长收缩时,可能会引起心率和血压突然升高,这种升压反射与肌肉收缩的强度有着密切的关系。所以在对有心血管系统疾病的儿童进行肌力训练时,一般需要避免最大强度的练习,尽可能少用闭气使劲的办法。

（4）充分沟通、及时反馈：训练前应该让儿童充分了解训练的目的和作用，消除儿童心理上的疑虑；训练过程中，要经常给予儿童语言上的鼓励，通过不同方式显示当时训练的效果，以增强他们长期坚持训练的积极性和主动性；训练后，要对训练的效果以及训练中存在的问题进行及时的评价和总结，并反馈给儿童，如果有可能的话可向儿童讲解其中的机理。

（二）关节活动度训练

1.概述

关节活动度（ROM）又称关节活动范围，是指关节运动时所通过的运动弧或转动的角度。关节活动度有主动活动度和被动活动度之分，通常所说的关节活动度是指被动活动度，即在身体放松的状态下，某关节可被移动的最大范围。受试者自己主动活动某关节可达到的最大范围为主动活动度。一般来讲被动活动度大于或等于主动活动度，但有时也表现为后者大于前者，可能为受试者努力忍受关节疼痛所致。

关节活动度训练是运动疗法中最基本的治疗技术之一。不仅关节本身的外伤或疾病可以导致关节活动度受限，关节以外的损伤也可以继发性地引起关节活动范围受限。有时，即使儿童尚未发生关节活动范围受限，但是为了防止伤病发展波及关节，也应该预先采取相应的措施，防止出现关节活动范围受限。关节活动度训练可以防止关节挛缩和粘连、恢复或改善关节功能，因此广泛应用于骨折固定后、关节脱位复位后、关节炎和肢体瘫痪等患者。有时也可为了防止继发性的关节活动受限而进行相关的训练。

2.方法

关节活动度训练是改善和维持关节的活动范围，促进患者恢复功能性活动的一种重要的康复治疗技术。关节活动度练习方法很多，出现关节活动度障碍时，选择的方法要视关节的具体情况而定（具体评定方法见第二章）。

（1）被动关节活动度训练（passive range of motion，PROM）：该方法是根据关节运动学原理，利用机械、治疗师或患者的另一肢体作用所产生的外力使受训关节向各个方向活动，从而维持关节的活动范围，预防关节挛缩。

（2）肌肉牵拉法（muscle stretching）：治疗师缓慢地使患者的某一关节被动活动到其活动范围的极限，然后固定关节的近端部分，牵拉关节的远端部分，使缩短的软组织拉长以增加关节活动范围，也可由患者自己依靠一定姿势主动进行牵拉。牵拉力应柔和、缓慢且持久，使软组织产生足够的张力又不引起疼痛。牵拉应持续 20～30 秒以上，重复 3 次。目前认为，缓慢持续牵拉促进关节功能恢复的机制为：长时间牵拉肌肉可使肌梭的兴奋性降低，牵张反射最小，从而降低静态肌张力,使肌腱松弛,关节活动度增加。功能位牵拉法实际上是典型的静态持续牵拉训练方法。

(3)本体感觉神经肌肉易化技术(proprioception neuromuscular facilitation,PNF):该技术是通过刺激机体本体感觉器官而达到改善关节功能的目的。在关节活动训练中,常用的为收缩-放松技术(contract-relax)和主缩肌收缩-放松技术(agonist contract-relax)。

收缩-放松技术的操作要点是:先被动牵拉关节肌肉,然后抗阻等长收缩6~8秒,再放松,然后再进一步被动牵拉肌肉,程度以关节稍感疼痛为宜,再重复进行上述操作。该过程反复进行3~6次,每周进行3~5次,关节活动度可逐渐扩大。该方法是通过兴奋肌腱上的高尔基腱器官,抑制肌肉的牵张反射而实现增大关节活动度的功能的。

主缩肌收缩-放松技术的操作要点是:牵拉限制关节活动的肌肉,同时与之拮抗的肌肉主动收缩,保持20秒,然后受牵拉肌肉收缩6~8秒,再放松,然后进一步牵拉关节肌肉,再至下一收缩-放松循环,其原理是使拮抗肌交互抑制的肌肉放松,从而促进关节活动度的增大。

(4)持续被动关节活动练习(continuous passive motion,CPM):这是指应用持续被动关节活动训练器(见图3-2)被动活动四肢关节的一种练习方法,可通过预先设定关节活动范围、运动速度、持续时间等指标,使关节活动在无痛范围内进行。

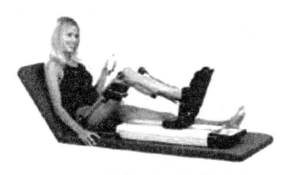

图3-2 持续被动关节活动训练器

持续被动关节活动练习适用于各种关节骨折术后、关节炎症、关节挛缩松解术后、关节组织韧带术后的患者,尤其是处于术后早期和炎症活动期,宜缓慢、小范围、持续长时间被动活动关节的患者。关节活动恢复或炎症缓解后,可逐渐增加运动速度,缩短运动时间,扩大运动范围。训练每日进行1次,持续1~2周。CPM可在术后立即应用,但多在术后2~3天开始。CPM扩大关节活动度的机理为通过缓慢、持续、反复的运动防止关节周围组织粘连、挛缩；通过关节面相对运动和关节腔内的加压与减压交替变化，保持关节软骨营养，防止退变；增加关节韧带的修复能力；抑制疼痛。

（5）主动关节活动度训练：多借助器械进行，如滑轮、肩轮、肩梯、踝关节训练器、肋木、体操棒等，也可让患者主动进行伸展练习。主动关节活动度训练与实际生活活动密切相关，因而在机体功能恢复方面有更大的意义。

（6）辅助的关节活动度训练方法：由于温度较高时可以增加关节的 ROM，因此 ROM 练习常与一些有温热解痉效应的理疗技术（如可使深部组织的紧张度降低的超短波）结合使用；还可使用消炎镇痛剂（如口服或局部外用药物）以达到止痛消炎和放松肌肉的作用。这些方法均可与牵拉等方法配合应用。

3.关节活动度训练的适应证

①关节、软组织、骨骼损伤后疼痛。②骨科术后长期制动。③各种疾病所致肌力、肌张力异常。④关节周围软组织瘢痕、粘连、水肿。

4.关节活动度训练的训练原则

①根据患者的情况选择训练方法。②患者体位要舒适，且不能妨碍 ROM 训练。③在无痛范围内进行训练。④进行肢体 ROM 训练时，要注意固定关节近端，然后再做训练。⑤当有多个关节需进行 ROM 训练时，可依从远端向近端的顺序进行，每个关节活动 5～10 次。⑥如果确诊有严重的关节痉挛、弹性小及严重的组织粘连，应该与其他疗法结合使用；即使未见有上述严重情况，如果有条件，也应该结合一些物理疗法（如热疗、超声疗法等）共同训练，这样会使关节活动度训练取得更好的效果。

（三）关节松动术

1.概述

关节松动术（joint mobilization）是现代康复治疗技术中的基本技术之一，是用来治疗关节功能障碍（如疼痛、活动受限或僵硬）的一种非常实用、有效的手法操作技术，是运动疗法的重要组成部分，具有针对性强、见效快、患者痛苦小、容易接受等特点。

关节松动术是治疗者在关节活动范围内完成的一种针对性很强的手法操作技术，属被动运动范畴，其操作速度比推拿速度慢，在应用时常选择关节的生理运动和附属运动作为治疗手段。

关节的生理运动是指关节在生理范围内完成的运动，可以主动完成，也可以被动完成。关节的附属运动是指在自身及其周围组织允许的范围内完成的运动，是维持关节正常活动不可缺少的一种运动，一般不能主动完成，需要其他人或对侧肢体的帮助才能完成，如关节分离，髌骨的侧方移动等。

任何一个关节都存在附属运动,当关节因疼痛、僵硬而活动受限时,其生理及附属运动均受到限制。在生理运动恢复后如果关节仍有疼痛或僵硬,可能是因为附属运动尚未完全恢复正常。通常在改善生理运动之前,应先改善附属运动,而附属运动的改善又可以反过来促进生理运动的改善。

2.关节松动术的手法等级

关节松动术的一个最大特点是可以对操作者施加的手法进行分级。这种分级具有一定的客观性,不仅可以用于记录治疗结果,比较不同级别手法的疗效,也可以用于临床研究。

手法分级中,澳大利亚麦特兰德(Matland)的四级分法比较完善,应用较广。其分级方法如下:

Ⅰ级:治疗者在关节活动的起始端小范围、节律性地来回推动关节。

Ⅱ级:治疗者在关节活动允许的范围内大范围、节律性地来回推动关节,但不接触关节活动的起始端和终末端。

Ⅲ级:治疗者在关节活动允许的范围内大范围、节律性地来回推动关节,每次均接触到关节活动的终末端,并能感觉到关节周围软组织的紧张。

Ⅳ级:治疗者在关节活动的终末端小范围、节律性地来回推动关节,每次均接触到关节活动的终末端,并能感觉到关节周围软组织的紧张。

上述四级手法中,Ⅰ级、Ⅱ级用于治疗因疼痛引起的关节活动受限;Ⅲ级用于治疗关节疼痛并伴有僵硬;Ⅳ级用于治疗关节因周围组织粘连、挛缩而引起的关节活动受限。手法分级范围随着关节活动范围的大小而变化:当关节活动范围减少时,分级范围相应减小;当治疗后关节活动范围增大时,分级范围也相应增大。

3.治疗作用及临床应用

(1)治疗作用:

①缓解疼痛:

a.力学作用:促进关节液流动,增加关节软骨和软骨盘无血管区的营养,缓解疼痛,防止关节退变。

b.神经作用:抑制脊髓和脑干致痛物质的释放,提高痛阈。

②改善关节活动范围:关节松动术,特别是在运用Ⅲ、Ⅳ级手法时,由于直接牵拉了关节周围的软组织,因此可保持或增加关节的伸展性,改善关节的活动范围。

③增加本体反馈:关节松动后可以反馈下列感觉信息:关节的静止位置、运动速度及变化,关节的运动方向,肌肉张力及变化。

（2）临床应用：

①适应证：任何力学因素（非神经性）引起的关节功能障碍，包括疼痛、肌肉紧张及痉挛、可逆性关节活动降低、进行性关节活动受限、功能性关节制动等。

②禁忌证：关节活动过度、关节肿胀、炎症、肿瘤及未愈合骨折等。

4.操作程序

（1）患者体位：患者应采用舒适、放松、无痛的体位。

（2）治疗者位置：治疗者应靠近患者病变的关节，一手固定关节的一端，一手松动另一端。

（3）治疗前评估：操作前，治疗师应先对拟治疗的关节进行评定，分清具体的关节，找出存在的问题（疼痛、僵硬）及其程度，然后根据问题的主次选择有针对性的手法。当疼痛和僵硬同时存在时，可先用小级别手法（Ⅰ级、Ⅱ级）缓解疼痛后，再用大级别手法（Ⅲ级、Ⅳ级）改善活动。治疗中要不断询问患者的感觉，根据患者的反馈来调节手法强度。

（4）手法应用：

①手法操作的运动方向：可以垂直或平行于治疗平面。治疗平面是指垂直于关节面中点旋转轴线的平面。分离操作应垂直于治疗平面进行，滑动和长轴牵引操作应平行于治疗平面进行。

②手法操作的程度：不论是附属运动还是生理运动，手法操作均应达到关节活动受限处。例如：治疗疼痛时，手法应达到痛点，但不超过痛点；治疗僵硬时，手法应超过僵硬点。操作中，手法要平稳、有节奏。不同的松动速度产生的效应不同：小范围、快速度可抑制疼痛；大范围、慢速度可缓解紧张或挛缩。

③手法操作的强度：不同部位的关节，手法操作的强度不同。一般来说，对活动范围大的关节如肩关节、髋关节、腰椎等，手法的强度可以大一些，移动的幅度要大于活动范围小的关节，如手腕关节和颈椎。

④治疗时间：治疗时每一种手法可以重复 3～4 次，每次治疗的总时间为 15～20 分钟。根据患者对治疗的反应，可以每天或每隔 1～2 天治疗一次。

（5）治疗反应：一般治疗后即感到舒服，症状会有不同程度的缓解，如有轻微的疼痛多为正常的治疗反应，通常在 4～6 小时后应消失。如第 2 天仍未消失或较前加重，提示手法强度太大，应调整强度或暂停治疗一天。如果经 3～5 次正规治疗后症状仍无缓解或反而加重，应重新评估，调整治疗方案。手法治疗有时也可以引起疼痛，轻微的疼痛为正常的治疗反应。若治疗后 24 小时疼痛仍不减轻，甚至增加，说明治疗强度过大或持续时间过长，应降低治疗强度或缩短治疗时间。

（四）平衡训练

1.概述

平衡（balance）是指人体在静止或受到外力作用时能自动地调整并维持姿势的能力。人体进行正常的活动需要良好的姿势控制，即保持身体平衡的能力。保持平衡一方面依靠感觉——外感受器、本体感受器和特殊感觉器官（如眼和前庭）的整合；另一方面依靠运动系统和固有姿势反射的整合。当感觉、运动或前庭系统受损时，平衡均有可能受到影响。平衡反应、保护性伸展反应、跨步及跳跃反应等都是从小就学会的，是一种自动反应，平衡所提供的稳定性对一切技巧活动都是必需的。平衡状态的维持是通过对姿势的自动调整来完成的。人体的平衡功能包括坐、立、行三种状态的功能，即静态的稳定性（Ⅰ级平衡）和动态的协调性（Ⅱ级平衡），同时还包括在三种状态下的抗干扰能力（Ⅲ级平衡）。

平衡训练（balance exercise）就是维持和发展平衡功能所采取的锻炼方法。平衡练习可分静态平衡练习和动态平衡练习。健康人的平衡维持功能是正常的，并且处于下意识维持状态中。因此，平衡练习除训练患者有意识地、随意地控制平衡外，还应进行下意识的平衡训练。平衡练习不仅适用于有神经疾患的患者，而且也适用于下肢骨折、软组织损伤或手术后的患者。

2.平衡训练方法

（1）静态平衡训练：静态平衡训练的目的是通过肌肉收缩使躯体维持在某一姿势一段时间，以保持静态情形下的平衡。达到静态平衡可以是自己仔细调整的结果，也可以由他人协助摆放于平衡的位置。静态平衡训练由易到难依次为坐位平衡、跪位平衡、站位平衡和单腿平衡的训练，身体的支撑面由大到小，重心由低到高，机体维持平衡所动员的感觉系统、反射活动由简单到复杂。静态平衡训练是基本的平衡功能训练，对静态平衡的评价通常以静态平衡的保持时间表示，能维持 6～10 秒者为正常。

（2）动态平衡训练：动态平衡训练是指患者在有功能需要或受到外力作用的情况下，有意识、无意识地通过姿势肌肉的调整，保持机体于平衡状态的能力训练。这种训练也可按静态平衡的训练顺序进行。动态训练方法有软地面行走、平衡板练习、步行、游戏、打球、太极拳等，步行可进行前行、左右侧移、后退等不同方向的行走，也可在日常生活活动中练习。

常用的办法是治疗师施力于患者，诱发其平衡反应，然后让患者在矫正镜的帮助下自己调整平衡。利用平衡仪进行生物反馈训练也是很好的办法：患者可根据平衡仪显示的数据，不断调整自己的姿势。通过这种方法，患者不仅可以了解自己的问题，更重要的是能看到自己的进步，有利于增强信心，促进平衡恢复。动态平衡可根据平衡完成的情况来判定，通过平衡仪来评价身体的摆动度是一种比较客观的评价方法。

3.适应证

肌无力、肌痉挛,本体感觉缺失,视、听觉损伤和各种神经系统疾病与外伤引起的平衡功能障碍。

4.训练原则

(1)先易后难,先低后高,先静后动,动静结合。动静态平衡训练应在同一体位下交叉进行,动态训练有利于静态平衡的稳固,静态平衡训练在患者体验平衡感觉促进动态平衡的恢复中发挥作用,从而提高患者的平衡能力。

(2)训练中注意防护,避免失衡摔伤。

(3)对存在严重平衡障碍且恢复较困难者,可使用辅助用具(如手杖、助行器、坐位支架等)协助其日常生活活动的进行。

(五)协调性训练

1.概述

协调性(coordination)是指个体产生准确、平稳、有控制的运动的能力。它要求个体按一定质量完成运动,包括按照一定的方向和节奏,采用适当的速度、距离和肌力,达到准确的目标等。不协调通常指运动的不平衡、不准确和笨拙。协调性训练(coordination exercise)的目的主要是改善个体对主动运动的控制能力,恢复动作的协调性和精确性,提高动作质量。协调性训练的基础是利用残存部分的感觉系统以及利用视觉、听觉和触觉来管理随意运动,其本质在于集中注意力,进行反复正确的练习。协调能力训练广泛用于深部感觉障碍,小脑性、前庭迷路性和大脑性运动失调,以及一系列因不随意运动所致的协调运动障碍。

2.训练方法

主要是集中患者的注意力,在不同体位下分别进行肢体、躯干、手、足协调性的活动训练,反复进行强化练习。

(1)肢体交替活动:如右臂、左臂交替上举,右臂上举、左臂前屈交替进行,上、下肢交替运动等。

(2)肢体、躯干协调性活动:躯干前倾,上肢前伸,躯干旋转与四肢配合等。

(3)手、足协调性活动练习:如双手交替拍打双腿,对指练习,双脚交替拍打地面等。

(4)全身协调性练习:如功率自行车练习、划船、打球、障碍步行、太极拳等活动都可训练患者的运动协调性功能。

(5)水中运动。

3.适应证

各种原因所致深部感觉障碍者、中枢神经系统损伤后的运动及协调障碍等。

4.训练原则

(1)训练中注意监护,防止跌倒及意外导致的关节损伤。

(2)要注意保持训练活动的趣味性。

(3)对那些协调障碍明显、严重妨碍其他运动活动,进而影响日常生活活动的患者可提供辅助设施,以减少残疾的发生。

(六)游戏治疗

1.概述

游戏治疗(play therapy)属于心理治疗的一种,主要是针对儿童而提出的。对于儿童而言,他们还处在学习、发展语言能力的阶段,治疗时如果以语言为主要沟通媒介,很可能会发生沟通不便的现象。为此,心理治疗者把游戏作为和儿童进行沟通的媒介是可行的。游戏治疗是一种以游戏活动为媒介,让儿童有机会很自然地表达自己的感情,暴露问题,并从中自我解除精神困扰的教育和训练方法。

游戏治疗起源于20世纪20年代。当时,精神分析学派正开始努力将其理论运用于儿童身上。游戏治疗的概念最早由 Levy 提出,后来由 Freud 的女儿Anna 和他的学生 Klein 将这种方法用于心理障碍儿童的实际治疗。Anna 主要把游戏作为一种建立积极情感关系的方式,认为游戏本身并不具有任何治疗的功能。Klein 则最终将游戏发展成为精神分析游戏治疗(psychoanalytic play therapy),她主张游戏提供了治疗儿童时不可或缺的分析素材。此后,游戏疗法被众多分析者所采用。1938 年,David 创立了发泄游戏治疗(release play therapy),主张通过设定场景和选定玩具来重塑激起儿童焦虑反应的经验,让孩子能发泄掉伤痛及紧张。1955 年,Gove 进一步发展出了结构式游戏治疗,强调治疗者主动设计出游戏,安排儿童进入经过设计的游戏情境并将能量发泄出去。后来,当事人中心学派的鼻祖 Rogers 的学生 Axline 把当事人中心学派的理论应用到儿童身上,发展出非指导式游戏治疗(nondirective therapy)。1991 年,Garry 将此理论发展为儿童中心游戏治疗(child-center play therapy)。非指导式游戏治疗的影响十分广泛,Peoples 认为 Rogers 所建构的理论是建立在一个根本不存在的现象之上的,于是参考了 William Glasser 的"现实治疗"(reality therapy)理论,又撷取"行为改变技术"(behavior modification)的种种技巧,创建了"公平游戏治疗"(fair play therapy)。

游戏治疗的倡导者就其理论背景来看源出多门,"认知疗法""行为治疗"等也都衍生出了以游戏为媒介,适合儿童的游戏治疗方法。近些年来,各种不同的游戏治疗派别在下列问题的看法上已经接近一致:游戏活动本身不是治疗的目的,而仅仅是治疗的一种手段或方式;在游戏治疗中,治疗者的态度以及治疗者与儿童之间建立的特殊性关系起着关键的作用。目前,游戏疗法已被广泛地应用于儿童心理治疗和教育等领域。

2.方法

(1)儿童精神分析游戏治疗(child psychoanalytic play therapy):该学派认为儿童天生具有的种种内在的需求和欲望需要得到满足、表现和发泄,但是儿童所生活的客观环境让其无法为所欲为,从而使儿童内心产生抑郁,导致儿童出现自私、爱捣乱、发脾气、怪癖等各种不良行为。因此,儿童需要在游戏中发泄情感、减少忧虑、发展自我力量,以补偿现实生活中不能满足的欲望和需求,从而得到身心的愉快和发展。精神分析游戏治疗就是借助游戏这个媒介分析潜意识,将这些尚未解决的潜意识内容提升到意识层次,从而彻底解决问题。在儿童精神分析游戏治疗中,游戏是用来与儿童建立分析性关系、观察的媒介,分析资料的来源和导致顿悟的工具。这种心理治疗技术比较注重各种不同类型的、个人的游戏。

(2)儿童中心游戏治疗(child-center play therapy):该治疗方法以 Rogers 的人本主义心理学理论为指导思想,本质是相信每个儿童都有自我发展的力量。Axline 提出的 8 项原则至今仍为儿童中心游戏治疗方法所遵循:①治疗师必须尽快和儿童建立起温馨友好的关系。②治疗师应该无条件地接受儿童。③治疗师应该营造一种宽容的氛围,使儿童能够充分自由地表达其内心感受。④治疗师必须迅速识别儿童所表达的情感,以富有洞察力的方式向儿童解释这些情感体验,获得对儿童行为的领悟。⑤治疗师应该始终尊重儿童自己解决问题的能力,相信只要给以适当的条件,儿童就能够自己处理困难。⑥治疗师不能以任何方式企图指导儿童的行为或对话过程,儿童应该引导治疗的进程。⑦治疗要循序渐进,不可操之过急。⑧游戏过程中要建立一些必不可少的限制,以保证治疗建立在现实世界的基础上。

目前,在一些发达国家,该疗法已广泛用于治疗有情绪和行为障碍的儿童,但是国内却很少应用。该疗法适用于年龄在 3~12 岁之间且具备一定的言语表达能力和运动功能的非智商低下儿童,主要包括社会适应障碍、不良行为、学校恐惧症、孤独症、多动症、抑郁(轻度到中度)、神经性厌食、口吃、缄默等,其中以对社会适应障碍和不良行为的疗效最佳。

(3)认知行为游戏治疗(cognitive behavior play therapy,CBPT):CBPT 由 Knell 于 1993 年定义,是一个正在快速发展的治疗理论。它强调儿童必须主动参与治疗,并接触到有关控制掌握以及为改变自己的行为负责任的问题。CBPT 是根据儿童在不同发展阶段的特点而设计的。近年来,CBPT 通过综合使用多种不同的技术与方法,在行为治疗方法、认知技术中结合布偶、绘画、橡皮泥以及沙土等媒介,从而变得更加符合儿童的发展需求。治疗师向儿童提供结构性的、指向目标的活动,同时允许儿童将即兴的材料带进治疗中。这种即兴发挥与结构性活动的平衡是 CBPT 中的一种实践艺术。在治疗中,儿童通过角色扮演和"假装"实践练习来学会对特定情境的应对技能。目前该方法多用于治疗儿童恐惧症、选择性缄默、儿童排泄障碍以及儿童经历了创伤性生活事件(如父母离婚、性虐待等)之后的心理反应等多种儿童心理或行为障碍。

(4)格式塔游戏治疗(Gestalt play therapy):该疗法以一个庞大的理论体系为支撑,其基本原则除了来自精神分析理论、格式塔心理学、各种人本主义理论以外,还吸收了现象学、存在主义以及 Reich 身体治疗的部分观点。它采用一些投射性的技术,使儿童以一种非威胁性的、有趣的方式表达出内心深处的情感体验。其基本原则有:①建立良好的治疗关系:治疗师以非评判性的、尊重的态度对待儿童,为儿童提供一种全新的体验,这种关系本身就具有治疗作用。②保持良好的接触,解决阻抗问题。③帮助儿童发展出坚定的自我感觉,通过引入不同的体验来加强儿童的自我,为其表达情绪提供所必需的自我支持。④为儿童提供各种各样的体验。

目前在格式塔游戏治疗中使用较多的是一些具有创造性、表达性以及投射性的技术,包括绘画、捏黏土、拼贴图、做陶艺、饲养小动物、练习乐器、排练木偶剧、讲故事、沙盘游戏等。这些技术架起了通向儿童内在自我的桥梁。由于格式塔治疗具有指导性与集中性的特点,因此该疗法对受到失落与悲伤问题困扰的儿童有较好的疗效。

(5)亲子游戏治疗(filial play therapy):这种方法适用于多种情况,尤其适合于那些由于病态的家庭系统而造成的儿童心理障碍或行为异常情况。在治疗中,治疗师训练并督导父母,通过特殊的以儿童为中心的游戏治疗程序,帮助父母为他们的孩子营造出一种容易接受的、安全的环境,使儿童能充分表达他们的感受并建立起对自己和父母的信心。其治疗过程可简单概括为:①治疗师向父母解释基本理念与方法。②治疗师演示游戏治疗的过程。③治疗师训练父母掌握最基本的游戏治疗技能:建立结构、共情式倾听、以儿童为中心的想象性游戏以及设立限制。④父母在治疗师的督导下与自己的孩子进行游戏活动。⑤父母独立在家里开展游戏治疗,并将这种治疗扩展到日常的生活中。

(6)集体游戏治疗(group play therapy):集体游戏治疗是一种低成本、高效且便于推广的心理治疗方法,多用于治疗社交退缩儿童和遭受过躯体虐待或性虐待的儿童。

①对社交退缩儿童的集体游戏治疗:研究表明,个体在儿童时期如果没有获得最起码的社交能力,那么其在青春期和成年以后就很可能出现自我评价低、反

社会行为、人际交往问题以及学习和工作上的困难等。对这类患者,集体游戏治疗被证明是有效的。治疗者可运用直接、主动的方法,在一种生动有趣的集体游戏氛围里,通过社交技能训练使儿童掌握社交技能。但是,对存在严重的破坏性、攻击性或反抗性行为,极端严重的社会退缩(没有眼神接触、缺乏言语反应、没有社会交往的兴趣),强烈的分离焦虑,严重的抑郁或有自杀倾向等情况的患者则不适宜。此类儿童应采取个别心理治疗或其他治疗方法。

②对遭受过躯体虐待或性虐待儿童的集体游戏治疗:针对此类儿童的集体治疗主要可以分为非指导性游戏治疗和指导性游戏治疗两类。非指导性游戏治疗的目标在于治愈儿童过去的创伤和满足儿童在当前以及未来的情绪需要,指导性游戏治疗则为有针对性地处理其创伤性问题。目前,很多学者倡导采用非指导性游戏治疗、指导性游戏治疗以及其他一些专门针对受虐待经历的技术策略相结合的治疗方法。

(七)易化技术

1.概述

易化技术(facilitation techniques)是一类改善脑组织病损后肢体运动功能障碍的治疗技术。它是根据神经生理学与神经发育学的原理和规律,利用各种方式刺激运动通路上的神经元,调节其兴奋性,以便使患者获得正确的运动控制能力的一类康复治疗方法。

常用的易化技术有 Bobath 技术、Brunnstrom 技术、Rood 技术、PNF 技术等。这些易化技术的共同点为:

(1)治疗原则:都把神经发育学、神经生理学的基本原理和法则应用到脑损伤和周围神经损伤后运动障碍的康复治疗中。

(2)治疗对象:都以神经系统作为治疗的重点对象,按照个体发育的正常顺序,通过对外周(躯干和肢体)的良性刺激,抑制异常的病理反射和病理运动模式,引出并促进正常的反射和建立正常的运动模式。

(3)治疗目的:主张把治疗与功能活动(特别是日常生活活动)结合起来,在治疗环境中学习动作,在实际环境中使用已经掌握的动作并进一步发展技巧性动作。

(4)治疗顺序:按照头-尾、近端-远端的顺序治疗,将治疗变成学习和控制动作的过程。在治疗中强调先做等长练习(如保持静态姿势),后做等张练习(如在某一姿势上做运动);先练习离心性控制(如离开姿势的运动),再练习向心性控制(如向着姿势的运动);先掌握对称性的运动模式,后掌握不对称性的运动模式。

(5)治疗方法:在治疗中应用多种感觉刺激,包括躯体、语言、视觉等,并认为重复强化训练对动作的掌握、运动的控制及协调具有十分重要的作用。

(6)工作方式:强调早期治疗、综合治疗以及各相关专业的全力配合,如物理治疗(PT)、作业治疗(OT)、语言治疗(ST)、心理治疗以及社会工作者等的积极配合;重视患者及其家属的主动参与,这是治疗成功与否的关键因素。

易化技术又称为神经生理学疗法或神经发育学疗法。下面主要介绍Bobath技术。

2.Bobath疗法的基本技术与手法

Bobath疗法由英国物理治疗师 Berta Bobath 和 Karel Bobath 夫妇共同创立,是针对小儿脑性瘫痪患者和成人脑部损伤后的一种特殊评价与治疗方法。下面主要以小儿脑性瘫痪为例进行介绍。

运动发育的不成熟性和运动发育的异常性是 Bobath 夫妇认识小儿脑性瘫痪的两个基本观点。Bobath 认为,正常发育的脑一旦受到损害,个体运动功能的发育就会停止或迟滞,从而表现出比同龄儿明显延迟的运动发育或停滞。脑受到损伤后,个体高级中枢神经系统的抑制调节作用减弱,可出现异常姿势反射、异常运动等症状。

(1)Bobath 疗法的神经生理学意义:脑性瘫痪是中枢性发育障碍,Bobath疗法的基本原理是通过反射性抑制异常姿势和运动,促进正确的运动感觉和运动模式的形成,使患者肌张力正常化,阻止病理的反射,促进翻正反射、平衡反射、协调姿势等运动反射的形成。

①促进正常协调功能的恢复:中枢神经系统的基本机能是感受刺激和传导兴奋,对各种刺激和反射具有综合协调机能,其功能约在 3 岁开始成熟,7 岁终了。Bobath 认为,自主的控制功能是姿势反射活动。小儿脑性瘫痪的主要问题就是这些功能协调障碍,失去了上位中枢的控制,同时出现下位中枢的异常姿势反射活动,其中以运动功能障碍最明显。

②促进正常肌张力的恢复:肌张力是一种牵张反射,指缓慢持续牵拉肌腱时发生的牵张反射,表现为受牵拉的肌肉发生紧张性收缩,阻止肌肉被牵拉。肌张力是维持躯体姿势的最基本的反射活动,是姿势反射的基础。小儿脑性瘫痪患者可表现为肌张力亢进、肌张力不稳定(时强时弱)或肌张力低下。

③促进相反神经支配功能的恢复:正常情况下,在中枢神经的调节下同时发生对动作肌的兴奋与拮抗肌的抑制,保持了人的正常运动功能协调。中枢神经系统受损时,相反神经支配出现障碍。相反神经支配过剩,表现为痉挛型脑性瘫痪;相反神经支配过少,表现为手足徐动型脑性瘫痪。

(2)Bobath 评价:在 Bobath 治疗中,评价是最重要的环节。通过评价,治疗者可以了解患儿的病史及引起小儿脑性瘫痪的高危因素,掌握患儿的症状体征,分析产生运动障碍的原因、疾病的严重程度,作出正确的诊断分型。通过评价设定康复目标,制定出最佳治疗方案及具体方法。

由于脑性瘫痪患儿的障碍是多方面的,因此评价时需理疗师、作业疗法师及语言治疗师一起参加,对小儿脑性瘫痪患儿进行粗大动作发育,动作的不协调、不完全性,原始反射的残存,以及异常姿势反射病态方面进行评价。

①运动功能迟滞的评价:

a.小儿反射发育:正常小儿的反射随着神经系统的发育而不断完善,表现出一定的消长规律,评价时可按各种反射的检查方法检查原始反射、立直反射、平衡反射的发育情况。

b.姿势与运动功能:通过运动是否均衡了解小儿抗重力肌的发育。脑性瘫痪患儿由于抗重力肌发育障碍,可表现出明显的运动异常与延迟。主动、自动反应,翻正、平衡、保护性伸展反应是正常姿势反射最基本的自动反应的一部分。

②异常姿势与运动模式的评价:在评价异常姿势时,要分析异常姿势产生的原因,以指导制订治疗方案。

③肌张力的评价:评价时按肌张力的类型、强度、分布状况进行详细的记录,根据肌张力变化,Bobath 将小儿脑性瘫痪分为痉挛型、手足徐动型、肌张力低下型等类型。

④结合小儿的年龄特点进行评价:小儿的生长发育具有一定的规律,评价其运动发育、反射、姿势时,要结合小儿的年龄特点。生后 3 个月之内的小儿脑组织发育尚未成熟,临床上较少出现症状,诊断比较困难,所以要特别注意观察其原始反射、反射姿势,了解高危病史、早期症状,从中发现问题,并根据评价结果制订康复的短期目标和远期目标,设计出治疗方案。

(3)Bobath 的治疗:脑性瘫痪的根本原因是运动发育的未成熟性和异常性,因此治疗的根本就在于抑制异常姿势、促进正常姿势的恢复。

①控制关键点,反射性抑制异常姿势:关键点(key point)是指人体的某些特定部位,这些部位对身体其他部位或肢体的肌张力具有重要影响。在治疗中,治疗者通过在关键点上进行手法操作来抑制患者异常的姿势反射和肌张力,引出和促进正常的肌张力、姿势反射和平衡反应。对关键点的控制是 Bobath 技术中手法操作的核心,常与反射性抑制综合应用。反射性抑制是用来抑制肌张力和姿势的一种有效方法,可以防止异常的感觉输入。其主要方法有:

a.反射性抑制伸展姿势:主要采用抱球姿势,使头部前屈,患儿在仰卧位、坐位均可进行。治疗者使处于伸展状态的患儿头部、颈部、躯干前屈,上肢内收、内旋,屈髋、屈膝,全身呈屈曲模式,对伸展模式进行抑制,从而促进其屈曲姿势的恢复。

b.反射性抑制屈曲姿势:治疗者使患儿呈俯卧位,双上肢伸展,头与脊柱保持呈直线,充分伸展脊柱,抑制屈曲。

c.头部回旋:治疗者可通过破坏全身性伸展和屈曲模式,诱导出体轴内回旋,四肢外展、外旋模式和内旋、内收模式。

d.肩胛带及上肢:让患者保持肩胛带向前方突出,则全身屈曲占优势,目的是抑制其头向后方过伸展的全身伸展模式状态。这样,当伸展上肢做诱导伸出时,就能保持肩胛带向前方突出。如果使肩胛带回缩,会使全身伸展模式呈伸展优势,可以抑制因头前屈而致的全身屈曲模式,从而促进抗重力伸展活动。该方法可直接操作,或用上肢来保持肩胛带的肢位变化。

e.躯干(脊柱部):躯干部前屈,全身呈屈曲位,会抑制全身性伸展模式和促进屈曲姿势、屈曲运动。对仰卧位全身性伸展模式强的肌紧张障碍手足徐动型患者而言,强制屈曲躯干是减少全身过紧张的常用手法之一。躯干部的后屈伸展可使全身伸展位占优势,成为抑制全身性屈曲模式;躯干回旋可以破坏全身性屈曲、伸展模式,促进体轴回旋运动和四肢回旋运动。

f.下肢、骨盆带:骨盆带的操作主要在患者处于坐位、立位时使用。骨盆带后倾坐位时,患者上半身屈曲位占优势,下肢伸展位占优势,立位时呈后倾姿势及全身性伸展模式;骨盆带前倾坐位时,患者上半身伸展位占优势,下半身屈曲位优势。立位时则呈前倾姿势及全身屈曲模式。

②促通:目的是使患儿获得主动、自动反应和动作技巧。治疗者通过不断地运用抑制-促进手法,最大限度地诱发出患儿的潜在能力,帮助其建立正常的肌张力、动作模式、翻正反射及平衡反射。

a.颈翻正反射的促通:从仰卧位翻正反射的促通可诱发出侧卧位、俯卧位,而且也可以能从俯卧位诱发到仰卧位体位来。但不是以被动操作使之翻身,而是通过促通头翻正反射以诱发人体自发性地出现恢复正常姿势的动作,即头部位置、头部对躯干位置、四肢对躯干位置等恢复正常的一系列反应,从而使患儿体验正常的运动感觉。

b.上肢保护的伸展反应:上肢保护的伸展反应,在拥抱反射消失后5个月时出现。先为手向前方伸展,8个月起向侧方,10个月后出现向后方保护性伸出手的反应,可维持终生。

c.平衡反应的促通:在仰卧位、坐位、立位等肢位来促通。可以配合使用大球、滚筒、平衡板等辅助训练器具进行。

③感觉刺激:感觉刺激是指刺激患者的固有感受器和体表感受器,适用于全身低紧张或同时伴有收缩障碍的难以控制姿势的失调型和手足徐动型患儿。其主要方法有:

a.加压或负重:治疗者一边施加压迫,一边配合抵抗或单独使用体重负荷,以对患者的躯干和四肢进行自动调整运动为目的。可以在仰卧位、俯卧位、坐位、立位等各种体位下进行。

b.放置及保持:将肢体按要求放在一定的位置上,或让肢体在无帮助的情况下停留在某一位置。肢体的重量可刺激正常姿势反应的反馈,让肌肉对姿势变化自动作出调整。可在仰卧位、俯卧位、坐位、立位等各种姿势下做上肢、下肢各种肢位的变化,目的是提高肌群的收缩力和固有感受器的感受性。

c.拍击:此为刺激固有感受器、体表感受器来提高肌紧张的方法,通过对四肢、躯干进行规则或不规则的拍击而达到让肌肉紧张的目的,是为了让患者能自动地保持肢位的促通手法。

d.抑制性拍击:叩击刺激固有感受器和体表感受器而使颈部、躯干部、四肢的肌张力增大,目的是使拮抗肌活化。

e.压迫性拍击:同时拍敲主动肌、拮抗肌、协同肌,目的是使姿势紧张度增大。

f.交互拍击:为了让患儿能很好地保持中间位情况,可对足徐动型、失调型患儿做交互拍击,目的是为了促进痉挛型儿童的平衡反应。

g.搓擦性叩拍:对特定的肌肉及其皮肤给予强力的刺激,以增高主动肌和协同肌的活性。

应用 Bobath 易化技术时需注意两点:①治疗师应充分了解人类正常的运动模式及各种日常活动的组成要素,只有这样才能有效地组织分离运动训练。②治疗师应避免反复大量的被动活动练习,尽可能地引导患者主动活动,挖掘患者自身的潜力。只有这样,才能让患者实现有意义的随意运动控制。

(八)体育疗法

1.概述

体育疗法(exercise therapy)又称医疗体育,简称体疗,是一种根据伤病的特点,采取体育手段或机体功能练习的方法,以达到预防、治疗和康复伤病目的的疗法。

体育疗法是综合治疗方法中的一个组成部分。它是一种辅助性、支持性的治疗方法。有时,在疾病的恢复期或慢性阶段,体育疗法是主要的治疗手段之一。同其他的治疗方法相比,体育疗法有以下特点:

(1)体育疗法是一种主动疗法,有利于调动患者治病和康复的积极性。有些疾病目前还没有有效的治疗手段,因此患者往往对疾病有一种忧虑恐惧感,有时甚至绝望,对生活和工作失去信心。通过让患者主动参与体育疗法,可增强患者战胜疾病的信心,同时能使患者对疾病有一个更清晰的认识,有利于康复。

(2)体育疗法是一种全身疗法,可增强患者的体质,提高其身体的抵抗力。医疗体育是一门科学,它是根据人体的结构和功能设计的,因而它同解剖学有密切的联系。同时,体育疗法又牵涉到力量的强弱及变化,因而它又同力学及其他自然科学有密切的联系。体育疗法绝不是头痛医头、脚痛医脚,而是作用于全身,通过局部影响全身。它通过增强神经系统的功能,改善血液循环,提高新陈代谢,实现增强体质,提高机体抵抗力的目的。

(3)体育疗法是一种自然疗法,简便易行。人体的神经和运动系统保证了人的自然功能即运动的正常发挥。运动可以分为特殊场合运动和非特殊场合运动两种。体育疗法不受时间、地点和设备条件的限制,方法简单易学,便于推广,属于非特殊场合运动。而且,由于运动量较小,因此只要采用正确的活动方法,一般不会产生副作用。

2.体育疗法的作用

(1)提高中枢神经系统的调节机能,增强生理防御机制,恢复内在平衡,提高防病治病的能力。

(2)改善血液循环和新陈代谢,加速疾病痊愈,有助于健康的恢复。

(3)维持和恢复机体的正常功能。

(4)发展身体的代偿功能,增强机体的免疫防卫系统。

(5)改善人的精神面貌,消除心理障碍等。

3.体育疗法的手段和方法

体育疗法的手段方法很多,基本上可以归纳为以下四大类:

(1)医疗体操:包括各种肢体和躯干运动、呼吸运动、放松运动、矫正运动、协调运动、平衡运动、牵伸练习、本体促进练习、水中运动、拐杖练习等。

(2)医疗性运动:包括走、慢跑、骑自行车、上下楼等周期性运动,游泳、划船等水上运动和各种球类运动(如羽毛球、乒乓球、篮球、足球等)等。

(3)我国传统体疗手段:包括气功、五禽戏、太极拳等。

(4)适应性体育活动:包括特殊教育(盲、聋哑、弱智教育等)、伤残人体育活动、伤残人运动竞赛和残疾人的康复等。

4.体育疗法应遵循的原则

(1)持之以恒:一般要每日或隔日进行,坚持数周、数月甚至数年,才能使疗效逐步累积,达到治疗的目的。

(2)循序渐进:运动量要由小到大,动作要由易到难,使身体逐步适应,并在不断适应的过程中提高机能,促使疾病痊愈。相反,突然的大运动量活动会进一步损害身体机能,加重病情。

(3)个别对待:由于疾病的性质、程度不同,所处的阶段不同,病人的体质、年龄、性别各异,所以运动的方式方法和运动量也应因人而异。

(4)综合治疗:体育疗法与药物、手术或其他物理治疗方法等是互为补充、相辅相成的,因此在应用中必须全面考虑,以便收到更好的效果。

(5)密切观察:在锻炼中要随时进行观察,了解病情变化。出现不良反应后应及时修改锻炼方法和运动量,必要时可由医生定期检查。

二、物理因子疗法

物理因子治疗(physical therapy)技术是一种应用光、电、声、磁、热、冷、水等物理因子作用于人体以提高人体的健康水平,预防和治疗疾病,促进病后机体康复,延缓衰老的治疗方法。

(一)电疗

1.低频电疗法

治疗电流的频率为 0～1000 Hz,具体方法包括直流电疗、直流电药物离子导入、感应电疗、电睡眠疗法、间动电疗、经皮神经电刺激、超刺激电疗、神经肌肉电刺激、功能性电刺激等。

(1)低频电疗的治疗作用为:

①锻炼肌肉:通过刺激神经、肌肉而引起肌肉收缩,达到锻炼肌肉的目的。

②镇痛:通过抑制感觉神经的兴奋性而产生较好的镇痛效果。

③兴奋自主神经:通过兴奋自主神经来调节血管和平滑肌张力。

(2)适应证和禁忌证:

①适应证:各种关节痛、颈肩腰腿痛、伤口痛、足下垂、上肢运动障碍、各种瘫痪、中枢麻痹和脑血管病后遗症。

②禁忌证:皮肤病、妊娠、对电过敏、装有人工心脏起搏器或体内有金属异物。

2.中频电疗法

治疗电流的频率为 1～100 kHz,包括等幅正弦中频电疗、调制中频电疗、干扰电疗、音乐电疗等方法,其治疗作用主要有镇痛、促进局部血液循环、非特异性消炎、软化瘢痕、松解粘连、调整神经系统功能和锻炼肌肉等。

适应证和禁忌证:

①适应证:瘢痕粘连、肠粘连、肩周炎、肌萎缩、肌痉挛、各种疼痛、周围神经病变、脑血管病后遗症、小儿遗尿症等。

②禁忌证:急性炎症、出血倾向、心脏病、佩戴起搏器等。

3.高频电疗法

治疗电流的频率在 100 kHz 以上,包括达松伐电疗、中波疗法、短波、超短波、分米波、厘米波、毫米波疗法等。

高频电疗的原理是:人体内含有大量离子、胶体粒子等带电物质,这些带电物质在高频电场中会发生快速振荡,偶极子发生急剧旋转或振动,红细胞带电荷颗粒沿电场线分布排列成串球状,从而在组织深部产生内生热和热短效应。因此,高频电疗可以改善血液循环,镇痛解痉,消炎和提高机体免疫能力,促进组织的生长和修复,改善神经系统功能。

适应证和禁忌证:

①适应证:血管闭塞性脉管炎、雷诺病、关节炎、扭挫伤、神经根炎、神经痛、患肢痛、各种炎症、脊髓灰质炎后遗症等。

②禁忌证:出血倾向、心脏病、活动性肺结核、恶性肿瘤、佩戴心脏起搏器或体内有金属异物、感知觉障碍等。

(二)光疗

1.红外线疗法

红外线是人肉眼看不见的光线,波长较红光长,一般为 $0.76\sim15\ \mu m$。医疗用红外线分为短波红外线($0.76\sim1.5\ \mu m$)和长波红外线($1.5\sim15\ \mu m$)两种。应用红外线治疗疾病的方法称为红外线疗法。

(1)由于红外线的波长较长,能量低,被组织吸收后引起分子或原子运动加速,从而产生热量,使组织升温,所以,红外线的生物效应是热效应。在热效应的作用下,红外线疗法具有的临床治疗作用是:

①改善局部血液循环:受照射部位温度升高,毛细血管扩张,血流加速,局部血液循环得以改善。

②促进局部消肿和渗出物的吸收:主要是局部血液循环得到改善后的继续效应,血流加速后可使局部渗出物引流通畅,减轻肿胀程度。

③加强组织细胞活力及再生能力:由于血液循环加速,因此新陈代谢旺盛,营养增加,组织细胞的再生与修复加速。

④镇痛、镇静、减轻肌张力:降低神经末梢的兴奋性而实现镇痛效果,此外,由于可使骨骼肌兴奋性降低,牵张反射减弱,因此还具有镇静和减弱肌张力的作用。

(2)适应证和禁忌证:

①适应证:亚急性或慢性软组织损伤、扭伤、肌肉劳损;各部位关节痛或慢性关节炎;浅表神经炎和神经痛;周围血液循环障碍、静脉炎、雷诺病、冻疮、血管闭塞性脉管炎;关节功能障碍(做运动治疗前)。

②禁忌证:出血倾向、高热、活动性肺结核、严重动脉硬化。

2.可见光疗法

可见光就是人肉眼能看到的光线,波长为 $400\sim760\ nm$,主要包括红、橙、黄、绿、青、蓝、紫七种单色光。应用可见光治疗疾病的方法称为可见光疗法。可见光疗法使用的光主要包括红光、蓝光、蓝紫光,此外还有多光谱疗法。

(1)可见光疗法主要是通过减少人体内胆红素的含量而发挥作用的。核黄疸是由于血液中间接胆红素过高引发大脑功能受损而导致的一种疾病,过高的胆红素会导致肝细胞和脑细胞功能受到抑制。胆红素吸收蓝紫光后,一部分变为无毒的胆红素,另一部分变为水溶性低分子物质从尿中排出,最后使血液中胆红素浓度降低。

(2)适应证和禁忌证:

①适应证:核黄疸、佝偻病、皮肤病、季节性抑郁症、户外活动少的人。

②禁忌证:对日光过敏者。

3.紫外线疗法

紫外线是光谱中位于紫光之外、波长短于紫光的不可见光线,波长为180～400 nm。据紫外线的生物学特点,可分为长波紫外线(UVA)、中波紫外线(UVB)和短波紫外线(UVC)三种,各段的波长分别为320～400 nm、280～320 nm和180～280 nm。应用紫外线治疗疾病的方法称为紫外线疗法。

(1)紫外线疗法治疗的作用:

①杀菌:破坏细菌体内的核酸和蛋白质,使DNA失去正常功能。

②消炎:浅层组织感染时,紫外线可以直接杀死细菌,同时加强免疫功能。

③促进局部血流循环:引起血管扩张,使血液循环加快。

④止痛:对较大面积的皮肤进行紫外线红斑量照射可形成很强的优势兴奋灶,同时抑制旧的兴奋灶,能提高疼痛阈,从而达到止痛的目的。

⑤加速组织再生,促进伤口愈合。

⑥脱敏作用:用紫外线对人体进行多次红斑量照射能刺激组胺酶的生成,可用于中和、分解血液中过量的组胺,从而起到脱敏的作用。

(2)适应证和禁忌证:

①适应证:各种感染性炎症、静脉炎、肋软骨炎、营养不良性溃疡、神经炎、神经痛、佝偻病、骨折等。

②禁忌证:活动性肺结核、肿瘤、光敏性皮炎、甲亢、肾功能不全、出血倾向等。

4.激光疗法

激光是指在原子、分子体系内,通过受激辐射放大而发出的光。应用激光治疗疾病的方法称为激光疗法。

(1)激光疗法的治疗作用包括:

①热效应:温度升高可使细胞内酶失活和蛋白变性,使细胞组织受损,发生凝固、碳化和气化。

②光压作用和压力效应:激光聚集后具有极大的功率密度,会产生很大的辐射压力,造成组织膨胀,结构改变。

③光效应:人体吸收激光的能量后可产生自由基,从而引起组织分解和电解效应。

④电磁效应:激光是很强的电磁波,可产生强大的磁场,具有消炎、止痛、止血、扩血管、加速红细胞生成和伤口愈合的作用。

(2)适应证和禁忌证:

①适应证:哮喘、胃肠功能失调、神经性头痛、关节炎、慢性溃疡、高血压等。

②禁忌证:光照性皮肤病、系统性红斑狼疮等。

(三)超声波疗法

超声波是指频率在 20 kHz 以上,不能引起正常人听觉反应的机械振动波。应用超声波作用于人体以达到治疗疾病目的的方法称为超声波疗法。

1.治疗作用

(1)软化、消除瘢痕和松解组织粘连:超声波能使结缔组织胶原纤维束分散,抑制其增生。

(2)解痉和镇痛:超声波刺激神经后可使其兴奋性降低,传导速度减慢,肌肉组织兴奋性降低,肌张力下降,而出现解痉和镇痛作用。

(3)消炎、消肿:超声波的热效应能改善局部血液循环,促进组织对渗出物的吸收。

(4)促进骨愈合:超声波能使骨膜、软骨和骨髓的局部温度升高,血流量增加,故可加速骨折修复过程,促进骨的愈合。

(5)对器官的影响:小剂量能使冠状动脉扩张,改善心肌供血;中剂量能促进胃肠蠕动和分泌功能。

(6)治疗肿瘤:大剂量、多声头聚焦可使局部组织产生高温以杀伤肿瘤细胞。

2.适应证和禁忌证

(1)适应证:各种神经炎、神经痛、患肢痛、肩周炎、扭挫伤、注射后硬结、血肿、带状疱疹、硬皮病、强直性脊柱炎、骨折延迟愈合、脑出血、脑血栓、冠心病等。

(2)禁忌证:高热、活动性肺结核、严重心脏病和肿瘤、出血性疾病、消化道溃疡患者慎用,小儿骨骺、头、眼、甲状腺、肝脏和生殖器、孕妇腹部等部位要慎用。

(四)磁场疗法

应用磁场作用于机体、经络穴位治疗疾病的方法称为磁场疗法,主要包括恒动磁、脉动磁、交变磁治疗等方法。

1.治疗作用

(1)消炎、消肿作用:磁场能改善血运,从而促进渗出液的吸收及炎性产物的排除,并能提高机体免制力,抑制致病菌,因而有利于炎症的消散与水肿的消除。

(2)镇痛作用:磁场可降低末梢神经的兴奋性,阻滞感觉神经的传导,提高痛阈;血运改善可使致痛介质被移除;提高某些致痛介质水解酶的活性,使致痛介质转化;缓解肌肉痉挛。

(3)中枢作用:磁场能抑制中枢神经兴奋性,改善睡眠,调整自主神经功能。

(4)降压作用:磁场能降低血管紧张度和血液黏度,改善微循环,降低外周阻力,使血压下降。

(5)软化瘢痕与松解粘连:磁场能抑制成纤维细胞生长及纤维化,可使瘢痕由硬变软,颜色变浅。

(6)对肿瘤的作用:磁场强度达到一定阈值时,对肿瘤细胞有抑制、退化和变性的作用,其机制主要是抑制肿瘤细胞中脱氧核糖核酸(DNA)的合成,故强磁场可用于治疗肿瘤。

(7)磁处理水的溶石、排石作用:经研究发现,磁处理水溶解碳酸盐结石的能力是自来水的 1.5~2 倍,因此其可使原来较松软的结石破碎,使原来较坚硬的大块结石变小。

2.适应证和禁忌证

(1)适应证:软组织损伤、软组织炎症、关节炎、神经痛、乳腺小叶增生、腰背肌筋膜炎、胃肠功能紊乱、溃疡病、支气管哮喘、胆石症、网球肘、肋软骨炎、颞颌关节炎、高血压、面肌抽搐、痛经等。

(2)禁忌证:出血倾向、皮肤溃疡、高热、孕妇、心力衰竭、恶性肿瘤晚期及恶病质患者、植入心脏起搏器者。

(五)冷冻疗法

冷冻疗法分冷疗法和低温疗法两种:

1.冷疗法

冷疗法是指应用比人体体温低的物理因子(如冷水、冰块等)刺激机体治疗疾病的方法。

(1)治疗作用

①解痉、镇痛:冷疗可以降低肌肉的兴奋性,具有解痉作用;通过使末梢神经感受性下降和感觉神经传导速度减慢而产生镇痛作用。

②减轻或防止渗出:冷疗可使皮肤小血管收缩,血流减慢,毛细血管渗透性改变,局部渗出减少,有利于损伤组织的修复。

③降低局部组织代谢:这是因为局部血液循环减弱,神经反应降低,肌肉收缩减弱之故。

④对全身的影响:瞬间冷刺激可使神经兴奋,较长时间的冷刺激可使神经受

到抑制,传导速度减慢,细胞代谢降低,血管收缩,肌肉舒缩速度下降。

(2)适应证和禁忌证:

①适应证:软组织急性创伤、蚊虫咬伤(24小时内)、急性烧伤、化脓性炎症(浸润早期)、高热、中暑、下肢痉挛等。

②禁忌证:动脉栓塞、雷诺病、系统性红斑狼疮、脉管炎、动脉硬化、局部循环障碍、皮肤感觉障碍、对冷过敏等。老人、婴幼儿、恶病质者慎用。

2.低温疗法

低温疗法是指应用制冷物质或冷冻器械产生的低温作用于机体以治疗疾病的方法。

(六)传导热疗法

1.石蜡疗法

利用加热的石蜡为温热介质,将热传导至机体达到治疗目的的方法称为石蜡疗法。

2.湿热袋敷疗法

湿热袋敷疗法属于热敷的一种,是通过传导方式将湿热袋的热量和水蒸汽作用于治疗部位以治疗疾病的方法。由于该疗法具有良好的保温和深层热疗作用,因此尤其适用于缓解慢性疼痛性疾病。

3.热气流疗法

利用强烈的干燥热气流作用于治疗部位或全身的热疗方法称为热气流疗法,也称为干热空气疗法。其特点是不含水分,因此患者更易耐受高温治疗。

传导热疗法的适应证和禁忌证:

①适应证:扭挫伤、肌肉劳损、关节功能障碍、关节强直、关节炎、瘢痕、挛缩、手术后粘连、冻疮。

②禁忌证:出血倾向、传染性皮肤病、婴儿、恶性肿瘤、活动性肺结核。

(七)水浴疗法

利用水的物理化学特性,以不同的治疗方式作用于人体,达到预防和治疗疾病目的的方法称为水浴疗法。具体包括浸浴、漩涡浴、蝶形槽浴、对比浴等方法。水疗法的作用机制包括:

1.温度作用

不同的水温对不同的病理现象有不同的治疗作用:冷水的刺激能引起神经活动先兴奋后抑制,使新陈代谢水平降低而有镇痛、消肿和解痉作用;温热水刺激可引起神经兴奋性降低,可以缓解疼痛、痉挛,使肌肉松弛,促进血液循环,加速新陈代谢。

2.机械作用

浮力作用可使骨折、褥疮等患处压力减少并让患者开始早期活动;关节强直、肌无力患者可以借助浮力进行功能训练。

3.水流冲击作用

水流冲击作用是指利用特殊设备将2～3个大气压的定向水流射向人体,引起神经兴奋、血管扩张。

4.静压力作用

该作用可以压迫体表的血管、淋巴管,引起体液的重新分配,有利于减轻下肢肿胀;压迫胸廓和腹部使呼吸受到一定限制,患者必须用力呼吸进行代偿,从而加强患者的呼吸运动和气体交换。

5.化学作用

根据治疗的需要,在水中加入各种矿物质、药物或气体,使机体获得特殊的化学治疗效果。

(八)其他疗法

1.生物反馈疗法

应用电子技术,将人在一般情况下感觉不到的肌电、皮肤温度、血压、心率、脑电等体内不随意生理活动转变为视听信号,通过学习和训练使患者对体内非随意生理活动进行自我调节控制,改变异常活动并治疗疾病的方法称为生物反馈疗法,也称电子生物反馈疗法。

2.压力疗法

压力疗法是指对肢体施加压力,以改善肢体血液循环或脏器的血流量,从而纠正相关组织器官缺血、缺氧症状的治疗方法。常用的为肢体加压疗法。

3.冲击波疗法

冲击波疗法是指应用冲击波治疗仪发出的冲击波作用于治疗部位,造成不同密度组织之间产生能量梯度差及扭拉力,达到治疗目的的一种理疗方法。

（周志鹏　王朝晖）

第二节　作业疗法

一、概述

作业疗法（occupational therapy，OT）是 1914 年由美国医生 George Edward Barton 提出的一种治疗方法。在早期,作业疗法在某种程度上可以理解为利用劳动来治疗,它不仅是让患者从事与其职业相关的劳动,而且还包括利用游戏、运动、手工艺等来使用肌肉和脑,从而对患者的健康产生影响。劳动、运动和娱乐是治疗手段,它们构成了作业疗法的基础。后来,随着康复医学的进步,作业疗法的内涵也在不断地发展完善。1994 年,世界作业疗法师联合会对作业疗法修订后的最新定义是:作业疗法是让人们通过具有某种目的性的作业和活动,来促进其健康生活的一种保健专业。作业疗法的目的是使患者最大限度地改善与提高生活自理、工作及休闲娱乐等日常生活能力,提高患者的生活质量,回归家庭与社会。作业疗法最重要的一点是在作业治疗过程中要求患者主动参与。从事作业疗法的专业技术人员即为作业治疗师(occupational therapist,OT)。

作业疗法要根据不同患者的具体情况,选择对其躯体、心理和社会交往能力有治疗作用的、适合患者个人的作业活动。所选作业活动应符合患者的兴趣,让患者自觉参加,同时治疗师为患者提供必要的帮助和指导。另外,在选择作业活动时要考虑到患者的文化背景、生活和工作环境、条件等因素。而且,经过一定时间的治疗、训练后,治疗师需要对治疗对象重新进行进一步的检查和评定,以确认所选择的治疗项目对治疗对象是否有效,并及时作出有关的治疗调整,确保治疗效果。

(一)作业疗法的作用和意义

由于其先天或者后天不良因素的影响,特殊儿童在身心发育、生活生存技能、职业技能的获得等方面与正常儿童相比存在着较大的差异,因此作业治疗是弥补其自身不足的一个有效途径。其作用和意义包括以下四点:

1. 提高对动作的控制能力

作业治疗可以有效地增强儿童手的灵活性及眼和手的协调性,提高儿童对动作的控制能力,改善其日常生活能力。

2. 获得生活技能,提高生活质量

作业治疗是具有生产性质的活动,可以发展特殊儿童与生活密切相关的多种能力,如生活自理能力、工作技能、对外界环境的适应力和影响力、休闲娱乐技能和社交能力,有利于提高特殊儿童的健康水平和生活质量。

3. 充分展示儿童的创造力

一些生活活动技能的获得,对正常儿童而言可能是轻而易举的,但对特殊儿童来说就可能是一项创造性的活动。通过作业治疗,治疗师可以帮助特殊儿童跨越一个个生活障碍,充分发挥儿童的创造力。

4. 客观评估自我

通过丰富的作业活动实践,特殊儿童可以亲身体会到自己的机能状态,从实践中发现自己所能做到的和所不能做到的。

(二)作业疗法的特点

作业疗法大多属于主动治疗的范畴,有利于调动患儿治疗的主动性和积极性。其特点包括:

1.治疗内容与现实生活活动密切相关

作业活动的内容源于生活,各种活动就是生活本身,是一个人进行基本生活所必需的活动。

2.治疗形式有较强的适应性

作业疗法形式多样,生动直观,操作规程大多不复杂,条件限制不严格,可以满足各类特殊儿童多层次的康复需要。

3.治疗过程要求患儿主动参与

特殊儿童在作业治疗中主动参与的成分更多,比如用黏土进行模仿雕塑的作业活动,治疗者只需作简单的说明或示范即可,整个作业过程可以完全由儿童自己来完成,以最大限度地展现自我。

4.作业结果具有激励作用

作业活动往往能让参与者及时看到其作业的成果,进而从中获得成就感。有的成果会成为具有使用价值的产品,比如一件精致的手工艺品就是一件商品,是残障者职业发展和社会化的载体。

二、作业疗法与物理疗法的关系

(一)共同的治疗目的

1.首选物理疗法

物理疗法是利用物理因素和运动进行治疗,而作业疗法是利用材料、工具、器械作业进行治疗,两者在治疗目的上有许多是共通的。以恢复上肢肌力为目的的康复治疗举例如下:在瘫痪程度较严重、不能使用工具的阶段,应以物理疗法为首选。如肌力为0级时,可利用物理疗法的功能再训练,以低频电刺激进行被动运动,以治疗师的徒手被动运动等防止患者肌肉变形及进行肌力增强训练。当肌力达3级时,可考虑使用各种辅助装置(自助具,工具柄的改造,器械上安装吊带、弹簧)在作业台上进行作业治疗。总之,在发病初期瘫痪严重的情况下,物理疗法易于施行;恢复到一定程度后,作业治疗亦可使肌力增强。

2.作业治疗

物理治疗熟练后,应实施作业治疗,原因在于:

(1)引起患者的兴趣:同样的动作,如以物理疗法进行,则枯燥无味,作业疗法则能引起患者的兴趣。例如,患者为脊椎压缩性骨折,仅遗留有腰痛。为改善其腹肌、背肌肌力及脊柱活动范围,应进行躯干的前后屈曲运动。若按照物理治疗师喊口令进行的背部肌肉抗阻运动会很枯燥无味,毫无趣味可言,很难长时间维持。但如果进行作业治疗(如锯断木材),这种活动虽然也很单调,但切断木材是一种工作,因此显得较有趣味性。如能利用此木材,由患者亲自再加工制成新的物品(系统的活动),则会更加有趣。在物理疗法上是单调的重复运动,在作业治疗上却成了有趣的工作。具有转换心情、激发劳动热情的作业治疗是物理疗法所无法代替的,并且在不知不觉中也培养了患者对劳动的耐久力。

(2)有助于回归岗位的判定:判定患者症状稳定后是否能回归原来的工作岗位,这是全国所有的医院、所有的临床科室每天都在进行的工作。康复设施所做的不过是以作业治疗进行恢复身体能力的实验。一般来说,就业身体能力实验能更正确、更详细地判定,这也是以改善社会功能为目的、作为评价的作业治疗的特征之一。与此有关的以保护性生产为目的的作业治疗也有助于判定患者是否可以重新回归岗位。

(3)有助于改善患者的行为模式,预防过早衰老:日本某专家对脑卒中住院患者的生活时间结构进行调查后发现,社会的生活实践减少、睡眠减少等可使患者出现早期衰老及退化,这提示通过有组织地调整环境是可以改善这种行为模式的。这种情况见于日本全国各医院,并且不仅限于脑卒中患者。如果对精神科的日间医护(day care)及肾透析的夜间医护(night care)以作业治疗作为一种"鼓励措施"(supporting measure),就能发挥调整、改善身体功能及心理功能的作用。

(4)对失用、失认症的评价及治疗:高层次的大脑功能障碍(如失用、失认障碍等)的恢复是康复的重要内容之一。在治疗上,作业疗法将发挥很大的作用,在心理治疗方面也将成为治疗的重点。

(二)治疗程序的区别

既往人们认为:腰部以上的残疾用作业疗法,腰部以下的残疾用物理疗法。日本康复专家镰仓指出,无论物理疗法还是作业疗法,均应着重探讨"对何种残疾用何种治疗方法、指导方法如何为有效"等问题,即:要对此具体实际问题作出研究、探讨,才是正确的方向。物理疗法与作业疗法在日常的治疗中是相重叠的,应将两者向综合或相互渗透的方向发展。无作业治疗的医院,要将上肢恢复纳入物理疗法之中,作业疗法也要深入到物理疗法的领域之内。对"患者最希望得到综合的治疗"这一观点,治疗师是不应忘记或忽视的。

三、作业疗法的治疗方法

1.肌力增强训练

作业疗法中的肌力增强训练包括两部分:健侧肌群训练和患侧肌群训练。针对患侧,主要是进行残存肌力的强化训练,达到改善、提高肌力的目的。针对健侧,则是通过训练使之超过原有的正常肌力,以提高代偿能力。在肌力增强训练中应遵循以下原则:

(1)肌力为1级或0级时,只进行被动活动。

(2)肌力2级时进行辅助主动运动或利用支具辅助运动。

(3)肌力3级或以上时应完全进行主动运动。

(4)肌力达到4~5级时,除主动运动外,还可根据情况提供抗阻运动。在作业疗法治疗中,治疗师可利用作业活动或对作业活动进行改造设计出不同的抗阻提式,如利用木工、铜板、沙磨板等作业活动为患者提供抗阻、抗重力的主动运动训练。

2.维持和扩大关节活动度的训练

作业疗法强调早期康复的重要性,即在早期就注意患者体位的变换、良好肢位的保持以及关节的被动运动,从而达到防止关节周围肌肉挛缩的目的。根据作业疗法的特点,治疗师可以设计一些患者感兴趣的作业活动,一方面使患者有兴趣,可产生成功感,另一方面不但可使关节在可动关节活动范围内得到训练,而且还能不断扩大关节的活动范围,以达到维持和扩大关节活动度的要求。常见的作业活动,如利用桌面推动滚筒运动或木钉盘的摆放运动,利用两块木钉板摆放的距离远近、位置不同进行水平面的、立体的或躯干双侧对称的运动等都可以使患者的关节活动范围逐渐扩大。

3.改善协调和灵巧度的训练

治疗师常利用锯木或打磨平板等作业活动来强化患者上肢粗大运动的协调功能,也可让患者进行编纺或利用蛋壳进行镶嵌作业活动,最后制成漂亮的作品等进行灵巧度的训练。根据患者情况的不同,治疗师应调节作业平台的角度及轮椅的位置;还应选择不同型号、不同把柄的磨具,以适应不同患者的需要。

4.平衡训练

利用套圈、抛沙包等作业活动可进行平衡功能训练;利用平衡板进行平衡训练时,患者站立的姿势可进行如下变化:双脚前后位、双脚左右位(分开)、双脚并拢等,甚至于在平衡板上进行慢速步行。

5.增强全身耐力训练

作业疗法的训练原则为少负荷、多重复。根据患者的个人状况、兴趣,治疗师应安排较容易、简单或较难、复杂的作业活动,以达到提高患者全身耐力的目的。

6.上肢功能训练

偏瘫患者患侧肩关节常出现下降、后缩,甚至脱位,从而导致肩关节的控制能力降低,不能外展、前屈。因此,患者常以过度的肩部上抬或用躯干侧弯加以代偿。早期开始患侧上肢的功能训练可防止上述情况的发生和发展,防止发生肩痛和肩关节挛缩,同时诱发患侧上肢分离运动尽早出现。常用的训练方法有抑制痉挛模式的训练,改善肩关节半脱位、增强肩关节控制能力的训练,上肢分离运动强化训练以及缓解肩关节疼痛的训练等。

7.认知与知觉障碍的改善训练

治疗师通过增加活动的复杂程度来改善患者的认知和知觉功能,主要包括对注意障碍、转移注意和分离注意的训练等。

8.日常生活活动训练

日常生活活动训练是非常重要的康复训练内容之一,它可以使患者重新建立起生活信心,积极投入到康复治疗中。训练原则从让患者获得最简单的生活能力开始。日常生活活动能力的水平也是判断患者康复及回归社会程度的重要因素。因此,日常生活活动训练绝不是可有可无的,康复医务工作者必须对其予以足够的重视。提高患者的日常生活活动能力也是作业疗法的一个主要工作内容。

四、儿童作业疗法特点

儿童作业疗法是针对儿童时期发生的障碍所进行的作业治疗。它与成年障碍者的作业疗法有所不同:儿童障碍除了由疾病、外伤引起的之外,剩下的多是由于发育障碍所致。发育障碍(developmental disabilities)是指精神迟滞、孤独症、学习障碍、脑瘫、癫痫、退行性神经肌肉病变及重度身心障碍等在发育时期引起的障碍。由于儿童在身体结构、生理、心理、社会行为等方面尚未发育成熟,且随着年龄的变化不断发生改变,因此针对儿童疾患的作业疗法应以活动为手段,目的是恢复、维持或重新开发因病残而丧失的功能。当功能恢复无望时,则应设计、制作并提供相应的辅助器具来帮助患者代偿。儿童作业疗法有以下特点:

(一)治疗与游戏、教育相结合

病残对儿童的影响是多方面的。一方面,患儿存在身体障碍;另一方面,由于其正处于生长发育阶段,因此病残对患儿的影响表现得更为复杂,范围更广,持续时间更长。但同时,处在生长发育阶段的儿童身体和心理的可塑性也很大。对于处在发育过程中的儿童,在未能完全学会某种能力时,所需要的是"致能"

(habilitation)而不是"康复"(rehabilitation)。因此,治疗师应最大限度地挖掘他们的各项潜能,促进其身心发育。

对病残儿童的治疗与教育应遵循"早期干预、同时进行"的原则,以防止继发性残疾、减轻儿童的残疾程度为目标,使病残儿童及其家庭都能充分发挥功能。这样可以让患儿不会因治疗延迟受教育而影响全面康复。治疗与教育都离不开患儿的主动参与和积极配合,因此治疗师要使治疗和教育活动充满趣味性和娱乐性。另外,为了促进患儿的训练与教育,还应充分利用集体活动这一形式来增强患儿的自信心与活动的兴趣,发展其社交技能,促进其身心的发展。

游戏是儿童的天性,是儿童时期一项重要的日常活动,是儿童生长发育中不可缺少的重要组成部分。游戏可以激发患儿的积极性,使之主动参与到治疗活动中去。在游戏中,重复的活动能改善患儿的粗大和精细运动能力,而复杂的运动能改善患儿运动的协调能力,培养其逻辑思维能力。通过游戏,儿童可产生自我感和内在的稳定性,并对周围环境的一致与恒定产生信任感,这种信任感是自我认同的基础。通过游戏,可以使患儿学会控制自己的情绪,培养其对环境的适应能力。游戏介于纯粹教育与真实生活之间,有利于患儿将所学的技能转移应用到实际生活之中。游戏是一种充满乐趣的活动,具有高度的可重复性,有利于对儿童所学技能进行强化训练和巩固。游戏需要儿童调动自己的各种感官来参与,有利于儿童感觉功能的整合。因此,在治疗过程中,治疗师应充分发挥游戏的作用,将游戏融入治疗中。

各年龄阶段儿童的游戏特征为:

(1)16周:这个时期的小儿清醒后身体不停地动,可以抓物体,喜欢玩颜色亮丽的玩具。

(2)28周:这时期的小儿可用手和脚玩,比较活跃,可以玩纸、柔软的橡胶玩具等。

(3)40周:发声是这个时期小儿的主要活动。小儿可发出2个音节的声音,喜欢用嘴唇制造高调声音,身体周围能触到的东西都可以玩、咀嚼。

(4)12个月:小儿可以站立、离开床,进行的活动大部分是粗大运动,比如玩大的玩具、在箱子里玩等。

(5)15个月:小儿不喜在一个场所长时间逗留,会频繁地换地点。喜欢的玩具有球、勺、杯子、盒子等,喜欢投球后追球,累时会把玩具从玩的场所扔出去。

(6)18个月:这个时期游戏成功与否与小儿对玩具的兴趣有关。小儿喜欢活动、进行各种攀登,因此家具必须稳固,游戏场所要远离摆放家具的区域。这一时期的小儿比较喜欢布娃娃、积木、打击性玩具、涂颜色等,但要避免不适合一个人玩的玩具。

(7)21个月:这个时期的小儿开始注意周围的人,游戏的时间增多,一个人的游戏时间变短,喜欢打电话、投圈等。

(8)2岁:小儿玩的时间延长,喜欢能动的、能旋转的玩具(如小汽车等能转动的玩具、积木等能相互组合的玩具),喂动物吃饭,乘汽车等。

(9)2岁半:小儿游戏的同时开口说话。玩具与2岁时基本相同,但更喜欢布娃娃;可开始绘简单的图画,独占意识增强。注意不要让其单独使用剪刀等。

(10)3岁:这个时期小儿一个人的游戏时间增长,有一定的想象力,喜欢玩大的积木,绘画能力增强,可以骑三轮车玩。

(11)4岁:这个时期小儿喜欢与他人一起玩耍,可以玩各种玩具,可骑自行车,喜欢听到表扬。

(12)5岁:这个时期小儿喜欢作业活动,依靠各种道具完成初期的游戏活动。治疗师可用投球等活动提高小儿肌肉的力量和灵巧性;还可训练小儿用剪刀剪纸片、绘5~8幅画等以提高其想象力、创造力;通过家庭游戏、农场游戏、玩具电话等促进小儿模仿能力的发育;利用钓鱼游戏等促进其社会性发育。

(13)6~10岁:可通过体操用具、球、户外活动、弓箭等促进儿童肌力和灵巧性的发育;用折纸、复杂的积木、12幅以上的绘画等提高其想象力、创造力;通过各种商店活动、更换娃娃衣服等促进其模仿能力;利用乒乓球等促进其社交能力。

(14)10~13岁:这个时期的儿童主要局限在喜欢的游戏上,喜欢俱乐部游戏和个人竞走活动,喜欢运动竞技。由于小儿已获得了进行复杂技术的能力,因此其开始倾向使用刺激新思维和增长知识的道具。通过自行车、网球、投球等户外体育活动增强其肌力和灵巧性;利用飞机模型、船模型、复杂的绘画提高其想象力、创造力;用复杂的娃娃游戏、更换衣服等提高其模仿能力;通过体育运动会等促进其社交能力;利用集邮、摄影等培养其特殊的兴趣。

(二)治疗中要求家属参与

进行作业治疗时应充分调动患儿家长参与的积极性,因为家庭的参与对患儿的治疗、恢复起着十分重要的作用。父母与患儿接触的时间最长,对孩子最了解,也是患儿最亲近、最信赖的人。而且,父母可以不受时间和空间的限制对孩子开展一对一的辅导,起到强化治疗的作用。因此,治疗师应与患儿的家长建立良好的沟通关系,与家长分享有关信息,让其父母参与到治疗计划的制订中,尊重他们的意见,并向家长提供安排家庭活动和管理孩子行为的建议。

(三)重点康复辅助器具的设计应注重儿童发育的特点

患儿可以借助自助具或矫形器的支持和辅助以限制异常活动,维持功能性姿势,预防或矫正畸形。但治疗师在选用和设计辅助器具时,应充分考虑儿童生长发育的动态特点和使用环境,尽可能使其结构简单,无须额外消耗体力,且不应使儿童过度依赖辅助器具。

(周志鹏　王朝晖)

第三节　言语治疗

一、概述

1.定义

言语治疗(speech therapy,ST)是指对声音功能、言语功能、高级神经机能和听觉功能等交流功能有障碍的人(包括其家属及其周围的人)进行发声训练、构音训练、言语训练、吞咽训练和听觉能力训练,为他们提供帮助、检查、指导的一种治疗方法。这种工作还包括所必要的辅助器具的装配及其对身体的适应性调节等。广义上讲,言语治疗也包含对发声功能、言语功能、听觉功能等有关障碍的预防,障碍的早期发现,慢性期的功能维持等。

言语障碍包括失语症、构音障碍、儿童语言发育迟缓、发声障碍和口吃等。从事言语治疗专业的人员称为言语治疗师。他们的职责是对有言语障碍的患者进行针对性的检查、评价,从而判断出他们的障碍种类、严重程度、所处的水平阶段,然后制订出相应的训练计划,实施一对一治疗或小组治疗、集体训练,从而使患者的障碍程度减轻或好转,提高其与他人交流的能力,使患者的生活质量得到改善,能够重新回归家庭和社会。

2.工作流程(见图 3-3)

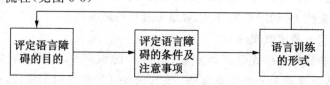

图 3-3　言语治疗的流程

(1)评定语言障碍的目的:获得患者的客观资料,如患者有无言语语言障碍,障碍的种类,严重程度,语言障碍的预后情况以及是否适合进行语言治疗等;为进一步详查及诊断提供线索和依据;为制订治疗程序及训练计划提供有效的信息;并将所得到的结果写成评价报告,传达给医师以及相关科室的人员。

(2)评定语言障碍的条件及注意事项:一般急性期患者在发病后 1～2 个月临床症状变化较快,且病情不稳定,患者的体力及精神状态均较为低下,此时对患者进行详细言语功能评定较为困难。因此,治疗师可以在床边进行语言症状的问诊、观察,并将问题点与本人、家属或周围的工作人员交流,对看护患者的人员进行指导等。为了避免患者疲劳而影响评定结果,对患者的检查和观察要简单易行。

(3)语言训练的形式:语言训练的形式包括个别训练(即一对一训练)、集体训练、家属指导及患者自习等多种形式。

二、言语治疗的常用方法

1.听力障碍的治疗

(1)利用助听器:训练听力障碍儿童佩戴具有音量自动调节装置、性能好的双耳助听器越早越好。儿童越小对助听器越没有抗拒的现象,越容易通过训练形成习惯。

(2)听力训练:指让儿童辨别各种不同声音的训练。此方法的特点是:通过训练把患儿残余的听力应用在交流与学习上,而不是经过训练使儿童恢复听力。训练目的是培养儿童养成注意倾听声音的习惯,发展辨别声音和语言的能力,养成佩戴助听器、听增幅扩大了的音量的习惯,发展患儿对语言的理解能力。

(3)发音和说话训练:听障儿童不能像普通儿童练习说话那样来学习说话,但通过训练能够学会说话。虽然音调和语速也许没有正常儿童那样流利,但能使别人听懂自己所说的话。通常训练听障儿童说话的方法有:①利用振动与触觉使患者感受说话时产生的振动,从而区别不同的声音、单字和句子。②利用视觉的辅助、肌肉感觉和本体感觉,使患者感觉到嘴、下巴、舌头、唇和喉头等器官的肌肉运动,学习控制说话的能力,控制声音和构音。③利用发音直视装置,学习控制发音的音调、音量。

(4)构音和声音异常的矫治训练:矫治构音障碍的第一步是辨音训练,目的是使儿童从语言中找出构音错误;辨听自己构音错误的音与正确音;对构音错误的音给予正确的听觉刺激,并令儿童观察并模仿构音器官的运动。第二步是构音训练,方法是当儿童学会正确的语音后,就把该音嵌入到句子中,反复练习直到患儿能正确说出相关音的语句且练熟为止。第三步是在儿童学会该音后,再针对性地学习其他语音。听障儿童的构音训练需借助其他的触觉,尤其是针对音质、语调高低和抑扬顿挫的训练。患儿听觉以外的感觉非常难以把握,需要特别耐心地进行练习。

2.失语症的治疗

(1)刺激法:Schuell等(1964年)的"刺激法理论"指出:"感官刺激是使大脑产生复杂事件的唯一方法,所有的证明都指出,在语言形成过程中,听觉刺激是非常重要的。"Duffy(1981年)也指出,Schuell 的理论领域中的声音基础、评价、观察法和行为类型均能帮助刺激理论更加合理化。刺激法是利用强烈、控制和密集的听觉刺激来帮助患者进行语言康复,同时也使用视觉和触觉刺激,并且逐渐地增加刺激的复杂度。当第一关通过后,再进入第二关。

(2)编程学习法:Skinner 强调行为研究,口头操作被他视为是某种或先前情况的口头反应的依赖关系,说话被视为是内在或外在刺激后的条件反应。Skinner 指出:"失用症患者失去了某些控制其行为机能的关系。"治疗的目的就是要恢复其失去的刺激与反应间的关系。这些关系会因时间而改变,这是编程学习法的特色。

(3)促进实用交流能力的训练:目的是使患者最大限度地利用其残存的能力(语言的或非语言的),以确保患者能有效地与周围人发生有意义的联系,尤其是促进其在日常生活中所必需的交流能力。

3.构音障碍的治疗

构音障碍治疗的目的是促进患者发声说话,使其构音器官重新获得运动功能。

(1)治疗原则:针对患者的表现进行治疗,治疗主要是针对异常的语言表现,而不是针对构音障碍的类型。因此,治疗计划的制订应以语言表现为基础,并兼顾各种不同类型构音障碍的特点进行制订。语言的发生受神经和肌肉控制,而身体姿势、肌张力、肌力和运动协调的异常都会影响到语言发生的质量,故治疗可从改变这些状态开始,以促进患者语言能力的改善。

(2)评定注意事项:一般情况下,应按呼吸、喉、腭和腭咽区、舌体、舌尖、唇和下颌运动顺序进行训练。若有特殊情况,应首先分析这些结构和语言产生的关系。治疗应从哪个环节开始以及治疗的先后顺序应该根据构音器官和构音评定的结果而定。构音器官评定后发现的异常部位,便是构音运动训练的出发点。多个部位的运动障碍要从有利于言语产音的几个部位同时开始。随着构音运动的改善,可以开始构音训练。总之,训练应遵循由易到难的规律。对于轻中度患者,训练强调患者自身的主动练习,而重度患者则需要治疗师采用手法辅助治疗。

4.语言发育迟缓的治疗

要根据患儿的语言发育评定结果来制订相应的训练目标、方法和训练内容。训练时注意以下两方面:

(1)在同一阶段内横向扩展:即患儿通过学习已经掌握了某一阶段的内容后,则可以开始学习这一阶段的其他尚未学习的内容,并以此为基础逐渐扩展到本阶段全部的学习内容。例如,在手势符号阶段,如果患儿能够根据"吃"这一声音做出相应的手势,则可以把其他动作的手势表达作为新的学习内容。

（2）向下一阶段水平纵向上升：如果横向扩展训练患儿已经完成并达到训练方案训标，则训练应转向以提高下一个阶段的能力为目标。例如，手势符号的学习已有成效，则可以提高到学习以幼儿语来理解和表达事物的阶段，如用"汪汪"来理解和表达"狗"，把已学会的"吃"这一手势提高到"吃苹果"这一词组的手势表达。语言发育迟缓儿童的训练不是简单的、一个阶段就能完成的，它是一个动态的、持续进行的过程。它不仅需要治疗师、家长同时进行训练和治疗，还需要那些与孩子交往过的人和孩子进行交流、互动，这样才能真正达到训练目的。

5.吞咽障碍的治疗

（1）对患者和家属的健康教育和指导：吞咽障碍的患者会发生许多改变，要对患者及其家属进行健康教育及指导，使他们学会如何预防吞咽障碍的并发症，怎样协助医护人员帮助患者，这对患者的恢复将有所帮助。例如：在训练过程中给予患者支持和鼓励；为患者提供治疗师要求的食物和饮料；鼓励患者小口进食；允许患者有足够的进食时间；在每次进食之前要确信患者前一口食物已经完全吞咽；出现呛咳、窒息立即停止喂食。

（2）吞咽器官运动训练：目的是加强唇、下颌、舌、软腭及声带闭合的运动控制，强化肌群的力量及协调性，从而改善吞咽的生理功能。

（3）感觉促进综合训练：患者在开始吞咽之前给予其各种感觉刺激，触发其吞咽。对于吞咽失用、食物感觉失认、口腔期吞咽延迟起始、口腔感觉降低的患者，通常采用在进食吞咽前增加口腔感觉训练的方法，包括冰刺激训练、舌体辅助运动训练、咀嚼运动训练等。

（4）摄食训练：即进食时采取的措施，包括进食体位和姿势、食物的形态、食团入口位置、食物性状、一口量、进食速度、吞咽辅助手法及进食提醒、进食环境等，并注意进食前后的口腔卫生。

（5）电刺激训练：随着电子技术的发展，颈部电刺激技术已成为治疗吞咽障碍的重要手段，主要包括神经肌肉低频电刺激和肌电生物反馈技术两种训练方法。

（6）其他针对吞咽障碍患者的治疗：除以上所介绍的方法以外，还可以采用球囊扩张术、针灸治疗、利用辅助用具的治疗以及手术治疗等方法。

（周志鹏）

<h2 style="text-align:center">第四节　心理治疗</h2>

一、概述

心理治疗(psychological therapy)是指运用心理学的原则和方法,对患者的认知、情绪、行为等方面的问题进行治疗的过程。其目的在于改变患者身上存在的对健康不利的观念、态度和行为。心理治疗一般可分为分析性心理治疗、认知性心理治疗、支持性心理治疗、行为性心理治疗等,依据方法对象和期限不同可分为个人心理治疗、集体心理治疗、夫妻心理治疗、短期心理治疗和长期心理治疗等。但在实际工作中,上述方法经常混合应用。

心理治疗是针对情绪问题的一种治疗方法,由经过专门训练的人员以慎重的态度与患者建立一种业务性的联系,以消除、矫正和缓和现有的症状,调解和矫正不良的异常行为,建立和谐情绪,促进良好人格的成长和发展。因此,心理治疗者必须符合以下要求:①要有心理学知识,受过心理治疗专门训练。②要有热情的工作态度,善于理解、同情患者。③要有敏锐的观察能力,善于分析问题。④要有健康的心理和态度,保持中立的立场。⑤要有严格的保密观念。

二、特殊儿童心理发展特点

特殊儿童与普通儿童的心理发展既有共性,又有差异。了解特殊儿童心理特点有助于治疗师和家长更好地和他们相处,提高治疗、教育的效果。

1.特殊儿童心理发展的一般性

特殊儿童首先是儿童,其次才是有特殊需要的儿童。无论在生理上还是心理上,特殊儿童和普通儿童都存在很多共性。特殊儿童与普通儿童的共性主要体现在五个方面:

(1)发展历程模式相似。

(2)生理组织结构相似。

(3)心理需求要素相似。

(4)人格结构发展相似。

(5)社会适应内容相似。

特殊儿童正处于生长发育期,随着年龄的增长,其身高、体重、体型、结构、机能等都在自然地生长变化。他们同样也经历了乳儿期、婴儿期、幼儿期、儿童期、少年期、青年期等重要的发育阶段。在青春期,特殊儿童的身体也会发生急剧的变化,性成熟时性别特征明显。在心理方面,特殊儿童同样遵循儿童心理发展的基本规律：

(1)由简单到复杂的发展顺序。特殊儿童的心理发展基本上也是遵循由低级到高级、由简单到复杂的顺序。

(2)环境和教育的共同作用。环境和教育在特殊儿童的心理发展上同样起重要作用。环境和教育提供了特殊儿童心理发展的现实性。如果家长和教师因孩子有残疾而低估了其发展潜力，没有给他们提供适当的教育，那么儿童的心理发展就会受到很大的限制。例如，超常儿童的遗传素质非常优异，但如果教师和家长不提供有助于他们发展的环境和教育，那么其发展的潜在可能性也不会成为现实。

(3)心理需求是心理发展的内因。环境和教育是特殊儿童心理发展的外因，外因只有通过内因才能起作用。特殊儿童的需要有物质方面的，如食物、水、衣服等；也有精神方面的，如学会某种技能，完成一件手工作品，将来找到一份工作等。特殊儿童的新需要与他们已有的心理水平或状态之间的矛盾是特殊儿童心理发展的内因。特殊儿童的新需要与他们已有的心理水平或状态是矛盾的双方，两者既对立又统一。特殊儿童的需要总是在一定的心理水平上产生的。例如，智障儿童的心理水平决定了他们的心理需求较正常儿童相对落后，即使社会环境对他们提出了较高要求，也很难转化为他们内心的需要。反之，某种心理水平的形成也有赖于是否有相应的需要。例如，多动症儿童若不想学习，那么他的知识和技能就不可能达到所期望的水平。因此，对特殊儿童的教育和训练要从实际出发，否则难以取得良好的效果。

2.特殊儿童心理发展的特殊性

特殊儿童与普通儿童之间的差异是客观存在的，主要表现在以下三个方面：

(1)特殊儿童的身心缺陷明显多于普通儿童。大部分特殊儿童都有生理和心理方面的缺陷，这些缺陷妨碍了他们以正常的方式或速度学习和适应，因此其心理发展会产生较多的问题，易引发第二性缺陷——心理障碍。例如，智障儿童的智力有缺陷，他们学习知识和掌握技能比普通儿童晚，起点低，速度慢，所能达到的水平一般也有限。

(2)特殊儿童的个体间差异和个体内差异都明显大于普通儿童。特殊儿童个体之间的差异非常大。个体间差异既包括不同类型的特殊儿童之间的差异，又包括同一类型的特殊儿童之间的差异。例如，超常儿童与智障儿童分别代表了智力水平较高和较低的两类儿童，这两类儿童之间有极大的差异。此外，每个儿童的个体特征也不同。正是由于特殊儿童之间存在着较大的差异，所以，在对其实施心理健康教育之前应该进行归类和具体分析。个体内差异通常是指个体内部各种能力之间的差异。特殊儿童各种能力的发展不平衡，差异特别大。因此,对特殊儿童的心理健康教育要根据其个体特点进行。

(3)特殊儿童的学习和生活适应能力明显弱于普通儿童。特殊儿童往往难以适应学校的教育教学要求,在人际交往和社会活动方面也存在较多困难,需要接受特殊教育和特别辅导。所以,只有根据特殊儿童独特的教育需要设计课程和教材,采取个性化的教学方式,特殊儿童才可能获得最大限度的发展。

三、心理治疗的原则

1.良好的医患关系是心理治疗的基础

治疗人员与患者接触时,必须给患者留下好的印象,否则容易引起病人的反感,不仅治疗很难进行,而且也很难达到预期的心理治疗效果。

2.治疗要以增强患者的信心、缓解和消除负性情绪为首要目的

心理治疗的目的是要消除或缓解患者的心理压力,矫正不良行为,最终帮助患者建立合理的应对环境的策略,学会自己帮助自己。但在治疗初期,应以增强患者战胜疾病和残疾的信心、充分发挥他们的主观能动性为主,这样才能更好地缓解患者的心理紧张和压力,保证临床治疗和康复治疗计划的顺利进行。否则,不仅达不到心理治疗的目的,反而会加重患者的心理负担。

3.无条件的尊重

治疗者应该对康复病人表示深切和真诚的关心,并认为他们是具有建设性潜力的人,不要因为他们身体的功能残缺而忽略对他们的尊重。

4.注意保密

替患者保密是每个心理医生最基本的职业道德和素质。治疗者必须预先向病人声明,并严格遵守与病人的协定,切不可失信于他们。否则不仅会加重患者的心理负担,而且会使他们失去对治疗者的信任。

5.对于敏感问题采取灵活的办法

在康复心理治疗的过程中,治疗者常常会遇到一些比较敏感的问题,如患者会提出“我的病能不能好”“我的病需要多长时间恢复”等问题。对于这些问题,治疗者最好采取比较折中的、灵活的办法,既让患者对恢复有信心,又让治疗过程尽可能地顺其自然。

四、常用的心理治疗方法

1.支持性心理治疗

支持性心理治疗(supportive therapy)是1950年由Thorne创立的,是指医生用治疗性语言(如劝导、启发、鼓励、支持、解释、积极暗示、提供保证等)和改变环境等方法帮助病人表述自己的情感和认识问题,消除疑虑、改善心境、矫正不良行为,增加患者战胜疾病的信心,从而促进其身心康复的过程。

2.认知治疗

认知治疗(cognitive therapy)是根据认知过程影响情感和行为的理论假设,通过认知行为技术来改变病人不良认知的一类心理治疗方法的总称。所谓认知,一般是指认识活动或认识过程,包括信念和信念体系、思维和想象等。认知治疗的基本观点是,认知过程是行为和情感的中介,适应不良的行为和情感与适应不良的认知有关。治疗者的任务就是与病人共同找出这些适应不良的认知,并提供"学习"或训练方法矫正这些认知,使患者的认知更接近现实和实际。

认知心理治疗的方法以理性情绪疗法(rational emotive therapy,RET)最为常用。RET 的关键是由心理学家对患者的不合理信念进行分析、说服和争辩,使不合理信念改变为合理的信念,由此恢复正常的情绪反应和行为后果。该疗法基本分三个阶段:心理诊断阶段、领悟和修通阶段和再教育阶段。

3.行为治疗

行为治疗(behavior therapy)也称条件反射治疗,是一种以行为学习理论为指导,按一定的治疗程序来消除或纠正人们的异常或不良行为的心理治疗方法。它的主要理论基础是巴甫洛夫的经典条件反射原理和斯金纳(Skinner)的操作条件反射理论(强调个体从操作活动中自己获得奖罚)。行为治疗强调,病人的症状(即异常的行为或生理功能)都是个体在其过去的生活历程中,通过条件反射作用即学习过程而固定下来的。因此,可以设计某些特殊的治疗程序,通过条件反射作用的方法来消除或矫正异常的行为或生理功能。行为治疗主要用于治疗患者的焦虑、抑郁、强迫、恐惧情绪和不良行为,治疗时直接针对患者的某一障碍体征和症状(靶问题),帮助他们改善心理生理和行为指标,指导他们学习应对自己不良情绪和行为的技巧,提高他们适应环境和社会交往的能力。

行为疗法的主要种类有:系统脱敏法、厌恶疗法、行为塑造法、代币制疗法、暴露疗法和放松疗法等。

4.催眠治疗

催眠治疗(hypnotherapy)即利用催眠对患者进行心理治疗的方法。从一般意义上来说,催眠治疗是指治疗者运用催眠手段,将患者引入催眠状态,并在这种特殊心理生理状态下,通过治疗者特定的暗示指导语来达到治疗目的的一种心理治疗方法。催眠是人类的一种特殊意识状态,处于催眠状态中的人对暗示性的反应会明显提高,会毫无阻抗地顺从暗示指令。由于人具有这一特性,因此可通过诱导催眠来达到治疗心理疾病的目的。催眠治疗已经是心理治疗中的有效方法之一了。需要特别指出的是,催眠本身并非治疗,确切地说,它仅仅是心理治疗所借助的一种手段或技术。

5.家庭治疗

家庭治疗(family therapy)是指将家庭作为一个整体进行心理治疗的方法。治疗者通过与家庭中全体成员有规律地接触与交谈,促使家庭发生变化,并通过家庭成员影响患者,使其症状减轻或消除。家庭治疗的过程大致分为以下三个阶段:

(1)开始阶段:开始时治疗者应将家庭治疗的性质向家庭成员作简要的解释,说明互相要遵守的原则,以便使治疗工作顺利进行。治疗者在早期要重视与家庭成员建立良好的治疗关系,并共同寻找问题之所在及改善的方向。

(2)中间阶段:治疗者运用各种具体方法,协助家人练习改善患者个人状况及彼此间的关系。在这个阶段,最重要的是要时刻注意家庭对行为关系改变所产生的阻力,适当地调整家庭"系统"的变化与进展,以免有些成员变好时,另一些成员却变得更"坏"。治疗者应协助各位家庭成员平衡地发展。

(3)终结阶段:治疗者帮助家庭成员养成自行审察、改进家庭行为的能力与习惯,并维持已修正的行为。治疗者宜逐渐把家庭的领导权归还给家庭成员,恢复家庭的自然秩序,以便在治疗结束后家庭仍能维持良好的功能,继续发展并趋向成熟。

(周志鹏)

第五节　康复工程

一、康复工程简介

康复工程是工程学在康复医学领域中的应用,它是利用工程学的原理和手段,通过对丧失的运动功能进行代偿或补偿来弥补功能缺陷,使患者能最大限度地实现生活自理和回归社会。康复工程随着工程学、生物力学和材料学科的发展而不断发展,而计算机的发展对康复工程的发展起到了极大的推动作用。改善运动功能的康复工程设备主要有假肢、矫形器、助行器和轮椅等。

二、假肢

(一)假肢的作用
假肢的作用是实现截肢或残缺肢体的功能替代与补偿。

(二)假肢的分类
根据是否具有运动功能,假肢可分为无运动功能的模型假肢和可运动性假肢两类。前者的制作材料为皮革或塑料;后者为不同的机械装置,根据制作材料与制作工艺的不同可分为肌电假肢、电动假肢和机械假肢三类,根据残肢部位的不同可分为上肢假肢和下肢假肢两类。

1.上肢假肢

根据截肢部位和工作原理,上肢假肢可分为肌电全臂假肢、肌电上臂假肢、肌电前臂假肢、电动全臂假肢、电动上臂假肢、电动前臂假肢、机械式全臂假肢、机械式上臂假肢、机械式前臂假肢、气动假肢、声控假肢、美容式假手和工具手及补缺的装置等。常见的上肢假肢有补缺假肢、手掌截肢假肢(假手)、腕关节离断假肢、前臂假肢和上臂假肢等。

2.下肢假肢

从骨盆以下至趾关节以上的截肢部位所安装的假肢,都称为下肢假肢。安装下肢假肢的目的是弥补下肢缺陷,以代替原有的肢体进行支撑和行走。下肢假肢由假足、机械关节、容纳残肢的接受腔和固定悬吊装置等组成。一般按截肢部位命名假肢,如半足假肢、跗骨截肢假肢、踝关节离断假肢、小腿假肢、髌韧带承重假肢、膝关节离断假肢、大腿假肢、髋关节离断假肢、半骨盆切除假肢等;也有用材料来命名(如铝质假肢、皮革假肢)和用结构命名的(如组合式假肢、骨式假肢等)。

(三)假肢装配前后的功能训练

1.上肢截肢后的功能训练

上肢假肢功能的发挥是受残肢控制支配的,截肢的部位和残肢功能是假肢装配后能否发挥作用的关键。因此,截肢后的早期就要注意训练肢体,保证全身健康,防止肌肉萎缩,消除残肢的疼痛、肿胀和关节挛缩畸形、僵硬等并发症,为装配假肢创造条件。训练的重点是保持残存关节的活动范围和增强肌力。例如,掌骨残障患者应训练腕关节活动范围;前臂截肢患者应训练肘关节屈伸和尺桡骨的旋转活动;上臂截肢患者应训练肱二头肌、肱三头肌及肩关节活动范围。安装假肢后,应紧接着进行功能性操作训练和生活、劳动操作训练。

2.下肢假肢装配后的功能训练

下肢假肢装配后,必须学会使用才能发挥其替代功能,因为一旦养成不良步态,再要纠正就比较困难。因此,假肢一旦装好,就要立即开始正确科学的步态训练,训练内容一般包括假肢穿戴、起坐、平行杆行走等。

三、矫形器

矫形器也称辅助器,是一种用于人体某些部位的矫形和预防畸形,治疗骨关节、肌肉、神经系统疾病的器械。矫形器和假肢一样,是矫形外科疾病康复治疗中不可或缺的器械:假肢是用于截肢者,矫形器是用于功能障碍者;假肢起代偿作用,而矫形器则起辅助治疗作用。

(一)矫形器的功能

1.稳定与支持

矫形器可通过限制关节的异常运动来保持肢体的稳定性,或通过稳定关节来恢复肢体的承重能力。

2.固定与矫正

矫形器可通过固定病变的肢体来矫正肢体畸形或防止畸形加重。

3.代偿与助动

矫形器可通过某些装置来代偿失去的功能,使瘫痪的肢体产生运动。

(二)矫形器的分类与命名

根据安装部位的不同,矫形器可分为上肢矫形器、下肢矫形器和脊柱矫形器三大类,其命名目前使用的是美国国家科学院"假肢、矫形器教育委员会"在1972年提出的命名方案。其中上肢矫形器有:手矫形器、腕矫形器、肘腕手矫形器和肩肘腕手矫形器;下肢矫形器有:足矫形器、踝足矫形器、脚踝足矫形器、髋膝踝足矫形器和膝矫形;脊柱矫形器有:颈矫形器、胸腰骶矫形器和腰骶矫形器。

(三)常用矫形器

1.上肢矫形器

上肢矫形器的功能主要是将不稳定的肢体保持在功能位,提供牵引力以防止挛缩,预防或矫正畸形,以及补偿失去的肌力、帮助无力的肢体运动等。

上肢矫形器按功能分为固定性和功能性两大类。前者没有运动装置,用于固定、支持、制动;后者有运动装置,可允许肢体活动,或能控制、帮助肢体运动,促进运动功能的恢复。

常见的上肢矫形器有固定夹板、矫正畸形夹板、动力性夹板和抗痉挛夹板等。

2.下肢矫形器

下肢矫形器的主要功能是支撑体重、辅助或替代肢体的功能、预防和矫正畸形。用于治疗神经肌肉疾病的下肢矫形器包括踝足矫形器、膝踝足矫形器、髋膝踝足矫形器、膝关节矫形器、截瘫支具、髋关节矫形器等。

3.脊柱矫形器

脊柱矫形器的功能是固定病变部位,促进消炎和骨折愈合,限制异常活动,矫正和防止畸形发展,免除局部体重对病变部位的压迫,促进病变愈合,牵引或缓解局部神经受压,保护内部器官。常见的脊柱矫形器有胸腰椎矫形器、中胸椎矫形器、颈椎矫形器和侧弯矫形器等。

四、轮椅

(一)轮椅的种类

轮椅可分为普通轮椅、电动轮椅和特形轮椅。特形轮椅是根据乘坐轮椅患者残存的肢体功能及使用目的从普通轮椅中派生出来的,常用的有站立式轮椅、单侧驱动式轮椅、躺式轮椅、电动式轮椅、竞技用轮椅等。

(二)轮椅的使用

普通轮椅适合下肢伤残、脊髓损伤、颅脑疾患、年老、体弱多病者使用。在选择轮椅时,要考虑到患者的认知功能和上肢功能,以保证患者能够比较熟练地操纵轮椅。

1.打开与收起

打开轮椅时,双手掌分别放在坐位两边的横杆上,同时向下用力即可打开。收起时先将脚踏板翻起,然后双手握住坐垫中央两端,同时向上提拉。

2.患者自己操纵轮椅

向前推时,操纵前先将刹车松开,身体向后坐下,眼看前方,双上肢后伸,稍屈肘,双手紧握轮环的后半部分。推动时,上身前倾,双上肢同时向前推并伸直肘关节,当肘完全伸直后,放开轮环,如此重复进行。一侧肢体功能正常、另一侧功能障碍的患者,以及一侧上下肢骨折的患者等可以利用健侧上下肢同时操纵轮椅,方法是先将健侧脚踏板翻起,健足踏在地上,健手握住手轮。推动时,健足在地上向前踏步,与健手配合,将轮椅向前移动。

上斜坡时,应保持上身前倾,重心前移,其他方法同平地推轮椅。如果上坡时轮椅后倾,很容易发生轮椅后翻事故。

3.轮椅转移(以偏瘫患者为例)

(1)床-轮椅之间的转移

轮椅放在健侧,与床缘成 $30°\sim45°$ 夹角,刹住车轮,移开足托。患者健手握住轮椅外侧扶手站起。站稳后,以健足为转轴缓慢转动身体,使臀部对准椅子后缓慢坐下。

(2)轮椅-床之间的转移

从健侧靠近床,使轮椅与床缘成 $30°\sim45°$ 夹角,刹住车轮,移开足托。患者健手抓住扶手站起。站稳后,健手向前放到床上,以健足为转轴缓慢转动身体,然后坐下。

五、信息交流辅助器具

人类感知周围环境以及进行人际沟通是生活中的重要内容。某些患者或残疾人部分或完全丧失了沟通能力,因此需要辅助恢复或代偿。信息交流辅助器具的应用范围十分广泛,主要适用于听觉、视觉、语言功能障碍者,也有辅助肢体功能障碍者书写、阅读、打电话、安全报警等的辅助器具。

(一)视力残疾人辅助器具

1.盲人手杖

盲人手杖有直盲杖和折叠盲杖两种,多为白色或红白相间,以引起别人的注意。盲杖常带有很强的反光表面,夜间灯照反光明显,可保障盲人走路的安全。

2.盲人阅读辅助器具

盲人阅读辅助器具包括各种盲文读物、录音带、盲人地图、盲人专用的计算机文字-语言转换设备、盲人表、盲人钟、盲人扑克牌等。

3.盲人书写辅助器具

如盲文写字板、盲文笔、盲文打字机等。

4.盲人文具

如专用的直尺、圆规、算盘、三角尺、卷尺、盲文复写纸等。

(二)听力残疾人辅助器具

1.助听器

助听器是声音的增益设备,可调节音量大小。助听器分为气导式和骨导式两种,目前气导式使用较多。不能使用气导式助听器的患者可使用骨导式助听器。根据安放部位的不同,助听器可分为以下三种:

(1)盒式助听器:优点是功率大、宽频响、价格便宜;缺点是体积较大,其导线与衣物间的摩擦易使声音失真,影响助听。

(2)耳背式助听器:这种助听器的传音器、放大器、接收器、电池及音量调节等均装在呈长钩状的小盒内并挂于患者耳后,放大后的声音通过塑料管传入耳内,可分为小功率、中功率、大功率等不同类型。其优点是功率大、失真小、噪声低,佩戴方便;缺点是助听器会因使用者出汗而受潮,加速元器件的老化。这种助听器适用于各类听力丧失患者,目前使用广泛。

(3)耳内式助听器:按照使用者耳内形状定做,外壳与患者耳道完全吻合,确保了声音的密闭。优点是体积更小,无外接导线,佩戴隐蔽。该助听器适用于轻、中度耳聋患者,但耳道未发育成熟的儿童以及耳道狭窄、畸形、溃疡患者不宜佩戴。随着现代微电子技术的发展,已出现了隐蔽性更好的耳道式、深耳道式助听器。

2.振动闹钟

振动闹钟是通过在普通闹钟上通过导线连接振动器后改装而成的,振动器可置于枕头内,用于定时唤醒聋人。

3.闪光门铃

该门铃带有发光装置,在按响门铃的同时,在室内发出闪光以告知聋人。

(三)语言功能障碍辅助器具

1.语言代用器具

如各种能表达病人意图的示图、字符表、电动指示图表、灯号显示图板、液晶显示图板、计算机文字-语言转换系统等。

2.聋儿语言训练辅具

这是一类利用聋儿残余的听力进行语言能力训练的康复设备,可根据失聪程度调节音量,还可根据聋人的听觉特点调节特殊频率和频率响应范围。该辅具适于重度和极重度聋儿使用。

(四)残疾人的阅读书写辅助器具

这是一类适合肢体功能障碍者使用的辅助器具。

1.口含棍

口含棍一端适合口含固定,另一端带有一个橡胶头。四肢瘫病人可用口含棍指示意向图表,翻动书面,控制开关,操纵计算机等。

2.握笔辅助器和写字板

多用于手指无力或严重畸形的残疾人。

3.阅读用的反射眼镜、书托

适于卧床者使用。

(李永峰)

第六节 其他康复方法

一、中国传统康复疗法

(一)太极拳

太极拳运动是一种顺应自然的康复医疗方法,它要求呼吸、意识、动作三者密切配合,达到内外合一、浑然无间的境地。1956 年,国家体委根据杨氏太极拳整理编制了二十四式的简化太极拳,其动作由简到繁,由易到难,循序渐进,便于普及和掌握。坚持练习太极拳,能畅通气血,协理阴阳,强壮身体,因此具有良好的康复医疗作用。太极拳是我国康复医学领域中具有民族特色的治疗手段之一。现代医学研究表明,坚持练习太极拳能增强心肺作用,提高机体免疫力,调节神经内分泌功能。练习太极拳的要领是意守丹田、松腰自然、分清虚实、姿势正确和圆活连贯。

(二)八段锦

八段锦的歌诀是："两手托天理三焦；左右开弓似射雕；调理脾胃须单举；五劳七伤往后瞧；摇头摆尾去心火；两手攀足固肾腰；攒拳怒目增气力；背后七颠百病消。"其中每一句为一套运动动作，八句话概括了这套体操的概念和作用。其特点是简单、易学、易练、易记、男女老少皆宜，因此深受广大人民群众的欢迎和喜爱。八段锦具有柔筋健骨、行气活血、调理脏腑等作用，对许多疾病都有很好的康复医疗效果。

(三)五禽戏

五禽戏是东汉名医华佗创立的，是一种通过模仿禽兽动作，用以防病治病、延年益寿的医疗体育活动。"五禽"指虎、鹿、熊、猿、鸟五禽，其中，虎戏能通气养肺；鹿戏能增进肾功能，活动腰胯；熊戏能健脾胃、助消化、泻心火；猿戏能利手足、养肝明目、舒筋；鸟戏能补益心肺、调畅气血、舒通经络。五禽戏适于脑卒中后遗症、痹症、痿症患者的康复治疗。

(四)易筋经

易筋经是我国的一种传统养生功法或健身方法，它要求将人的精神、形体和气息三者有效结合起来，经过循序渐进、持之以恒的认真锻炼，使五脏六腑、十二经脉、奇经八脉及全身络脉得到充分的调理，进而达到保健强身、防病治病、抵御早衰、延年益寿的目的。

易筋经包括韦参献杵第一、二、三式，摘星换斗，拽九牛尾，击爪亮翅，九鬼拔马刀，三盘落地，青龙探爪，卧虎扑食，打躬和掉尾，共计十二式。

(五)气功

气功疗法是在中医学理论指导下的一种身心锻炼方法，也是中国传统康复疗法的重要组成部分。气功疗法通过调形、调息、调心、意气合一的功能锻炼，对机体的生理功能产生良好的影响，从而使病人得到康复。每一次气功锻炼都是调形、调息、调神三者的有机结合：调形即调整体态，放松自然；调息即调整呼吸，柔和匀畅，以膈肌呼吸为主；调神即调整神经精神状态，以诱导入静。现代医学研究表明，气功对神经系统机能活动有明显的调节作用，能促进血液循环，使毛细血管扩张、呼吸频率减慢和加深，还能调节皮肤电位活动，改善局部微循环。气功的基本要领是松静自然、动静相兼、意念合一、内外相合、专致柔和、勿急戒躁。

气功的基本功法大体分为静功和动功两大类：静功是指一经选定某一姿势后基本不动的练功法，动功是在练功的同时结合各种肢体和躯干动作。气功有利于集中意念，疏通经络，诱导气血运行，既有运动本身的效应，又有治疗疾病的效果。

（六）推拿

推拿又称按摩,是应用各种手法对人体进行操作的一种中国传统康复治疗方法。它与现代康复医学中的被动运动有许多共同之处,但推拿疗法具有以下特点:历史悠久、内容丰富、方法多样;依据中医的经络学说,循经取穴,具有舒筋通络、理筋整复、活血化瘀、调整气血等作用;手法轻巧而稳妥、辨证施治、操作方便、无创伤。

1.推拿的作用

（1）调节神经系统功能:使用不同的推拿手法作用于身体的某些部位,可通过神经的传导调节中枢神经和周围神经的兴奋和抑制状态;对皮肤的推拿有利于促进感觉缺失的恢复;对骨关节的推拿治疗有利于促进本体感觉功能的建立。强而快的推拿可以兴奋神经,轻而缓慢的推拿则相反。推拿可通过反射引发机体的各种反应。

（2）促进血液、淋巴循环:推拿手法可使毛细血管扩张,增加局部皮肤和肌肉的营养供应,使肌萎缩得到改善;用手法持续挤压可加快血液和淋巴循环。由于病变部位的血液和淋巴循环得到了改善,因此可加速水肿和病理产物的吸收,促进肿胀的消除。

（3）整骨和复位:通过手法的作用顺接筋络,畅通气血,使关节错位得到纠正,滑脱的肌腱得以复位,从而恢复其正常功能。

（4）防止组织萎缩,松解粘连,改善关节功能:应用推拿手法能改善肌肉关节营养,促进新陈代谢,防止骨、肌肉、肌腱等组织发生挛缩,以松解粘连,防止关节僵硬,增进关节功能。对损伤的膝关节进行推拿可以促进关节滑液的分泌,改善软骨面的营养,并能促进关节腔内渗出物的吸收。

2.推拿的技术要求

推拿手法要求做到持久、有力、均匀、柔和,从而达到深透的效果。"持久"指手法能按要求持续运用一定时间;"有力"指手法必须具有一定的力量,这种力量应该依据治疗对象、病症虚实、操作部位和手法性质等决定;"均匀"指手法动作要有节奏性,速度不要时快时慢,压力不要时轻时重;"柔和"指手法要轻而不浮、重而不滞,用力不可生硬粗暴或用蛮力,变换动作要自然;"深透"指把手法作用的力传达到疾病所在部位。

3.常用推拿手法

（1）松动类:抖法、摇法、揉法、擦法、拿法、搓法、滚法、拔伸法等。

（2）兴奋类:拍法、捏法、弹拨法、一指禅推法等。

（3）镇静类:摩法、按法、点穴法、抹法等。

(七)针灸疗法

针灸疗法最早见于《黄帝内经》。《黄帝内经》中有"藏寒生满病,其治宜灸"的记载,指的便是灸术,其中详细描述了九针的形制,并记述了大量针灸的理论与技术。针灸是针法和灸法的总称,"针法"是在中医理论的指导下把针具(通常指毫针)按照一定的角度刺入患者体内,运用捻转与提插等针刺手法来刺激人体的腧穴,从而达到治疗疾病的目的;"灸法"是以预制的灸炷或灸草在体表一定的穴位上烧灼、熏熨,利用热的刺激来预防和治疗疾病,通常以艾条最为常用。针灸疗法通过通经脉、调气血,使阴阳归于相对平衡,脏腑功能趋于调和,从而达到防治疾病的目的。针灸疗法具有适应证广、效果显著、操作简便易行、医疗费用经济、安全可靠等优点。

(八)中药

中药是指在中医学理论指导下用于预防、诊断、治疗或调节人体机能的药物。中药的性质主要有四气、五味、升降浮沉、归经、有毒无毒等方面。根据功效不同,将中药分为解表药、清热药、温里药、泻下药、祛风湿药、化湿药、利水渗湿药、理气药、驱虫药、补益药、活血化瘀药、安神药、止咳平喘药、祛痰药等。中医药理论的精髓在于辨证施治,所以,应用中药时应该以中医药理论为指导,按辨证施治用药。在治疗小儿脑瘫时,常选用补益肝肾、调理气血的中药,如山萸肉、桑寄生、熟地、当归、白芍、牛膝等。在治疗幼年类风湿关节炎时,常选用祛风通络、散寒止痛的中药,如防风、川芎、独活、秦艽等。

(九)食疗

食疗又称食治,是在中医理论指导下利用食物的特性来调节机体功能,使其获得健康或愈疾防病的一种方法。一般认为,食物是为人体提供生长发育和健康生存所需的各种营养素的可食性物质。也就是说,食物最主要的作用是营养作用。但是,中医很早就认识到食物不仅能营养,而且还能治疗疾病,即"药食同源"。食品也会有偏凉(如绿豆)或偏温(如豆豉)的差异,可根据"寒者热之、热者寒之"的治疗原则治疗疾病。食疗有毒副作用小、价格低廉、无痛苦等优点。

二、音乐疗法

(一)音乐疗法的概念

音乐疗法是通过生理和心理两个方面的途径来治疗疾病的。一方面,音乐声波的频率和声压会引起患者生理上的反应。音乐的频率、节奏和有规律的声波振动是一种物理能量,而适度的物理能量会引起人体组织细胞发生和谐共振现象,能使颅腔、胸腔或某一个组织产生共振。这种声波引起的共振现象会直接影响人的脑电波、心率、呼吸节奏等。

(二)音乐疗法的起源

音乐疗法也称为心理音乐疗法。自 20 世纪 40 年代起,人们已逐渐将音乐作为一种医疗手段运用到实践当中。音乐疗法适用范围广泛,它包括医疗性的、发展障碍儿童的音乐治疗以及身心康复的音乐治疗。1944 年,美国密歇根州成立了第一个音乐治疗学会,1946 年又在堪萨斯州立大学开设了有关音乐疗法的专业课程。此后,世界各国纷纷仿效:澳大利亚于 1959 年成立了音乐疗法机构;1969~1970 年,德、法、丹麦、芬兰等国也相继成立了音乐疗法组织。

音乐疗法就是运用音乐的艺术手段所进行的心理的、生理的和社会活动治疗,也是一种康复、保健、教育的活动。音乐不是通过人的理性而发挥作用的,它崇尚的是一种感性情绪的作用,而不是理性的智力、判断和推理活动。音乐通过人的感情中枢的变化来引起人的生理、心理的变化,从而达到治疗的目的。

(三)音乐疗法的作用

1. 生理和心理作用

音乐疗法可以改善神经系统、心血管系统、内分泌系统和消化系统的功能,可以调节体内血管的流量和神经传导。此外,音乐具有主动性的、积极的功能,是提高创造性思考能力,使右脑灵活的治疗方法。

2. 心理情绪作用

良性的音乐能提高大脑皮层的兴奋性,可以改善人的情绪,激发人们的感情,振奋人的精神。

3. 人际社会作用

音乐是一种社会性的非语言交流的艺术形式,可为病人提供一个安全娱乐的人际交往环境。音乐治疗师通过组织表达各种音乐活动,为病人提供了一个通过音乐和语言交流来表达、宣泄内心情感的机会。

(四)音乐疗法的适应证

音乐疗法的适应证包括神经系统疾病、严重精神疾病、身心疾病、与医院有关的心理疾病、各类行为问题、社会适应不良、某些老年病、各种心理障碍、人格障碍和性变态、亚健康状态等,还包括智力障碍、心智障碍、生理残疾(试听和言语障碍、外形缺陷以及脑瘫和肢体瘫痪)、解毒、怯场、临终关怀、孤独自闭症等。

(李永峰)

第四章 特殊儿童康复与训练

第一节 脑性瘫痪的康复与训练

脑性瘫痪(cerebral palsy,CP)简称脑瘫,是指在从胎儿到出生后脑发育尚未成熟的阶段内,由于非进行性脑损伤导致的以运动功能障碍和姿势异常为主的综合征,常伴有智力低下、癫痫、感知觉障碍、语言障碍、行为异常、精神障碍等。

脑瘫的病因有很多,母体因素包括母亲吸烟、酗酒、吸毒、外伤、不合理用药、智力低下、糖尿病、重度贫血、妊娠期感染、前置胎盘、先兆流产或服用避孕药、保胎药等;胎儿因素包括早产、双胎或多胎、胎儿发育迟缓、宫内感染、胎盘功能不良、脐带绕颈、产程过长或急产、早产儿或过期产儿、低出生体重儿等;出生后因素包括窒息吸入性肺炎、缺氧缺血性脑病、核黄疸、颅内出血、感染、中毒及营养不良等。脑瘫的发病率在国内为 1.5‰~5‰,是小儿时期较常见的严重致残性疾病。

一、临床表现与诊断

(一)脑瘫的分类与表现

脑瘫病因复杂,临床表现随损伤部位和程度的不同而多种多样,常用分型有:

1.按肌张力异常和运动障碍的性质分类

(1)痉挛型:临床最常见,占脑瘫患儿的 60%~70%。损伤部位主要在锥体系,主要表现为肌张力增高,肢体肌肉痉挛、僵硬,运动障碍,姿势异常,站立及行走困难。肢体被动运动时阻力增加,有折刀样痉挛。屈肌肌张力增高,导致肢体关节多表现为屈曲、内收、内旋模式。上肢的主要表现为肩内收、屈肘、屈腕、拇指内收、其他手指掌屈握拳;下肢的主要表现为屈髋、大腿内收、屈膝、屈踝、脚跟不能着地、足内翻或外翻等。患者行走时双腿交叉,足尖着地,呈剪刀步态。检查可见腱反射亢进,骨膜反射增强,踝阵挛阳性。

(2)手足徐动型:该型占脑瘫患者总数的 20% 左右,脑损伤部位主要在大脑基底核和锥体外系。患者四肢和躯干肌张力不断发生变化,导致难以用意志控制的全身不自主活动,当进行有意识、有目的的运动时,不自主、不协调和无效运动会增加,表现为手足徐动或舞蹈样动作。由于上肢动摇不定,可使身体失去平衡,容易摔倒。部分患者表现为难以控制的四肢、躯干和颈部自发扭转,面部肌肉出现不规则的局部收缩,呈现"龇牙咧嘴""挤眉弄眼"等怪异表情,可有吐舌、流涎、咀嚼吞咽困难等症状,发声、构音器官也多受累,常伴有语言障碍。此型一般病理反射呈阴性,无关节挛缩。

(3)强直型:本型较少见,损伤部位在锥体外系,表现为全身肌张力增高,四肢僵硬,活动困难,被动屈伸都有抵抗。腱反射不亢进,无踝阵挛。

(4)共济失调型:该型损伤部位主要在小脑,可出现平衡和协调功能障碍。患儿表现为走路不稳,呈醉酒步态,容易跌倒,动作不协调、不准确,发音声调失常等。肌张力低下,常伴有手、头部和眼球的轻度震颤。本型较少见,常与其他型混合存在。

(5)震颤型:一般是静止性震颤,多为粗大的节律性震颤,3~5 次/秒,随意运动时可以被控制而停止震颤,多见于上肢与手部,表现为交替屈曲与伸展动作;也可有动作性震颤,多由小脑损伤所致,表现为随意动作时出现震颤,动作停止时震颤消失,手指越接近目标,震颤越严重。有的患儿有眼球震颤,有时伴有平衡功能障碍。单纯震颤型脑瘫极为罕见,在手足徐动型脑瘫患者中偶可见到。

(6)肌张力低下型:该型脑瘫患者表现为肌张力明显减低,全身无力,肌肉松软,头颈不能抬起,难以站立行走,关节活动度加大,随意运动减少或消失,但腱反射活跃,可出现病理反射。

(7)混合型:指上述几种类型的脑瘫同时存在的情况,以痉挛型和手足徐动型症状同时存在者多见。

(8)无法分类型:少数患儿表现复杂,难以用以上类型分类。

2.按肢体障碍的部位分类

(1)双瘫:较常见,四肢均受累,双下肢障碍重,双上肢和躯干较轻。

(2)四肢瘫:四肢及躯干均受累,四肢障碍程度无太大差别。

(3)三肢瘫:三个肢体受累。

(4)单瘫:一个肢体受累,很少见。

(5)偏瘫:一侧肢体及躯干受累,上肢障碍程度较重。

(6)截瘫:双下肢受累。

3.按运动障碍的程度分类

可分为轻度、中度、重度三类。由于脑损伤的部位不同,患者可合并其他障碍,主要有:

(1)智力低下(占50%～70%):表现为不同程度的学习困难。脑瘫患者中智力正常者约占1/4,轻、中度低下者约占1/2,重度低下者约占1/4。

(2)言语障碍(占30%～70%):如口吃、发音不清、表达困难、失语等。

(3)癫痫发作(占14%～75%):因大脑内的固定病灶导致,尤其是智力重度低下的孩子,易发生惊厥。

(4)视力障碍(占50%～60%):以斜视,尤其是内斜视多见,也可见弱视。

(5)听力损害(占5%～8%):易见于手足徐动型,由耳至脑的部分神经损伤或耳、咽部的感染所致,常表现为对声音的节奏辨别困难。

(6)心理行为异常:表现为固执、任性、易怒、孤僻、情绪波动、自制力差等性格特征,有自残行为、暴力倾向、睡眠障碍等。

(7)饮食困难:由吸吮、咀嚼、吞咽障碍等导致,患儿容易发生呛咳、拒食。

(8)流涎:多由口唇难以闭严及不会吞咽口水所致。

(9)生长发育障碍:多数脑瘫儿童都比同龄正常儿童矮小,生长发育落后。随着病程的发展,可出现关节挛缩变形,骨质疏松、骨折、肩、髋等关节脱位,颈椎变形,脊柱侧弯,压疮,牙齿发育不良,肺部、泌尿系统感染等问题。

(二)诊断

神经系统在婴幼儿时期发育最快,可塑性最强,因此脑瘫治疗越早效果越好,太晚则效果不佳,容易导致终生残疾,因此早发现、早诊断、早治疗非常重要。脑瘫的早期诊断一般是指出生后0～6个月或0～9个月间作出的诊断,其中0～3个月间作出的诊断又称超早期诊断;最迟应在1岁左右作出诊断。早期发现异常后,即使难以作出明确诊断,也应及早进行干预。

1.脑瘫的早期表现

家长如果发现婴儿出现以下表现,应予以重视,及时带孩子进行医学检查,排除脑瘫的可能。小儿脑瘫可通过以下表现早期发现:

(1)出生前、出生时及出生后的高危因素。如怀孕期感染、风疹、严重妊高征,小儿出生时窒息,早产儿,严重黄疸,小儿出生后颅内出血等。

(2)小儿出生后哺喂困难,如吸吮无力、吞咽困难、易吐,体重增加不良。

(3)身体发软及自发运动减少,或身体发硬,四肢发紧,出生不久即可见到。

(4)运动发育落后。如3～4个月大的小儿俯卧位不能竖头或抬头不稳;4个月仍不能用前臂支撑负重,扶站时以足尖着地或两下肢过于挺直、交叉;4～5个月不会翻身;8个月不会坐、不会爬等。

(5)经常出现异常的肌张力和异常的姿势,出生1个月后出现角弓反张、蛙位、倒U字形姿势等,3～4个月的婴儿有身体扭转。常握拳或上肢内收内旋,尤其是一侧上肢存在。抱举时足尖朝下,足尖站立。

(6)反应迟钝,不认人,不会哭笑。

(7)对噪音或体位改变易受惊吓,持续哭闹或过分安静,哭声微弱或多哭、阵阵尖叫,面部无表情或愁眉苦脸状。

(8)穿衣时肢体僵硬,上肢难入袖口;换尿布时大腿不易外展,难以分开大腿;洗澡时四肢僵硬,手握拳不易掰开。

(9)经常有痉挛发作。

2.脑瘫的诊断

脑瘫的诊断主要根据以下几点作出:

(1)有引起脑损伤的高危因素。

(2)在新生儿和婴儿期出现脑损伤的早期症状。

(3)有运动发育落后、肌张力异常、姿势异常、反射异常等神经发育异常。

(4)同时伴有智力低下、言语障碍、心理行为异常、感知觉障碍等多种异常。

脑瘫的辅助检查主要有CT、MRI等影像学检查,脑电图、肌电图等神经电生理学检查和血、尿、脑脊液等生化、酶学检查。

关于脑瘫的分型诊断,在患儿年龄还很小时,由于尚未表现出典型的征象,因此难以进行分型。在这种情况下,治疗师应对患儿进行仔细的观察和随访,反复进行评估,以便及早诊断。

脑瘫还应与多种其他障碍或疾病相鉴别,如一过性运动障碍、发育迟缓、进行性脊肌萎缩症、智力低下、进行性肌营养不良、良性先天性肌张力低下症、脑白质营养不良、脑肿瘤、脊髓肿瘤、小脑退行性病变等。

二、康复评定

由于脑瘫患儿的年龄、类型等各不相同,且脑瘫的表现复杂多样,因此治疗师应根据实际情况选择合理的评定方法。常见的评定内容概述如下:

(一)体格发育障碍的评定

通过检查头围、身长(高)、体重等体格发育指标,可了解患儿体格发育滞后的程度,如表4-1所示。通过体格检查,还可知晓有无畸形、挛缩等情况。

表 4-1 婴幼儿身高体重标准参考

（根据 2006 年全国第四次儿童体格发育的调查结果制定）

年龄	男孩		女孩	
	身高（cm）	体重（kg）	身高（cm）	体重（kg）
1 个月	48.2～52.8	3.6～5.0	47.7～52.0	2.7～3.6
2 个月	52.1～57.0	4.3～6.0	51.2～55.8	3.4～4.5
3 个月	55.5～60.7	5.0～6.9	54.4～59.2	4.0～5.4
4 个月	58.5～63.7	5.7～7.6	57.1～59.5	4.7～6.2
5 个月	61.0～66.4	6.3～8.2	59.4～64.5	5.3～6.9
6 个月	65.1～70.5	6.9～8.8	63.3～68.6	6.3～8.1
8 个月	68.3～73.6	7.8～9.8	66.4～71.8	7.2～9.1
10 个月	71.0～76.3	8.6～10.6	69.0～74.5	7.9～9.9
12 个月	73.4～78.8	9.1～11.3	71.5～77.1	8.5～10.6
15 个月	76.6～82.3	9.8～12.0	74.8～80.7	9.1～11.3
18 个月	79.4～85.4	10.3～12.7	77.9～84.0	9.7～12.0
21 个月	81.9～88.4	10.8～13.3	80.6～87.0	10.2～12.6
2 岁	84.3～91.0	11.2～14.0	83.3～89.8	10.6～13.2

（二）运动功能障碍的评定

运动功能障碍的评定包括对肌力、肌张力、关节活动度、平衡和协调、姿势与运动发育的评定等内容。

1.肌力评定

由于脑瘫患儿长期存在自主运动障碍，因此大多数患儿有不同程度、不同部位的肌力下降。脑瘫患儿能否恢复自主运动功能，与四肢、躯干的肌力是分不开的，因此对脑瘫患儿应作肌力评定。肌力评定时常用徒手肌力检查法（MMT），详见本书第二章第二节。因为肌张力的变化、智力低下和年龄太小难以配合等因素的影响，对脑瘫患儿进行肌力评定一般比较困难，常结合主动运动及姿态观察来进行。

2.肌张力评定

脑瘫患儿基本都存在肌张力增高、降低或肌张力障碍，以及由此导致的随意运动中主动肌与拮抗肌的不协调收缩，表现为姿势异常或异常的运动模式，因此应对脑瘫患儿进行肌张力的评定。肌张力的评定目前成人多使用"改良 Ashworth 痉挛量表",而对小儿肌张力的评定主要依据以下四个方面作出:

(1)对姿势的观察:超过 3 个月大的正常婴儿,仰卧位时会自如地保持一定的体位和姿势。肌张力低的患儿,仰卧位时上下肢常屈曲、外展,缺乏主动运动,如可见到蛙状、W 状、折刀状姿势(详见本书第二章第二节);而肌张力高的患儿,仰卧位往往出现不对称的异常姿势,肌张力越高,姿势异常就越明显。

(2)肌肉硬度:触摸肱二头肌、肱三头肌、腓肠肌、肱四头肌等,肌张力低的患儿肌肉组织手感柔软、松弛,对手指的按压较少抵抗;而肌张力高的患儿肌肉组织手感紧张、僵硬,对手指的按压有较大抵抗。

(3)被动运动检查:

①摆动度:固定肢体近端,使远端肢体摆动,观察摆动幅度,肌张力增高时摆动度较正常变小,肌张力低下时摆动度较正常变大。腕关节最易检查:握住患儿前臂,摆动其腕部,肌张力低下则表现松软,无抵抗;肌张力增高时振幅变小甚至硬如棒状。

②肌张力增高时可见如下表现:a.折刀现象:给患儿做被动、快速的肌肉伸展运动时,开始阻力较大,到最大拮抗后阻力会突然减弱、消失。此现象在髋关节、膝关节和踝关节较能明显地观察到。b.深部腱反射亢进,或因肌张力过大、肌肉紧张而难以诱发腱反射。c.铅管样强直:在运动时,伸肌与屈肌张力同等增强,如同弯曲铅管一样。d.齿轮样强直:在强直的基础上伴有震颤,当做被动运动时类似转动齿轮。

(4)关节伸展度:被动伸屈关节,检查伸展、屈曲时的关节角度。角度大于正常上限说明肌张力低下,小于正常下限说明肌张力增高。注意两侧肢体关节伸展度的差别。

①围巾征:目的是检查肩关节的伸展度。方法是将患儿的上臂围绕颈部尽可能向后拉,若患儿的肘部能越过中线,像围巾一样紧紧围在脖子上,手臂和脖子之间无空隙,则提示有上肢肌张力低下。

②跟耳征:目的是检查髋关节伸展度。方法是患儿取仰卧位,两足伸向头部,若其足跟可抵达耳部,表明存在下肢骨盆带肌张力低下。

③腕关节掌屈角:使小儿腕关节掌屈,测量手掌与前臂间的角度。正常小儿 0~3 个月时为 30°,4~6 个月时为 45°~60°,7~12 个月时为 70°~90°,1 岁以后为 90°。

④足背屈角:检查者一手握住小儿小腿伸直,另一手将足向小腿方向背屈,观察足背与小腿前面所成的角度。正常标准与腕关节背屈角各年龄段的角度相同。

⑤腘窝角:小儿仰卧位,使一侧下肢伸展,抬高另一侧下肢,并使膝关节最大

限度地伸展,然后测量小腿与大腿后侧面构成的角度。正常小儿 1~3 个月时为 80°~100°,4~6 个月时为 90°~120°,7~9 个月时为 110°~160°,10~12 个月时为 150°~170°。

⑥股角:也叫内收肌角。评定方法是小儿取仰卧位,治疗师测量其两下肢在床面上分开的角度。正常小儿在 1~3 个月时为 40°~80°,4~6 个月时为 70°~110°,7~9 个月时为 100°~140°,10~12 个月时为 130°~150°。

3.姿势的评定

姿势无意识而稳定,反映肌张力、中枢神经系统的状况。脑瘫患儿在静卧和运动时均可表现出明显的姿势异常,常见的有:

(1)肌张力低下姿势:①蛙位姿势:患儿仰卧位四肢外展外旋,似仰面朝天的青蛙。②折刀状姿势:患儿坐位时头、颈、躯干极度前屈,似折刀状。③倒"U"字形姿势:用手水平托起患儿,可见躯干上凸,头及四肢自然下垂,似倒"U"字形。④"W"状姿势:患儿仰卧位时,四肢外展、外旋、屈曲少动,紧贴床面,呈"W"状。⑤翼状肩姿势:患儿俯卧位手支撑时,可见两肩胛骨突出,形似翼状。⑥头后垂姿势:仰卧位拉起时,可见患儿头后垂,不能竖直。⑦缩头抬肩征:将患儿立位悬垂,可见患儿两肩抬高,头后缩。

(2)肌张力增高姿势:①头背屈姿势:无论处于何种体位,都可见到患儿头、颈过度伸展、背屈。站立时可见躯干前屈,头后仰,臀后倾,双下肢屈曲成"X"形或膝反张,足尖着地不能负重。②角弓反张姿势:头、颈、躯干均出现过度伸展、背屈,形似弓状。③茶壶状姿势:坐位时头偏离正中扭向一侧,四肢一侧伸展,另一侧屈曲,形似茶壶。④上肢内收、内旋、屈曲,下肢内收、内旋、交叉伸展、尖足站立,由仰卧位牵拉坐起时,可表现为腿部和脚尖绷直,不经坐位而直接被拉起成直立姿势。⑤患儿常采取跪坐位,或双下肢硬直,呈躯干后倾坐位。

(3)原始反射残存及非对称姿势:①TLR 姿势:俯卧位时,患儿髋、膝屈曲,头贴床、面向一侧,双上肢不能支撑躯干,抬头困难,呈臀高头低位。②ATNR 姿势:患儿仰卧位时头转向一侧,颜面侧上下肢伸展,后头侧上下肢屈曲。

(4)步态姿势异常:①剪刀步:行走时两髋屈曲、内收,两下肢尖足交叉。②偏瘫步态:患儿常表现为一侧肢体运动,而另一侧肢体废用,偏瘫侧上肢内收、内旋、屈肘、屈腕、屈指、拇指内收,下肢外旋、伸展、足尖着地、提髋、划圈步态。③舞蹈样手足徐动姿势:紧张时手、足、口及躯干等出现奇形怪状的姿势,四肢和躯干出现不自主的抽搐、扭转、站立不稳,状似舞蹈,幅度大而无法控制,间断出现,安静时可减轻或消失。④"兔跳样"爬行:患儿跪坐在屈曲内旋的髋、膝之间,状似字母"W",爬行时呈"兔跳"样。

姿势的评定常采用 Vojta 姿势反射检查法(见本章附录),该检查法是通过七种姿势反射判断由于脑功能障碍引起的反射异常。

4. 运动发育评定

（1）粗大运动评定：Russell 于 1989 年发表了适用于婴幼儿的"粗大运动功能评定量表"（gross motor function measure，GMFM），经修订后用于小儿脑瘫的疗效评估。该量表共有五部分评价内容：①卧位运动与部分原始反射残存，姿势反射的建立。②四点位及爬行。③坐位、跪位运动及平衡反射的建立。④站位运动。⑤走、跑、跳及攀登运动。共计 80 项评定内容，适用于年龄为 0～6 岁的小儿。评分时，按完成的程度在 0～3 分之间打分。GMFM 可全面反映脑瘫患儿的主要功能障碍、姿势异常、异常反射的状况，但对轻度脑瘫患儿敏感性稍差。

（2）精细运动评定：精细功能评定主要是指对手功能的评定。瑞典学者 Eliasson 等人于 2006 年发表了针对脑瘫患儿的"手功能分级系统"（manual ability classification system，MACS），MACS 是针对脑瘫患儿在日常生活中操作物品的能力进行分级的系统，分 5 个级别，Ⅰ级最高而Ⅴ级最低，年龄适用范围为 4～18 岁。MACS 旨在反映患儿在家庭、学校和社区中最典型的日常能力表现，通过分级评定在日常活动中双手的参与能力，可用于参考评定患儿的精细运动功能。

（3）反射的评定：小儿的神经反射能反映其神经系统的发育水平。反射的评定是脑瘫康复评定中必不可少的内容，它可以让人们及早发现脑瘫的脑损伤及损伤程度，有利于脑瘫的早期干预和早日进行康复功能训练。最具诊断价值的反射是拥抱反射、非对称性紧张颈反射、对称性颈紧张反射和紧张性迷路反射等紧张性反射群。此外，还有吸吮反射、握持反射、阳性支持反应、降落伞反射等。如果出现神经反射左右不对称、该出现时不出现、该消失时不消失，或出现病理反射等情况，均提示神经系统发育异常或受损。根据儿童的生长发育特点，不同年龄阶段的检查项目、方法和意义各有不同，详见本书概论部分。

（4）日常生活活动能力（ADL）评定：家庭及社会对脑瘫康复的最基本要求是患儿可以做到生活自理。因此，对日常生活活动能力的评定是脑瘫康复评定中的重要内容，越来越受到人们的重视。目前国内常用的儿童 ADL 评价量表是胡莹媛修订的，该量表包括个人卫生动作、进食动作、更衣动作、排便动作、电器使用、认识交流动作、床上运动、移动动作、步行动作等 9 个部分，共 50 项，评分按完成程度分为 5 个级别：能独立完成一项 2 分，完成时间长有困难计 1.5 分，需别人帮助计 1 分，不能完成计 0 分，两项中完成一项计 1 分，满分 100 分。评定结果包括三个等级：①轻度功能障碍：评分大于 70 分，表示日常生活基本自理。②中度功能障碍：评分为 41～69 分，日常生活在有别人辅助的情况下可自理。③重度功能障碍:评分小于 40 分,日常生活不能自理。该量表可以较全面地反映脑瘫儿童治疗前后粗大运动、精细动作、手眼协调动作、肌力及肌张力的情况,缺点是没有对重要反射及姿势的评定,具体情况详见本章附录。

(5)其他相关评定:包括对智力的评定,语言功能障碍的评定,特殊感知觉障碍如视觉、听觉、触觉、味觉、位置觉等的评定,关节活动度的评定,平衡和协调的评定等,详见相关章节。

三、康复治疗与训练

任何类型的脑瘫都无法自行痊愈,必须经过长期康复治疗与训练才能将功能障碍的影响减少到最低程度。康复治疗进行得越早效果越好,应采取综合性措施制订合理的康复计划,并且培训家长,将康复与患儿的日常生活相结合。

(一)运动治疗与训练

目前脑瘫运动治疗中最常用的有 Bobath 疗法、Rood 疗法、Vojta 疗法等,其目的是为了增强患儿肌力,改善异常运动模式,纠正异常姿势。运动治疗的实施应在评定基础上进行,即由治疗师和家长共同根据每个患儿的实际情况,充分考虑患儿的心理,按照运动发育规律的正常顺序(头颈→躯干→四肢)进行训练,使患儿掌握基本的姿势和运动模式。

1. 抬头训练

抬头训练即头部的控制训练。

(1)俯卧位抬头:患儿俯卧,双臂朝前,用带声音的玩具逗引患儿,使其抬头。

(2)仰卧位抬头:患儿仰卧,治疗师双手握住孩子双肩,缓慢拉起至 45°,停留片刻,前后左右调节,再恢复原位。如果头后垂明显,可以托住头部下落。

痉挛型脑瘫患儿表现为头部后仰,双肩旋前而不抬头。治疗师可以两手抱住孩子头部两侧,肘部顶在患儿双肩,手边上抬患儿头部边拉伸颈部,以纠正异常姿势。

肌张力低下的患儿表现为颈部松弛,头部极度后仰。治疗师可以用双手用力握住患儿肩部,两拇指按压胸部,拉伸肩胛,促使患儿抬头,并注意稳定保持一段时间后再放松。

2. 肘支撑训练

患儿俯卧,治疗师双手握住患儿肘关节,让患儿手掌伸展做肘支撑,并尽可能使上肢与地面垂直,维持一定时间。也可利用斜板或 Bobath 球训练,并可左右或前后摇动患儿以训练其平衡能力。

3. 翻身训练

(1)体轴回旋:患儿仰卧位,治疗师两手交叉握住患儿踝关节拉动,让患儿以腿带动骨盆、躯干旋转,从而翻身到俯卧位。用相反的顺序,可以让患儿从俯卧位翻身到仰卧位。同样,治疗师还可通过带动患儿双侧上肢,使其向两侧转身。

(2)浴巾助翻:在床上铺上大浴巾,让患儿挺直仰卧,然后治疗师提动浴巾的一端让患儿向侧方向滚动,使其转为俯卧位。

(3)逗引翻身:逗引患儿扭转上半身向一侧,伸手去抓同侧前方的玩具,逐渐扭转腰部,从而实现完全翻身。用同样的方法再从对侧逗引。

(4)单臂支撑训练:翻身动作必须先经过单臂支撑体重,最后再到双臂支撑。单臂支撑训练需让患儿仰卧,治疗师将患儿一侧上肢固定于与躯干成 45°角的位置,握住另一侧上肢沿 45°的方向将孩子拉起,先拉至以肘支撑体重,再拉至以手支撑体重的姿势,然后推回至肘支撑及仰卧位。用 Bobath 球训练的方法是让患儿趴伏在大球上,治疗师将球慢慢向前滚动,患儿会两臂伸展支撑或两手支地保护支撑。此外,家长可以让孩子四肢着地负重,帮助其固定肘关节,或在后面固定骨盆,在稳定的前提下让患儿前后摆动。对年长的患儿,可令其抬起双腿,用上肢支撑体重;对痉挛型脑瘫患者,可将其两腿外展外旋。

治疗师应尽量鼓励孩子主动翻身,可让孩子躺在楔形垫子的斜面上,以斜面辅助患儿旋转躯干。对于偏瘫型脑瘫儿,可以让其练习桥式运动;对头背伸、四肢肌张力高的患儿,可以让其进行抱球姿势训练,即让患儿双腿屈曲、双手交叉呈抱球姿势。

4.坐位训练

正确的坐姿应为:头竖直,挺胸,身体对称,髋屈曲,两腿能自由屈伸。坐在座椅上时,髋、膝、踝屈曲成 90°,两足平放于地面。

(1)侧坐位训练:从仰卧位或俯卧位,通过侧拉完成从卧位到坐位的体位转换。

(2)扶坐训练:治疗师或家长将孩子双腿分开,一手扶住患儿肩背部,一手按住下肢,使其双髋关节直角屈曲、外展、外旋,呈正常坐姿。可让患儿腰背部靠在枕头、墙角上,训练其坐位平衡。对痉挛型脑瘫患儿,治疗师可跪在孩子背后,让患儿靠在自己胸前,两手从患儿腋下伸向前,按住其膝关节使之伸膝分腿,利用治疗师自身的运动带动患儿练习坐位平衡。手足徐动型患儿坐位时常见髋关节过度屈曲,两腿伸展分开,头后仰,肩胛带收缩,上肢上举,身体重心偏后,容易向后倾倒,治疗师可将患儿两腿并拢屈曲,用双手握住患儿双肩,拉伸肩胛带旋内,使两手放在胸前支撑或够物。

(3)坐位叩击训练:孩子前倾坐在床上,双臂支撑身体,治疗师或家长一手扶肩,另一手五指轻轻叩击患儿腰背部,使其渐呈直背坐位,然后慢慢松开扶肩的双手,继续叩击,训练其直背坐位姿势。

（4）坐位平衡训练：患儿伸腿坐位，家长位于前方，双手握住孩子的踝关节移动患儿下肢，使其重心前后、左右移动；或患儿坐在椅子上，家长向各个方向轻推孩子，诱导孩子做出伸臂、弯腰等保护性动作。也可让孩子坐在滚筒上或家长腿上，左右轻微滚动滚筒或晃动孩子双腿，让患儿体验重心改变的感觉，并保持身体平衡。等孩子具有一定的坐位平衡能力后，可让孩子坐在角椅或靠坐在椅背上，减少扶坐，慢慢让其实现独坐。

（5）Bobath 球训练：患儿坐在 Bobath 球上，治疗师用双手扶住患儿身体，轻轻向各个方向滚动球体，让患儿保持坐稳，防止跌倒。

（6）异常姿势矫正：①拱背坐时背部呈拱形：患儿坐在治疗师腿上或凳子上，治疗师双手固定患儿腰骶部，拇指在脊柱两旁施加压力，促使其头脊伸展；或在患儿坐位玩耍训练时，治疗师跪在患儿背后，用身体抵住患儿腰背，保持患儿的头部竖直。②坐位下肢僵直、身体后仰：治疗师跪在患儿背后抵住患儿，两手从患儿腋下伸向前，按住其膝关节，使之尽量屈髋伸膝。③坐位时两腿紧张性伸展分开，头后仰，肩胛带收缩，上肢上抬：治疗师帮助患儿双腿靠拢并屈曲，两肩内旋，双手在身前靠近身体中线。

5.爬行训练

爬行训练需要眼、手、脚协调并用，能够改善患儿的运动模式及异常姿势，刺激大脑发育，是脑瘫儿康复训练的重要内容。训练最佳年龄是在 6 个月内，其次是 1～4 岁，越早越好。爬行训练应在患儿俯卧位可抬头，以及实现双上肢负重的基础上进行。

（1）四肢交互运动训练：良好的爬行动作应该是一侧上肢和对侧下肢同时伸屈，两侧交互进行，因此，一侧上肢和对侧下肢的交叉持重是爬行的关键。应先训练患儿用双手和两膝将身体支撑持重到四爬位（对上肢支撑能力弱的患儿，家长可以协助固定肘关节或在后面固定骨盆），在稳定的基础上前后摇动患儿，让其练习用四肢支撑身体。然后训练一侧上肢抬起变成三点持重，再训练交叉两点持重。

平衡反射是适应重心变化、维持四爬位的前提。侧卧位单肘支撑时，身体接地面积很小，能完成此动作说明患儿已具备良好的平衡能力，可以进行四爬运动训练。

（2）侧卧单肘支撑训练：患儿侧卧，臀部下方与肘关节两点支撑体重，上侧腿屈曲，肘伸展。

（3）腹爬（肘立位）的训练：患儿俯卧位，用肘支撑身体，屈膝，治疗师鼓励其用力蹬自己的手掌，用上肢和腹部带动下肢爬行，去够放在患儿前面的玩具。够到后把玩具前移，反复进行此训练。在训练过程中要注意控制患儿的头部和踝关节的背伸,且不能使患儿双腿并拢,可在两腿之间放置毛巾或用手分开。还可利用斜板,让患儿俯卧在斜板上向下爬。斜板高度应逐渐降低,经过一段时间(轻者1~2周,重者1~2个月)后,斜板降至水平位,患儿能较顺利地进行匍匐爬。这时即可练习越障碍爬,如爬过妈妈的腿、枕头等,使患儿自然过渡到手膝跪爬。

开始练习爬行时,髋、膝不能屈曲,有的患儿会出现双下肢向前蹦跳的情况。对这种异常运动,治疗师可跪在患儿身后,双手托住其骨盆部,一步一步地把下肢向前推动,或握住患儿两踝关节将腿向前推动,之后让患儿自己移动,促使其早日实现独立腹爬。

(4)高爬(膝手位)训练:患儿俯卧位,双手和双膝着地,治疗师双手放在患儿臀部,缓慢前后推拉,要求患儿既能支撑身体不摔倒,又能向前移动。在向前移动时,先令患儿向前伸出右手、放下,再向前移动左下肢,如此左右交叉前行。刚开始训练时,患儿下肢活动能力差,治疗师或家长可以在孩子后方用手握住其两踝,左右交替向前推进。可在患儿前方摆放玩具或食物进行诱导,先使患儿被动完成,以后逐渐减少帮助,直到患儿能自己完成爬行移动。

6.站立训练

正确的静态站姿是:两腿直立,脚底踏平,躯干伸展,两肩与两髋分处水平,头居中。患儿必须具备对头颈、躯干、四肢的控制能力,抗重力能力和保护性伸展能力。

(1)被动站立训练:对于痉挛型或其他类型的脑瘫患儿来说,被动站立训练不仅可以降低肌张力,预防骨质疏松,还能给患儿双足正确的负重感觉,也可以在训练时纠正尖足、足内翻、足外翻、膝关节反张等异常姿势。训练方法:患儿两手抓住栏杆,治疗师坐于患儿背后,将患儿双足放平,治疗师用自己的脚将其固定,用双手扶住患儿双膝向后拉,同时两臂夹住患儿臀部,用节律性语言"两腿用力向上抬"提示患儿,拉膝关节的两手亦节律性地一松一紧。

对于尖足患儿还可用斜板矫正尖足,方法是利用斜板、站立柜等固定膝关节和躯干,把患儿双脚分开,将脚尖正对前方固定,让患儿在此体位下持续站15~20分钟,每日2次。注意保持屈膝8°~15°,防止出现或强化膝反张。

(2)主动站立训练:可让患儿扶站或靠墙站,注意保持上身平直,髋、膝伸直,两腿稍分开,治疗师在旁边给予适当扶持。先练习两手扶站,再过渡到单手扶站,最后独站。对躯干和下肢能支持体重,但骨盆稳定性差的患儿,可让患儿双手握住横杠,治疗师双手置于患儿骨盆处并向下施加一定的压力,使患儿逐步学会控制骨盆和膝关节。

(3)跪位平衡训练:跪位平衡比立位平衡简单,方法是让患儿双膝跪在床上,双手握住床栏,治疗师或家长用手扶在患儿骨盆两侧,帮助患儿充分伸展骨盆。之后,不断引导患儿学会自我控制骨盆位置,直到其不需双手扶持而能保持跪位。也可在患儿双膝持重跪稳后,家长突然放手,要倒时再扶助,反复进行。

(4)立位平衡训练:患儿站立,家长扶住骨盆,前后左右移动重心,引导孩子主动保持平衡。或利用平衡板,让患儿坐、跪或站于平衡板上,治疗师缓慢晃动平衡板,让患儿自己调节保持平衡。注意之前应告知患儿在移动时展开双臂,防止跌倒。

(5)跪-站训练:患儿双膝并拢,屈膝90°跪位,躯干挺直,然后一条腿转换成屈髋屈膝90°半跪,脚掌着地;双手抓住栏杆,身体前倾,重心转移到半跪的腿上站起,另一条腿跟着站起,靠拢双腿站直。

(6)坐-站训练:患儿坐位,屈髋屈膝90°,脚掌着地,身体重心前移至双腿,臀部上抬连同躯干站起。站起时,治疗师双手扶住患儿骨盆以防止膝关节突然屈曲,并纠正髋关节的内旋内收。然后再按相反顺序进行由站到坐的训练。

7.行走训练

正常儿童应在第11~15个月学会独立行走。行走实际上是一个不断失去平衡又重新建立平衡的过程。正确的行走姿势是:先用足跟着地,再用足尖离地,上下肢配合协调,连续步行。能正确步行是脑瘫患儿以后能生活自理的重要基础。当患儿具有两下肢持重能力及立位平衡反应、动态平衡反应及两下肢交互伸展能力且四爬运动良好时,即可进行行走训练。

(1)行走训练的方法包括:①治疗师让患儿背部紧靠自己,双手抓住患儿腋窝处,用自己的腿推动患儿向前迈步。②治疗师站在患儿背后,双手扶住其骨盆两侧,帮助患儿左右旋转骨盆,带动下肢随骨盆旋转向前迈出,让患儿体验交替步行和负重的感觉。③治疗师握住患儿双肩,当患儿一侧下肢向前迈出时,让其另一侧的肩及上肢同时向前移动。④跨步站立训练:使患儿重心由两条腿向一条腿转移,保持平衡,治疗师给予适当扶持。⑤独立行走训练:在跨步站立的基础上,让患儿扶双杠、床沿等练习独立行走,逐渐减少对患儿的扶持,直到其学会。然后根据患儿行走的速度及耐力,逐渐加大训练难度,比如练习走斜坡、跨门槛、上下楼梯等。偏瘫患儿上楼梯时应先迈病侧腿,下楼梯时先迈健侧腿,以增加对病侧下肢的锻炼。

(2)步态训练:步态训练是行走训练的关键。脑瘫患儿由于肌肉痉挛、肌张力异常及共济失调等原因,在练习行走时会表现出各种异常姿势,如痉挛型脑瘫患儿可出现身体过于前倾或后仰,髋、膝及踝关节过度屈曲或伸展导致下肢僵直或屈曲、足外翻背伸或内旋下垂等情况,影响身体平衡与稳定,导致患儿难以完成抬腿、跨步及脚底着地等动作。对这些异常步态必须不断予以矫正,才能使患儿学会正确行走。

开始行走训练前应分析引起不同肌群肌张力异常的原因,有的放矢地进行矫正。如先让患儿进行牵拉、按摩、理疗等治疗;帮助患儿练习伸髋、膝、踝关节;让患儿坐在床边,下肢悬空,练习协调的蹬踢动作;让患儿坐在椅子上,练习双腿交替向前、向后滑动,或练习双足底平踏地面等。对手足徐动型和共济失调型患儿,则要侧重于四肢和躯干控制能力的训练,如让患儿练习走直线;在地面上画连续的脚印,让他们按脚印进行练习;让患儿练习原地踏步或摆动上肢等。此外,还可借助一些辅助用具,如股四头肌肌力不足者除进行股四头肌肌力训练外,必要时可用支架支持其膝部伸展;交叉步态患儿可用外展步行板训练;步幅异常患儿可用平行梯子训练;各种异常姿势及反射等可用 Bobath 球训练矫治。

(二)作业疗法

正常姿势是进行各种随意运动的基础。治疗师应根据发育的规律,通过作业训练,让患儿保持正常姿势。上肢的随意运动能力是患儿生活自理、发展职业技能的关键,因此作业治疗的一个重要内容就是在上肢粗大运动技能训练、眼手协调训练的基础上,增强手的精细运动技能。脑瘫患儿日常生活活动能力低下,加强日常生活动作训练可以增强患儿的独立生活能力,最终实现生活自理。此外,促进感觉、知觉和认知能力的发展,促进职业技巧和能力的发展,促进情绪的稳定性和社会适应性等,都对患儿的功能恢复、参与社会生活具有重要意义,都是作业疗法的内容。

1.保持正常姿势

整合非对称性颈反射、对称性颈反射和迷路张力反射。可通过将患儿摆放在反射抑制体位上来进行,例如:①当患儿的头转向身体一侧时,将其脸正对的一侧上肢保持屈曲位,另一侧上肢保持伸展位,以整合非对称性颈反射。②头背屈,四肢肌张力增高的患儿,家长可将患儿侧卧,双下肢屈曲,双手交叉呈抱球姿势。③对于剪刀步态,可让患儿仰卧,采用摇髋法、分髋法对内收肌群进行牵伸,保持片刻,反复操作;或用滚筒、木马、木椅等做"骑马"训练;或蛙式爬行或爬高训练,也可以让患儿扶杠侧行。患儿休息时应在其双腿间放一枕头或其他柔软物体,同时让患儿双脚尖尽量朝向外侧,以保持其双腿分开。

2.上肢粗大运动功能的训练

上肢粗大运动功能是手精细功能的基础。在上肢作业治疗中,应先进行上肢粗大运动技能的训练,直到它们能很好地支持手的精细运动技能。

(1)肩关节训练:

①肩关节活动范围训练:可以通过治疗师或家长的帮助鼓励,让患儿的肩关节在不同卧位下进行各个方向上的活动。

②肩关节控制训练:患儿俯卧,双肘支撑上身,做左右、前后的重心转换;或让患儿于摇板上呈四爬位,治疗师控制摇板做缓慢晃动。也可以让患儿俯卧在滚筒上,双手交替支撑,向前、向后爬行;或一手支撑地面,治疗师在支撑臂的肩部施以适当的压力,另一手进行某一作业活动。此外,还可以让患儿坐或站立,双手与治疗师的双手共持一根木棒,做对抗性互推的动作。

③利用拉锯、推刨子、磨刀等活动锻炼肩关节的屈伸功能;用书法、绘画、舞蹈动作等锻炼肩关节内收、外展功能。

(2)肘关节的训练:方法是令患儿肩胛带前伸,伸肘够物;或手握一硬的圆锥体去触碰前方目标;或手握磁铁去吸附前方的金属物,引导肘关节伸直。对年幼的患儿,可将其抱坐于治疗师腿上,让其伸手拍击治疗师的手掌,注意不要让其失去姿势控制。

(3)训练坐位平衡,诱发保护性伸直反应:让患儿坐于半圆形晃板上,治疗师立于患儿身后或一侧保护其安全,同时鼓励患儿当身体向左晃动时伸左手向左侧够物,向右晃动时伸右手向右侧够物,向前晃动时伸手向前够物。

(4)腕关节锻炼:用刷墙、敲锤等活动锻炼腕关节。

(5)诱发双手在中线上的活动:让患儿保持双手交叉互握状态,或用两手同时触碰胸前方的物体,或双手轮流抓放某一物体。也可以让患儿双手一起操控简单的玩具。

3.眼手协调性训练

眼手功能协调是发展手精细运动功能的基础。治疗师可以带领患儿进行拍手、搭积木、插扦、套圈、串珠等活动,帮助脑瘫患儿改善视觉固定、视觉跟踪和眼手的协调等功能。

4.手精细运动功能的训练

手运动功能的发育过程是先抓握后伸展放开,训练时也应该按此顺序,由易到难进行。在开始训练前,应先让患儿获得良好的坐位平衡能力,或在训练时给患儿提供适当的桌椅,以帮助其控制姿势。应鼓励患儿进行双手性活动,单手活动时治疗师要将另一手摆放于恰当的位置,以帮助患儿维持正确的姿势。

(1)手的感知训练:利用孩子的抓握反射,通过抚摸、触碰、逗引等,刺激患儿感知自己的身体。也可让患儿向痉挛较轻的一侧侧卧,头略前倾,下肢屈曲,双手互握,两肩内收,触摸自己的口鼻或面前的玩具。患儿仰卧时,可在其头顶悬挂玩具,让患儿进行触摸。年龄较大的孩子可以进行推拉、伸手够物等训练。

(2)掌指训练:掌指训练的步骤为:①治疗师与患儿胳膊伸直,掌掌相对,治疗师用力挤压患儿肩部,维持一定时间再放松,避免肘关节屈曲或过伸。②治疗师帮助患儿五指伸开再并拢,维持一定时间,反复进行,注意纠正患儿的用力错误及异常姿势。③治疗师引导患儿做拇指与其他手指的对指、对捏动作。④治疗师外展患儿上臂,先轻揉大鱼际肌肉,再将拇指外展背伸,轻轻摇动,待其放松后诱导拇指主动外展背伸;其余四指亦先被动外展背伸,然后诱导主动动作,反复进行。

(3)手指控制训练:

①增强手部感觉训练:治疗师用布或刷子擦刷患儿手臂、手及每个手指,也可以让患儿把每只手指插入黏土中,用每只手指与拇指撑开黏土,或用手指撑开橡皮筋、捏衣夹,在装有沙子或豆子的容器中寻找小物品等。

②手指分离控制训练:治疗师训练患儿捡拾小玩具或珠子,并将其放入窄口瓶内,或者让患儿用每个手指蘸颜料印指印,弹玻璃珠,按笛子、琴键、键盘,堆积木,玩智力拼图,下跳棋,剪纸,学习拉拉链、扣纽扣等。

③手抓放动作训练:当患儿已能握持住手中的物品时,就应鼓励其练习伸手抓握,如玩具、食物、棍棒等。

对一侧手掌偏瘫的患儿,应训练其使用双手,具体方法是在健侧手做动作的同时引导患侧手进行辅助。平时可以让患儿练习四肢爬行、双足倒立、双手支撑等。

5.进食训练

进食是健康与生命的保证,因此帮助脑瘫患儿尽早发展进食技巧是非常重要的。首先应评估孩子的实际能力,找出进食困难的原因,如究竟是咀嚼、吞咽差,不能控制口、舌、头部的运动,不能保持坐位平衡,还是手眼协调障碍无法将食物送至口中等,然后再进行针对性的训练。

(1)口、唇、舌控制训练:治疗师用拇指、食指、中指在患儿下巴前下部缓慢上推,施加压力,可以改善患儿的吸吮-吞咽反射。在患儿口唇上放甜性食物,要患儿伸舌舔食;也可将黏性食物放在患儿的门牙内侧和腭后部,让其舔食,以锻炼其舌的功能(若患儿不能伸舌则不进行此训练)。每次进食前用食指和中指环绕唇周进行敲击和按摩,也能改善口部功能。

对于经常流口水的患儿,可经常性地用手指敲击或按压患儿的上唇,或向左右侧方轻轻牵伸唇部肌肉,以帮助患儿闭口。对于不能控制伸舌的患儿,可用一根头部浅平、边缘圆钝的勺子对患儿的舌头施加一定的压力,增强其控制能力。

(2)增强咀嚼训练:治疗师可将一小块硬性食物放于患儿的一侧牙齿之间,用手托举下巴帮助其闭合口部。也可选择细长的厚片状食物,在患儿撕咬时稍用力往外拉,或在患儿牙齿上磨动食物。

(3)喂食:在患儿不能独自进食之前应进行喂食训练。用奶瓶喂食时,喂食者应将患儿抱在怀里,使其头前屈、上身前倾、肩内收、双手放在胸前,抱住奶瓶或由喂食者拿住奶瓶。注意奶嘴孔不可过大,流质应稠厚一些,避免引起呛咳。

用汤勺喂食时患儿取坐位,面向喂食者,头、上身略向前倾,双手放在胸前。治疗师应用拇指和食指固定患儿下颌以方便喂食,食物应从身体正前方送入患儿口中。喂食时选用平勺,用勺底压住患儿舌尖,防止患儿舌尖将勺子顶出,缓慢倒入食物后帮助患儿闭嘴,完成咀嚼和吞咽动作。如患儿牙齿紧咬,切勿将匙强行抽出,以防损伤患儿牙齿。喂食时应避免患儿头后仰导致吸入异物。

(4)独立进食:治疗师为患儿选择合适的桌椅,使患儿坐下后躯干可以伸直,髋膝屈曲 90°,两腿稍分开,双脚平放于地面。在开始独立进食训练前,应先引导患儿由手到口的动作,可让患儿双手交叉互握抬起触摸口唇,也可让患儿用手抓或蘸取食物,做手到口的动作。进食训练时,根据患儿情况,治疗师可先将勺子固定在患儿手上,或选用粗柄、弯柄勺子。进食过程可分解成握勺、挖饭、把饭送到口边、送入口中几个步骤,应按相反顺序进行训练,即先练习将饭送入口中,最后练习握勺,每个步骤都掌握后,再进行正常顺序的系统训练,以增加患儿的成就感和训练兴趣。练习时家长应给予患儿适当的协助,如帮助其控制手臂等。

训练时应使用塑料餐具,盘子或碗下垫防滑垫或湿毛巾。开始练习时可先选用糊状食物如米糊、稠粥,然后是流质食物,最后用固体食物和蔬菜进行练习。

(5)饮水:训练时先选择带盖的吸管杯,用吸管吸水。治疗师应先协助患儿练习下颌闭嘴的动作,然后再训练其用杯子喝水。用杯子饮水时,保持正确的身体姿势非常重要,因为异常姿势(如头后仰)可引发躯干后伸僵硬而产生呛咳,故应采用带缺口的杯子,缺口对准鼻梁,避免头后仰发生危险。训练开始时可选用稍稠些的液体,如酸奶、玉米粥、小米糊等,以避免液体流速过快、吞咽不及而产生呛咳。

6.穿衣训练

正常孩子约在一周岁时开始配合家长学习穿衣,如伸出脚穿鞋子、伸出胳膊穿袖子等,约在一岁半时开始有意识地脱鞋、脱袜,两岁时能脱宽松的衣服,三岁时能穿上宽松的衣服,四岁时会扣大纽扣,五岁时除个别困难动作外基本能完成穿脱衣服的动作,六岁时大多能实现独立穿衣。

训练脑瘫儿童穿衣时需要比普通孩子更多的时间和耐心。给脑瘫孩子穿脱衣服时常碰到患儿大腿交叉不易分开、手臂僵硬不易屈伸、身体僵硬后挺,或头及躯干不易控制、多不自主动作等困难。

(1)体位:根据患儿情况,可以选择仰卧位、侧卧位、坐位等不同的体位,以减轻痉挛、保持稳定。常用的体位有以下三种:

①仰卧位:在患儿头部和臀部各垫一个枕头,使其身体稍微屈曲,可使患儿的双臂容易伸展,双腿容易弯曲和分开。

②侧卧位:患儿侧卧,头略前倾,这种体位对于穿脱袖子、裤子、鞋袜较为方便。

③坐位:患儿面朝外坐在训练者腿上,身体略前倾,这种体位有利于孩子放松。

(2)训练:治疗师将衣物放在患儿能看见和易取的位置,教会患儿认识衣服鞋袜,学会分辨衣物的前后左右。此外还应告诉患儿衣物的用途,根据不同类型脑瘫患儿的实际情况选择合适的训练方法和顺序。例如,对偏瘫型脑瘫患儿,宜先练习偏瘫侧;上肢有屈曲痉挛者,应先缓慢牵伸上肢,再将其伸入衣袖;下肢伸直痉挛时,治疗师可将双手置于患儿下腰部轻轻用力,使其上身前倾,髋、腿屈曲,然后再穿着衣物。

刚开始训练时,可选择宽松的、易于穿脱的衣物。应按先上衣、后裤子,先鞋子、后袜子的顺序进行。对于经常将衣服穿倒或穿错左右鞋的患儿,应在衣服或鞋子上做醒目标记。衣物应尽量简单,如用套头衫代替衬衫、用松紧带代替裤带、用尼龙搭扣代替纽扣等。

训练应让患儿从完成最后一步的动作做起,以让患儿获得某种成功感,从而提高对穿衣训练的兴趣,然后逐渐增加所需完成动作的步骤。如果患儿能完成穿衣动作的所有步骤,就应给其足够的时间来完成,避免催促。在患儿完成得好或努力尝试时要给予鼓励。

7.如厕训练

通过如厕训练可帮助患儿保持身体的清洁和干燥,此项训练对患儿独立与尊严的发展十分重要。当患儿已具备一定的理解与合作能力,能够进行头部和躯干的控制,保持站位、坐位平衡,小便前有反应如面部表情特殊、两腿夹紧,小便时一次具有较多的量时,说明患儿已具备自己如厕的条件。

治疗师应选择合适的便器,让孩子处于一定的位置和姿势,以帮助脑瘫患儿保持坐位和放松自己。可将便器置于木盒或三角椅内,也可放在墙角,让孩子坐在上面,保持双肩及双臂向前,髋部屈曲,膝部弯曲并分开,两脚平放于地面。

要训练患儿做到定时排便。当患儿坐在便器上时,要让其明白坐在便器上的目的,即使患儿不愿意、哭闹,也应坚持,慢慢增加坐的时间。不论其是否排便,坐在便器上的时间均不宜超过十分钟。不要在排便的同时给他玩具,以免分散其注意力。要让患儿做到独立如厕,学习脱裤子、坐下、用纸擦拭、站起、穿裤子等一系列步骤。脑瘫孩子的如厕训练比普通孩子要耗费更多的时间和精力,只有通过长时间有规律的训练才能取得令人满意的效果。

8.梳洗训练

梳洗训练也是脑瘫儿作业训练的重要内容,该训练能够帮助患儿养成良好的生活习惯。治疗师应选择适合患儿使用的梳洗工具,如粗把的梳子、牙刷等,帮助其学习开关水龙头、洗手、使用肥皂、洗脸、拧毛巾、刷牙、梳头等。每个项目可分解成不同的步骤进行训练,应先易后难,如学习拧毛巾时开始可以搭在水龙头上拧,然后再双手相对拧。

9.洗浴训练

给脑瘫患儿洗澡应先使用浴盆。洗浴时经常出现的情况是,当孩子的脚刚一碰到浴盆,背部就僵硬反弓。治疗师应帮助患儿放松并尽可能保持平衡,具体方法是让患儿取坐位,头前倾,两手并拢置于胸前,然后将其抱起放于浴盆内。对于平衡功能较差的孩子,可以用宽带穿过其腋下两头固定以维持坐位;对于肌张力低下的孩子,可先将用布面的洗浴板置于浴盆内,再将孩子放在洗浴板上。可以给孩子一些塑料玩具,让其边洗边玩,缓解紧张姿势,也可给患儿一个娃娃,让其模仿家长给娃娃洗澡。在浴盆中洗澡无困难后,随着患儿的成长及体力与姿势的进一步改善,可学习站立洗浴。

10.特殊感觉训练

(1)视觉训练:视觉训练可以帮助患儿纠正视觉缺陷,并代偿其他各种感觉缺陷,训练内容有视觉灵敏度训练、形状知觉、距离知觉、空间视觉定向、颜色辨别、视觉追踪搜寻和视觉记忆等。训练器材有:①即用即会的器材如电动玩具,可以训练患儿的注视和追视能力。②色彩鲜艳的玩具如彩球等。③带有指示灯的游戏器材,当患儿操作完毕后,可以根据完成情况给予颜色提示。④可以辨别大小的器材,如拼图等。⑤电子器材,如计算机、平板电脑等,利用相关视觉训练软件进行训练。

(2)听觉训练:听觉训练的器材有:①打击乐器如锣、鼓等。②键盘乐器如电子琴、钢琴等。③吹奏乐器如笛子、口琴等。④弦乐器如吉他等。⑤自然声音。听觉训练的方法包括让患儿感知声音的存在并作出反应、分辨不同的声音、声音定位、语言的理解等。

11.其他作业训练

其他作业训练包括家务劳动训练(如擦桌子、扫地、叠被子等)和社会性作业(如购物、家庭财务管理、演奏乐器、绘画、唱歌、跳舞、读书、各种体育项目、旅行、陶艺、木工、园艺等)。这些训练均需患儿在具备了足够的理解力与合作能力,且身体情况允许时,再选择进行。有些活动看起来简单,但要训练脑瘫儿童去完成却往往显得复杂而艰难。治疗师应充分考虑患儿的年龄、脑瘫类型及严重程度、智力水平、现有功能情况、学习意愿等因素,制订切实可行的计划,按照由易到难、由简到繁、循序渐进、寓训于乐的原则开展训练。

(三)体育活动

体育是脑瘫儿童康复的重要内容。选择适合患儿的体育运动,可以帮助他们改善运动障碍和异常姿势,改善心理状态,提高生活质量和社会适应能力。脑瘫患儿的体育活动与其运动治疗与训练、作业疗法常有交叉。

1.体育活动的种类

体育活动包括医疗体操、游戏性活动、一般体育运动等。

(1)医疗体操:是从改善脑瘫患儿功能与姿势的需要出发,按一定顺序编排的一组动作,需要身体每个部位动作的配合,由治疗师或家长扶持患儿被动或主动进行。医疗体操的内容及注意事项详见本章附录。

(2)游戏性活动:包括摆放积木、插板练习、投球、接球、击鼓传球、滚球、踢球、滚圈、钓鱼、套圈、球池游戏、三轮车等。游戏性活动具有更高的趣味性,易于激发患儿兴趣。

(3)一般体育运动:包括健身操、轮椅篮球、轮椅击剑、轮椅网球、轮椅舞蹈、硬地滚球、手球、保龄球、高尔夫、马术、田径、游泳、乒乓球、射箭等运动项目。上述运动均可改善患儿的身体状况,如投篮与传球动作可以改善肩关节活动度,乒乓球可以改善腕关节功能等。

2.体育活动的选择

(1)痉挛型脑瘫患儿:应选择低肌张力、能改善肢体活动范围的项目,如伸展体操、在温水中游泳、设定障碍物绕行、活动平板步行、核心稳定性训练等活动方式。

(2)手足徐动型脑瘫患儿:此型患儿因肌张力高低和性质不断发生变化,导致肌群共同收缩不协调,出现全身性非对称、不规则的肌张力障碍,使患儿很难保持稳定的姿势。有研究表明,粗大运动中,手足徐动型脑瘫患儿在坐、爬、跪、站、跑、跳等方面均弱于痉挛型脑瘫患儿。因此,手足徐动型脑瘫患儿应选择脑瘫体操中练习姿势控制的动作、抛接球、投掷沙包等运动。

(3)共济失调型脑瘫患儿:可选择脑瘫医疗体操中的平衡动作、三轮车、游泳及各种游戏等,增强患儿的平衡能力。

(4)乘坐轮椅的脑瘫患儿:可根据患儿病情,开展轮椅篮球、轮椅击剑、轮椅网球、轮椅舞蹈、硬地滚球等能在轮椅上进行的运动。

(5)可行走的脑瘫患儿:根据身体运动能力,选择各种运动方式。

(四)物理因子疗法

1.水疗

水疗指通过涡流浴、喷射浴、旋水浴、气泡浴及不同水温的水浴,利用水的温度、浮力、机械刺激等来缓解肌肉痉挛,改善关节活动,提高平衡和协调能力,改善循环,调节呼吸功能。水疗还可以增强患儿的训练兴趣,改善情绪,提高自信,促进患儿智力、个性等发展,是较为适合脑瘫患者的理疗法。

2.传导热疗

采用加热的介质作用于患者体表,使热传导至患病部位,改善血液循环,松弛肌肉。常用介质有石蜡、水、泥、砂、酒、化学盐袋等。

3.电疗法、超声波疗法

如神经肌肉电刺激、经络导平仪、肌电生物反馈等。

(五)传统疗法

1.推拿疗法

根据前人经验,推拿可分三步:先通督脉,再调理经筋肌肉,最后进行矫形治疗。每次 30 分钟,每日 1 次,1 个月为一个疗程。

(1)通督脉:以推脊为主,方法是在头脊经络循行部位自下而上推脊三遍,大约需要 3 分钟,然后再自上而下点按督脉 2 分钟。此法可以疏通督脉经气,加速血液循环,改善脑脊供氧,促进脑发育。

(2)调理经筋肌肉:

①痉挛型脑瘫:患儿采取仰卧或坐位,先以按揉法、捏拿法、滚法等放松四肢及肩关节、髋关节肌群 4~5 分钟,然后患儿先仰卧位后俯卧位,放松下肢及髋关节、躯干部的肌群 5~6 分钟,以患儿无痛感为度。对上肢及下肢的穴位应穿插使用点法、按法,每穴操作 5~8 分钟,力量以患儿无痛感为度,而后迅速放松周围肌群。针对患儿各关节畸形的特点,应用摇法、拔伸法等来改善关节活动范围,而后应用拍击法、抖法等手法放松,操作至手、足部时,在手指端、背侧掌骨间及足趾端、足背跖骨间应使用掐法,然后迅速用揉法、捻法等放松周围关节。

②弛缓型脑瘫:以叩打手法为主,力度应大,以患儿感觉较痛为度,目的是提高萎缩肌肉的收缩能力。因弛缓型患儿关节活动范围较大,故关节部位禁止应用摇法、拔伸等手法,以免造成关节损伤。

③不随意运动型脑瘫:以捏脊、扣夹脊(5 遍)、拿肩颈为主,力度以皮肤潮红为度。

(3)矫形治疗:按不同关节活动障碍选取经络穴位,使用点揉、按压等手法,对腧穴进行较强的刺激,可产生开通闭塞、调整肌肉舒缩功能的作用。常用的局部点压穴位包括:

①竖头障碍:拿肩井,点大椎,以皮肤稍红为度。

②肩关节障碍:拿肩井,点按肩髃、肩髎,同时被动活动肩关节至无抵抗。

③肘关节障碍:拿手五里,点按曲池、尺泽,同时被动活动肘关节至无抵抗。

④腕关节障碍:点按揉内关、外关、阳池,同时被动活动腕关节至无抵抗。

⑤手指关节障碍:点按揉合谷、三间,直至手指伸展。

⑥髋关节障碍:点按肾俞、环跳、八髎、殷门,同时被动屈伸髋关节,以患儿耐受为度。

⑦膝关节障碍:按揉梁丘、伏兔、血海,点按阴陵泉、委中、殷门,同时嘱患儿做膝关节屈伸运动。

⑧踝关节障碍:点按揉阳陵泉、涌泉、解溪,同时被动活动踝关节至无抵抗。

对非痉挛性脑瘫患儿不使用被动活动手法。

2.针灸疗法

(1)头针疗法:脑瘫的病灶在脑,头皮经络与脑的关系十分密切,故刺激头皮相应区域对调整大脑功能有明显的效果。

根据头针穴位标准化方案,选取部分治疗线(区)如下:

①顶中线(见图 4-1):从百会穴至前顶穴,属督脉(百会:头部正中线,约相当两侧耳郭尖连线之中点;前顶:百会前 1.5 寸)。主治各种类型脑瘫。

②顶旁线(见图 4-2):承光穴沿经往后针 1.5 寸,属膀胱经,相当于足运动区(承光:前发际至百会连线中点旁开 1.5 寸)。主治对侧下肢瘫痪等。

③顶颞前斜线(见图 4-3):前神聪穴至悬厘穴,贯穿督脉、膀胱经、胆经,相当于运动区(前神聪:百会前 1 寸;悬厘:鬓角上际,悬颅与曲鬓穴之中点)。上1/5 治疗对侧下肢运动障碍,中 2/5 治对侧上肢运动障碍,下 2/5 治运动性失语、流涎、发音障碍。

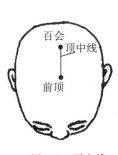

图 4-1 顶中线

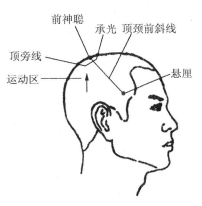

图 4-2 顶旁线、顶颞前斜线、运动区

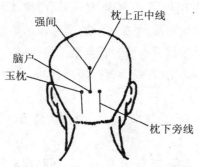

图 4-3　枕上正中线、枕下旁线①

④枕上正中线：强间穴至脑户穴，属督脉（强间：头部正中线，后发际直上 5 寸；脑户：强间穴直下 1.5 寸）。主治腰脊软或强直。

⑤枕下旁线：玉枕穴向下刺 2 寸，属膀胱经。相当于平衡区（玉枕：脑户旁 1.5 寸，枕外粗隆上缘外侧）主治平衡障碍、不自主动作多。

⑥运动区：顶骨结节起向下引 1 寸长的垂直线，同时引与该线夹角为 40°的前后两线（各长 1 寸）。主治大运动功能尚可而精细动作较差的脑瘫儿。

（2）九针疗法：主取三穴，每个穴位旁沿经络走行上下各 1 寸为强化穴，可针刺以加强针感传导，以轻浅点刺皮肤为度。痉挛型脑瘫患儿在点刺的同时应被动活动关节，防止关节挛缩，其他类型的脑瘫患儿不需被动活动关节。

必选穴位：头三针：百会、双风池；肾三针：肾俞、涌泉、三阴交。常用局部穴位：

①竖头障碍：肩井、大椎、玉枕。

②肩关节障碍：肩髃、肩髎、肩井。

③肘关节障碍：手五里、曲池、尺泽。

④腕关节障碍：内关、外关、阳池。

⑤手指关节障碍：合谷、三间、后溪。

⑥髋关节障碍：肾俞、环跳、殷门。

⑦膝关节障碍：梁丘、伏兔、血海、阴陵泉、委中、殷门。

⑧踝关节障碍：阳陵泉、涌泉、解溪。

刺法为点刺不留针。每日 1 次，每周 6 次，1 个月为一个疗程。

（2）耳穴治疗：具体方法是应用耳穴治疗仪探测病变脏腑的相应穴位，应用

---

① 图片引自务学正主编《脑瘫儿的疗育》，郑州大学出版社，2004 年 1 月第 1 版。

针极点刺治疗后,对相应穴位进行磁珠压贴。每周 2 次,10 次为一个疗程。

(4)电子针疗仪:该仪器适用于对针灸恐惧、不配合的患儿,作用相当于针刺治疗。每日 1 次,每次 30 分钟,10 次为一个疗程。

(5)穴位埋线:对不耐受针灸的患儿,可以每周进行一次穴位埋线治疗,取穴同九针主穴。4 次为一个疗程。

3.中药疗法

脑瘫属于中医学"五迟""五软""五硬""痿证"等范畴,多因先天禀赋不足、肝肾精血亏损,又加后天失养、气血虚弱所致,可辨证使用加味六味地黄丸、八珍汤、补中益气汤等进行加减治疗。但因患儿较小,有时难以配合口服中药。

4.中药外治

中药熏蒸可选取活血通络药材,如赤芍、当归、伸筋草、透骨草、木瓜、红花、蝉蜕等;中药洗浴可选用活血通络、祛风止痉药材,如红花、海风藤、鸡血藤、桑枝、桂枝、地肤子、熟附子等。确定所用药材后,每次熏蒸或洗浴应持续 15～20 分钟,连续 10 次为一疗程,可连续 2 个疗程。如有过敏应立即停止使用。

5.食疗

脑瘫患儿的饮食宜易于消化吸收且营养丰富,多以高热量、高蛋白质、富含维生素和矿物质的食物为主。主食可选择米饭、面条、馒头、粥、粉等,避免摄入过多的甜食和肥肉。患儿宜多吃蔬菜、水果,以获得维生素并保持大便通畅。如患儿不愿吃蔬菜,可以将蔬菜做成包子、饺子、菜泥、菜汤等。蛋白质是智力活动的基础,应多让患儿食用高蛋白质的食物如肉类、蛋类、水产类、大豆类、奶制品等。维生素 A 能增强身体抵抗力,促进大脑发育,应多选择富含维生素 A 的食物如动物肝脏、蛋类、奶类、有色蔬菜和水果等。B 族维生素能提高机体的各种代谢功能,增强食欲;维生素 D 能促进钙的吸收和利用;锌能够提高智力等等,必要时需要对这些营养元素进行补给。常用食疗食物有黑豆、核桃仁、枸杞、桑葚、山药、红枣、薏米、牛奶等。

(六)心理治疗

脑瘫患儿情绪、性格多存在问题,表现为固执、冲动、多攻击行为甚至自残等。由于肢体运动障碍、社会活动受限制、他人的歧视和偏见等原因,患儿易紧张、焦虑、恐惧、孤独,自卑、依赖性强,缺乏独立意识,害怕与外界接触,情绪消沉,易自暴自弃。患儿常有认知损害,表现为记忆障碍、集中精力困难等。

脑瘫患儿的心理治疗应早期进行,以促进患儿认知、情绪、个性等正常发展。

方法是鼓励患儿多与他人交往,消除恐惧心理,锻炼社交能力。治疗师应指导家长与患儿建立良好的关系,给患儿更多的关爱与照顾,耐心指导,注意挖掘其自身潜力,增强其认知能力,多表扬鼓励,少批评,使患儿有成就感并不断进步;增强患儿的自信心,帮助其树立积极乐观的人生态度;帮助患儿实现生活自理,克服依赖心理,培养独立意识,切不可歧视或溺爱,以免造成患儿性格缺陷。

(七)其他疗法

脑瘫尚无特效治疗药物,常用药如脑神经营养药、抗痉挛药等在必要时可用,但无法替代功能锻炼。言语障碍常见言语发育迟缓、构音障碍、交流障碍等,应根据导致障碍的原因进行训练。根据脑瘫的类型和时期,可选择适宜的辅助器具和矫形器。痉挛型脑瘫患儿可采取手术治疗改善肌张力和矫正畸形。脑瘫患儿伴随的听力损害、视力障碍等应根据情况,及时进行专科治疗。

(八)护理

对脑瘫患儿,应根据病情采取正确的抱法,以帮助患儿控制头部和躯干的运动,纠正异常姿势。对痉挛型脑瘫患儿,家长可让孩子坐或躺在床上,先将孩子曲髋、屈膝、双腿分开,然后呈面对面姿势抱起,孩子的双腿分置于家长身体两侧,双手可抱住家长颈部,头枕于家长肩上。此抱法可纠正患儿双下肢硬性伸展、交叉及尖足等异常姿势。对手足徐动型脑瘫患儿,可让孩子俯卧,家长一手从孩子腹下将其抱起,另一手从孩子的腘窝处将其双腿压向腹部,使孩子屈髋屈膝,然后抱到胸前,使孩子背朝家长靠坐,双手放在身体前方中线处。家长利用下颌或上臂控制孩子的头部,使之位于中线并略前倾,孩子的双手、双腿应尽量并拢,屈髋屈膝,双腿尽量压向腹部,头颈、躯干略前倾。这种抱法可以抑制患儿的角弓反张、非对称姿势,并促进头颈的稳定性。

脑瘫患儿应避免长时间卧床。家长应经常帮助患儿翻身,及时清理大小便,保持皮肤清洁,防止褥疮或继发其他感染。仰卧位时患儿的头很难置于中央,且常偏向一侧,长期仰卧位可使头变形,脊柱弯曲,故多采取侧卧位。对于头背屈、四肢强直的孩子,可仰卧于吊床上。要让患儿学习进食动作,尽早结束他人喂食,实现独立进食。如患儿进食的热量无法保证,可进行鼻饲。对3个月内的患儿,家长应经常与孩子面对面讲话、逗引、发音、唱歌,引起孩子注视、发音、发笑,增加孩子的理解能力。

附　录

一、Vojta 姿势反射检查法

(一)拉起反射

小儿仰卧,头正中位,检查者把两手拇指从小儿手掌尺侧伸入,诱发抓握反射,并用其余四指固定小儿腕部(勿触及手背)。将小儿用力从床上拉起,使其躯干与床面成 45°角时,观察小儿头部与下肢的变化。

1.正常反应

Ⅰ相(0~6 周):小儿头背屈,两下肢轻度外展屈曲。

Ⅱa 相(7 周~3 个月):拉起时,躯干屈曲,头颈在上部躯干延长线上,双下肢稍向腹部屈曲。

Ⅱb 相(4~6 个月):拉起时躯干进一步屈曲,头颈前屈,下颌抵胸,双下肢屈曲,大腿可抵腹部。出现此种表现标志着第二屈曲期发育成熟。

Ⅲ相(7~8 个月):躯干伸展,用坐骨结节支撑体重,肩外展。被拉起时,上肢屈曲有用力的表现,头抬高,下肢半屈曲半伸展,并略抬高。

Ⅳ相(9~12)个月:躯干充分伸展,以骶椎为轴,上肢用力主动拉起,下肢轻度外展,伸展不动,足背屈,足跟贴床。

2.异常反应

(1)头极度背屈,拉起时,头向后方呈极度背屈状态,多为肌张力低下型脑瘫。

(2)头极度背屈,下肢硬性伸展,拉起时呈角弓反张状态,似拱形桥,所以又称桥状拉起。

(3)脊柱与四肢硬性伸展,拉起时全身似木棒,无髋关节的分离动作,又称棒状拉起。

(4)头背屈、四肢极度屈曲。

(5)各相指标较同龄儿延迟。

(二)立位悬垂反射

小儿俯卧,检查者双手扶持小儿腋下,将小儿垂直提起(勿触碰其背部),观察小儿两下肢的动作反应。

1.正常反应

Ⅰa 相(0~3 个月):两下肢呈弛缓性半伸展,半屈曲状态。

Ⅰb 相(4~7 个月):两下肢主动屈曲向腹部。

Ⅱ相(7～12个月)：两下肢主动地自由伸展。

2.异常反应

(1)双下肢内收、内旋、硬性伸展，交叉尖足，多见于痉挛型脑瘫。

(2)两侧下肢一侧伸展，一侧屈曲，这是受非对称性紧张性颈反射的影响所致。

(3)上肢伸展，下肢屈曲，或上下肢全呈屈曲状态。

(三)倒位悬垂反射

小于 5 个月的小儿取仰卧位，大于 5 个月的小儿取俯卧位，足底向着检查者，躯干与检查者垂直。检查者双手分别握住小儿的两侧大腿，迅速上提使小儿呈倒位悬垂状，观察小儿头、颈、躯干的伸展状态以及上肢与躯干的夹角。

1.正常反应

Ⅰ相(1.5～3个月)：小儿头朝下呈倒位悬垂后，上肢出现拥抱样反射，头颈部无伸展动作。

Ⅱ相(4～6个月)：头、颈伸展到胸腰部，髋关节伸展，上臂与躯干成 135°角。

Ⅲ相(6～12个月)：头、颈、躯干伸展到骶尾部，上肢伸展有保护性伸展反射样动作，上臂与躯干成 170°角。

Ⅳ相(9～12个月)：自发的随意运动。当小儿呈倒立悬垂后可表现为躯干屈曲，有主动抓住检查者的抓人动作。

2.异常反应

(1)手紧握拳，上肢屈曲紧贴胸部，头、颈、躯干无伸展动作。

(2)双手伸展，肩后退，上肢向后呈现非对称性姿势。

(3)上肢屈曲于胸前呈吃手样动作。

(四)俯卧位悬垂反射

小儿俯卧，检查者用双手掌扶持小儿腋下并呈水平状提起，观察小儿头部、躯干及四肢的变化。

1.正常反应

Ⅰ相(0～6周)：小儿头、躯干、四肢依重力呈自然下垂及轻度屈曲状态。

Ⅱ相(7周～4个月)：头颈伸展达躯干延长线上，脊柱略伸展，四肢呈轻度屈曲状态。

Ⅲ相(4～12个月)：小儿头颈、躯干呈对称性伸展，6个月时伸展到骶尾部。上肢自由伸展，下肢轻度屈曲或伸展。

2.异常反应

(1)手握拳,吃手,上肢屈曲紧贴胸部,下肢硬性伸展。

(2)上下肢均呈伸展状态,这是由于受紧张性颈反射的影响所致。

(3)头与四肢下垂,脊柱上凸,呈倒"U"字形,此表现在肌张力低下型脑瘫和脊髓性肌营养不良患者中多见。

(4)头背屈,脊柱与下肢呈硬性伸展,下肢交叉,尖足,角弓反张。

(五)斜位悬垂反射

小儿俯卧,检查者用双手握住小儿胸腹部垂直上提,然后迅速向一侧倾斜,观察小儿上侧上下肢和头部及躯干的变化。

1.正常反应

Ⅰ相(0～10周):上肢呈拥抱反射样动作,上侧下肢屈曲,足背屈、内旋、趾张开;下侧下肢伸展,足背屈、外旋,趾屈曲,脊柱侧弯上凸。

Ⅰu相(10周～5个月):这是Ⅰ相与Ⅱ相的过渡期,表现为上肢呈拥抱反射样,下肢屈曲,头颈部较Ⅰ相略伸展。

Ⅱ相(5～7个月):四肢对称屈曲,手指伸展,下肢屈曲略外展,足呈中间位,略外展。

Ⅱu相(7～9个月):为Ⅱ相与Ⅲ相的过渡相,上肢稍外展,下肢缓慢地屈曲或伸展。

Ⅲ相(9～12个月):头部立直,上侧上下肢充分伸展外展,下侧上下肢轻度屈曲。

2.异常反应

(1)上肢呈拥抱反射样姿势,下肢呈硬性伸展状态。

(2)手紧握拳、紧贴胸部,下肢伸展。

(3)上肢屈曲,吃手,下肢硬性伸展。

(4)头背屈,肩后伸,四肢伸展,下肢内收、内旋、交叉、尖足。

(5)头下垂,脊柱上凸,上下肢呈弛缓性伸展状态。

(六)Collis 水平反射

小儿仰卧或侧卧,手指伸开,检查者位于小儿身后或一侧,一手握住小儿一侧上臂,另一手握住小儿下肢大腿根部向上水平提起,观察小儿另一侧上下肢的姿势变化。

1.正常反应

Ⅰa相(0～6周)：上肢突然伸展、手指张开呈拥抱反射样，头部下垂，下肢呈屈曲状态。

Ⅰb相(7周～3个月)：手指张开但不呈拥抱反射样，上肢轻度屈曲或伸展，头颈伸展与躯干平行。

Ⅱ相(3～8个月)：手指张开支撑在床上，下肢稍弯曲或略伸展。

Ⅲ相(8～12个月)：上下肢对床都呈支撑样动作。

2.异常反应

(1)头背屈，手握拳紧贴胸部，上肢呈屈曲状态。

(2)上肢呈拥抱反射样动作，上下肢均伸展。

(3)上下肢伸直，但无支撑样动作。

(七)Collis 垂直反射

小儿仰卧，检查者用手握住小儿一侧大腿，待肌紧张发生后迅速向上提起，使小儿呈垂直倒立姿势，观察另一侧下肢的反应。然后再检查另一侧。

1.正常反应

Ⅰ相(0～3个月)：自由侧下肢屈髋、屈膝呈90°的姿势。

Ⅱ相(6～12个月)：髋关节屈曲、膝关节伸展，上肢呈保护性伸展反射样，出现双手支撑动作。

2.异常反应

(1)自由侧下肢呈硬性伸展姿势、尖足，上肢屈曲或伸展。这种异常反应最多见，多为痉挛型脑瘫的特点。

(2)自由侧下肢呈屈曲状态。

(3)肌张力低下，患儿呈倒垂状，无头、颈、躯干的伸展。无双手的保护性伸展动作，自由侧下肢呈弛缓性伸展或屈曲状态。

二、脑瘫儿童 ADL 评定量表

脑瘫日常生活活动能力量表

编号＿＿＿＿＿＿＿＿＿＿　姓名＿＿＿＿＿＿＿＿＿＿

性别＿＿＿＿＿＿＿＿＿＿　年龄＿＿＿＿＿＿＿＿＿＿

住院号＿＿＿＿＿＿＿＿　科别＿＿＿＿＿＿＿＿＿＿

床号＿＿＿＿＿＿＿＿＿＿　教育年限＿＿＿＿＿＿＿

左右利手＿＿＿＿＿＿＿　主试者＿＿＿＿＿＿＿＿

(请将相应的答案填入方框内)

	第一次测验 日期_____	第二次测验 日期_____	第三次测验 日期_____	第四次测验 日期_____
1.洗脸、洗手	☐	☐	☐	☐
2.刷牙	☐	☐	☐	☐
3.梳头	☐	☐	☐	☐
4.使用手绢	☐	☐	☐	☐
5.洗脚	☐	☐	☐	☐
6.奶瓶吸吮	☐	☐	☐	☐
7.用手进食	☐	☐	☐	☐
8.用吸管吸引	☐	☐	☐	☐
9.用勺叉进食	☐	☐	☐	☐
10.端碗	☐	☐	☐	☐
11.用茶杯饮水	☐	☐	☐	☐
12.水果剥皮	☐	☐	☐	☐
13.脱上衣	☐	☐	☐	☐
14.脱裤子	☐	☐	☐	☐
15.穿上衣	☐	☐	☐	☐
16.穿裤子	☐	☐	☐	☐
17.穿脱袜子	☐	☐	☐	☐
18.穿拖鞋	☐	☐	☐	☐
19.系鞋带、扣子、拉锁	☐	☐	☐	☐
20.能控制大小便	☐	☐	☐	☐
21.小便自我处理	☐	☐	☐	☐
22.大便自我处理	☐	☐	☐	☐
23.电器插销使用	☐	☐	☐	☐
24.电器开关使用	☐	☐	☐	☐
25.开关水龙头	☐	☐	☐	☐
26.剪刀的使用	☐	☐	☐	☐
27.书写	☐	☐	☐	☐
28.与人交谈	☐	☐	☐	☐
29.翻书页	☐	☐	☐	☐
30.注意力集中	☐	☐	☐	☐
31.大小便会示意	☐	☐	☐	☐
32.会招手打招呼	☐	☐	☐	☐

33. 能简单回答问题 □ □ □ □

34. 能表达意愿 □ □ □ □

35. 翻身 □ □ □ □

36. 仰卧位↔坐位 □ □ □ □

37. 坐位↔膝立位 □ □ □ □

38. 独立坐位 □ □ □ □

39. 爬 □ □ □ □

40. 物品料理 □ □ □ □

41. 床↔轮椅或步行器 □ □ □ □

42. 轮椅↔椅子或便器 □ □ □ □

43. 操作手闸 □ □ □ □

44. 乘轮椅开门 □ □ □ □

45. 移动前进轮椅 □ □ □ □

46. 移动后退轮椅 □ □ □ □

47. 扶站 □ □ □ □

48. 扶物或步行器行走 □ □ □ □

49. 独站 □ □ □ □

50. 单脚站 □ □ □ □

51. 独行 5 米 □ □ □ □

52. 蹲起 □ □ □ □

53. 能上下台阶 □ □ □ □

54. 独行 5 米以上 □ □ □ □

医生评价：＿＿＿＿＿＿＿＿＿＿＿＿＿＿＿＿＿＿＿＿＿＿＿＿＿＿＿＿

三、医疗体操举例①

(一)脑瘫体操

第一节　头部向各个方向运动。

第二节　双臂伸直,肩屈曲、伸展,并外展、内收(模仿鸟的飞翔动作)。

第三节　一肩屈曲,同时另一肩伸展。

第四节　肘部屈曲、伸展。

---

① 引自金宁《文体疗法在脑瘫社区康复中的应用》,《中国康复理论与实践》2003,4(9)。

第五节　前臂旋前、旋后。

第六节　两手手指交叉,手掌向前翻推,肘部伸展。

第七节　两手手指进行各种动作的练习。

第八节　坐位,两腿伸直,双臂伸直用手触脚做体前屈。

第九节　仰卧位,两腿伸直,一条腿伸直抬起,落下的时候另一条腿向上伸直抬起。

第十节　仰卧位,做搭桥练习。

第十一节　仰卧位,两腿屈膝并紧,向左右摆动。

第十二节　仰卧位,两腿轮流屈伸髋、膝关节。

第十三节　俯卧位,抬头,双臂伸直支撑。

第十四节　俯卧位,做屈膝练习。

第十五节　做手膝位支撑练习。

第十六节　做双膝跪位和单膝跪位平衡练习,双膝跪位向各个方向的移动练习。

第十七节　做翻身滚动练习。

（二）伸展体操

第一节　全身伸展

仰卧位,两手手指交叉,两肘伸直,肩关节屈曲,两臂尽最大努力放在头部两侧,两腿也尽最大努力伸直。

第二节　腰部和大腿后部的伸展

（1）单腿:仰卧位,两手抱膝慢慢将膝部靠近胸部,另一条腿保持伸直姿势,两腿轮换练习。痉挛型患儿伸直的腿容易弯曲,可寻求他人的帮助。

（2）双腿:仰卧位,两手抱住双膝慢慢将膝部靠近胸部,可能的话,头向膝部靠近呈团身状。

第三节　头的伸展

仰卧位,两手抱在头后方,头慢慢向后用力,然后用右手扳住头靠向右肩,再用左手扳住头靠向左肩,交替进行。

第四节　扭转腰

仰卧位,左腿屈曲髋、膝关节,用右手扳住左膝,牵拉左侧腰部。左右两侧交替进行。

第五节　腰部牵拉

从仰卧位开始,两腿屈髋向头的方向屈体,两脚着地,两手可撑在腰部两侧,也可扶在两侧地面。可在背后放一三角垫帮助轻松完成动作。手足徐动型患儿颈部紧张,做此动作时注意保持呼吸顺畅。

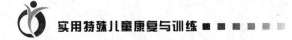

第六节　搭桥

仰卧位,两膝屈曲,两脚的位置与髋等宽,伸展髋关节使臀、腰和背部离地抬起。

第七节　伸展大腿前部

右膝弯曲,左腿伸直坐位,两手支撑在体侧,躯干稍微向后仰对弯曲腿的前部形成牵拉。左右交替进行。

第八节　俯卧撑

俯卧位,两手支撑地面,双肘伸直,伸展腹部。手足徐动型患儿如果不能伸肘支撑,可用肘部支撑。

第九节　肩的伸展

俯卧位,从膝、手跪位开始,臀部向后移动,胸部接近地面,伸展肩部。

第十节　背部的牵拉

膝手跪位,随吸气做仰头、塌腰的动作,呼气则低头,后背向上拱起,形成圆背。痉挛型患儿圆背的比较多,应采用仰头、塌腰动作;手足徐动型患儿则应采用后背向上拱的动作。

第十一节　髋部的牵拉

俯卧位,一条腿屈髋外展,另一条腿伸直,两侧交替进行。髋关节屈曲的痉挛型脑瘫患儿在做此动作时臀部容易抬起,可由他人帮忙按住臀部。

第十二节　大腿后侧的牵拉

长坐位,两腿膝关节伸直,踝关节背伸,然后弯腰用两手抓住两脚的脚趾。如果不能抓住脚趾,可以采用手拿毛巾或绳子套在前脚掌上,或由他人帮助完成。

第十三节　大腿内侧的牵拉

(1)第一种方法:坐位,两腿伸直尽量向左右用力分开,躯干缓慢向前用力屈曲。注意:长坐位时向后倒的患儿可以靠墙坐;两腿分开后脚尖内扣(髋内旋)的痉挛型患儿,要将其脚尖向外(髋外旋)摆放;动作要轻柔,避免大腿内侧肌肉拉伤和髋关节脱位。

(2)第二种方法:坐位,两腿屈曲,脚掌相对,尽量使脚靠近身体,用双手握住脚,弯腰前屈。

第十四节　上肢的伸展

坐位,两手在身后交叉向后上方用力;还可两手在体前伸肘交叉,屈曲肩关节。

第十五节　手腕、手指的伸展

用一只手的手心将另一只手张开的拇指慢慢伸展和屈曲。

练习伸展体操时须注意：

(1)作要柔和缓慢,不要用力过猛,避免肌肉和关节受伤。

(2)动作到位后,要将这个姿势保持住,不要做振动的动作。

(3)要保持正常的呼吸,不要憋气。

(4)每节操的姿势保持时间为10～30秒,做操时要面带笑容,使身体处于放松状态。

(5)一节操做完后,间隔2～3秒放松后再做下一节操。

(6)如果患儿不能很好地完成动作,可由他人帮助完成。

(王文燕　李万斌)

第二节　孤独症的康复与训练

孤独症(autism)又称自闭症、孤独性障碍(autism disorder),是广泛性发育障碍的代表性疾病,多见于男童。主要特征为儿童社会交往障碍,语言与交流障碍,兴趣范围狭窄和刻板重复的行为方式。孤独症作为一个慢性病程,预后较差,大多数患儿成年后无法独立生活,需要终生照顾,早期诊断早期进行特殊教育和康复治疗,有助于改善预后。

孤独症是由多种因素导致的、具有生物学基础的心理发育性障碍,遗传因素是主因,此外还与孕期感染、先兆流产、早产、难产、免疫、神经生化代谢异常、家庭因素等有关。患病率报道不一,国外多为 0.3%～1%,国内俞蓉蓉等人在分析了 2000～2010 年全国 10 个省市的孤独症发病率调查文献后得出的结论是,我国 10 省市儿童孤独症患病率为 0.28‰～25.0‰,132788 名儿童孤独症患者的总患病率为 2.55‰,其中男、女患病率分别为 3.37‰和 1.62‰,城市、乡村患病率分别为 3.35‰和 0.84‰,并且具有明显的性别差异和地区差异。一般男童的发病率为女童的 3～4 倍,但女童症状常较男童严重。

儿童孤独症患者一般在 3 岁前起病,多数患儿出生后逐渐起病,到 1～2 岁时症状已十分明显。少数患儿可在经历了 1～2 年的正常发育后再出现语言功能退化等起病表现。

一、临床表现

儿童孤独症主要表现为三大类核心症状:社会交往障碍、交流障碍、兴趣狭窄和刻板重复的行为方式。

1. 社会交往障碍

孤独症患儿缺乏与人交往的兴趣和正常的交往方式及技巧,极端孤僻,与外界隔离。患儿在婴儿期即表现为回避目光接触,至12～30个月时症状已较为明显。患儿对父母的亲近与呼唤缺少反应,被抱起时身体不与人贴近,不会冲母亲微笑,不会模仿他人的简单动作,不会咿呀学语。稍大的孩子对父母常不产生依恋,不寻求拥抱,不会用言语和姿势表达需求,对陌生人缺少应有的恐惧,不与同龄儿童交往,缺乏社交技能,不会与他人分享快乐,不会寻求安慰,不会对他人的痛苦表示同情和关心,喜欢独自玩耍,常不会玩想象性和角色扮演性游戏。随着年龄的增长,患儿与父母可能会建立一定的感情,但仍无法与他人主动交往,常自娱自乐,很难学会和遵循一般的社会规则。患者成年后仍然缺乏社会交往的兴趣和技能,较难建立友谊、恋爱和婚姻关系。

2. 交流障碍

孤独症患儿的言语交流和非言语交流均存在障碍,以言语交流障碍最为突出和严重,是最早也最易引起父母注意的表现,常是患儿就诊的首要原因。

(1)言语交流障碍:

①言语发育迟缓或缺如。患儿学会说话常较晚且进步很慢。起病较晚的患儿初期言语功能的发育表现正常,但起病后言语功能逐渐减少甚至完全消失。部分患儿终生无言语,只能通过手势等形式表达需求。患儿言语理解能力差,难以理解成语、隐喻等。

②言语形式及内容异常。有言语的患儿主动言语少,难以用已经学到的言语表达愿望或描述事件,不会主动提出话题、维持话题,常自说自话,反复诉说同一件事或纠缠于同一话题。患儿常刻板重复语言,反复重复一些词句或提问一个问题;或模仿语言,重复说他人说过的话或广告语,即"鹦鹉式语言"。患儿可能会发出别人听不清或不能理解的音节或短语,并存在答非所问,语句缺乏联系,语法结构错误,"你、我、他"人称代词用错等表现。

③语速、语调、节律、重音等异常。患儿语调常比较平淡,缺少抑扬顿挫,或怪声怪调,有时尖叫,不能运用语调、语气的变化来辅助交流,语速和节律也常存在问题。

(2)非言语交流障碍:孤独症患儿用于交流的表情、动作及姿势很少,大多不会用点头、摇头以及手势、动作表达想法,而是用哭叫表示,常拉着别人的手伸向他想要的物品。

3. 兴趣狭窄和刻板重复的行为方式

(1)兴趣狭窄。患儿兴趣较少,常对玩具、动画片、游戏等正常儿童喜欢的事物不感兴趣,不会玩有想象力的游戏,却迷恋于看电视广告、天气预报,或迷恋听某段音乐、某种单调重复的声音等。患儿通常对人或动物缺乏兴趣,但喜欢圆的或旋转的物体如雨伞、吊扇等,对一些无生命的物品如瓶子、盒子等可能产生强烈的依恋,爱不释手,如果被拿走则会烦躁哭闹、焦虑不安,或选择另外一件作为新的迷恋对象。有的患儿对光滑的物体表面或气味有特殊兴趣,喜欢触摸及嗅闻。

(2)行为方式刻板重复。患儿拒绝日常生活规律或环境的变化,如每天要吃同样的食物,穿同样的衣服,出门要走同一路线,坚持把物品放在固定位置,如改变会烦躁不安。患儿常坚持用同一种方式做事,拒绝改变,会反复用同一种方式玩耍,如给玩具排队,反复画一幅画或写几个字。患儿常会出现刻板重复的动作,如重复蹦跳、自身旋转、转圈走、拍手、将手放在眼前扑动和凝视、以跑代走等。

4.其他表现

除以上核心症状外,孤独症患儿还常存在多动、莫名其妙地笑、情绪不稳定、易发脾气、冲动攻击、自伤等行为。患儿感知觉常存在异常,对声音反应迟钝,甚至无反应而被怀疑有听力障碍;常有痛觉迟钝;对某些图像会恐惧或喜好。70%左右的患儿存在智力低下,但可能会在某些方面有较强能力;20%的患儿智力正常,10%的患儿智力超常。孤独症患儿认知发展多不平衡,机械记忆、音乐、计算能力相对较好,甚至具有超常能力,即所谓"白痴天才"。多数患儿注意力差,或极其专注而不能有效转移;思维过程局限、贫乏,缺乏象征性、抽象性和逻辑思维。有的患儿还伴有抽动秽语综合征、癫痫等。

二、诊断与评定

(一)一般检查

治疗师应详细询问病史,进行体格、发育检查和相关辅助检查。

(二)孤独症评定量表

1.克氏行为量表(Clancy behavior scale,CABS)

本表针对2~5岁的儿童,较为简易,灵敏度高但特异度不高,即易发现但不准确,适用于幼儿园、学校、家庭等对儿童进行快速筛查(见表4-1)。

表 4-1 克氏行为量表（CABS）

行为表现（最近一个月）	出现频率		
	从不（0分）	偶尔（1分）	经常（2分）
1.不易与别人混在一起玩			
2.听而不闻，像是聋子			
3.无论教患儿学什么都强烈反抗，如拒绝模仿、说话或动作			
4.不顾危险			
5.不能接受日常习惯的变化			
6.以手势表达需要			
7.莫名其妙地笑			
8.不喜欢被人拥抱			
9.不停地动，坐不住，活动量过大			
10.不看对方的脸，避免实现接触			
11.过度偏爱某些物品			
12.喜欢旋转的东西			
13.反复做怪异的动作或玩耍			
14.对周围漠不关心			

注：“从不”指此行为从未有过；“偶尔”指此行为有时出现，但频率不高（每周几次）；“经常”指此行为几乎每天出现。累计≥14分，“从不”≤3项且“经常”≥6项者，可能为孤独症。得分越高，可能性越大。

2.儿童孤独症行为量表（autism behavior checklist，ABC）

本量表共 57 个项目，包括感觉、交往、躯体运动、语言、生活自理五个方面，由家长填写用于筛查。总分高于 31 分提示可疑孤独症，总分高于 67 分提示存在孤独症（见表 4-2）。

表 4-2   **儿童孤独症行为量表（ABC）**

项目	S	R	B	L	S
	I	II	III	IV	V
1.喜欢长时间的自身旋转			4		
2.学会做一件简单的事，但是很快就"忘记"					2
3.经常没有接触环境或进行交往的要求	4				
4.往往不能接受简单的指令（如坐下、来这儿等）				1	
5.不会玩玩具等（如没完没了地转动或乱扔、乱揉等）			2		
6.视觉辨别能力差［如对一种物体的特征（大小、颜色或位置等）的辨别能力差］	2				
7.无交往性微笑（如无社交性微笑，即不会与人点头、招呼、微笑）		2			
8.代词运用的颠倒或混乱（如把"你"说成"我"等等）				3	
9.长时间地总拿着某件东西			3		
10.似乎不在听人说话，以致被怀疑有听力问题	3				
11.说话无抑扬顿挫（不合音调），无节奏					4
12.长时间地摇摆身体			4		
13.要去拿什么东西，但又不是身体所能达到的地方（即对自身与物体之间的距离估计不足）		2			
14.对环境和日常生活规律的改变产生强烈反应					3
15.当和其他人在一起时，对呼唤他（她）的名字无反应				2	
16.经常做出前冲、旋转、脚尖行走、手指轻捎轻弹等动作			4		
17.对其他人的面部表情或情感没有反应		3			
18.说话时很少用"是"或"我"等词				2	
19.有某一方面的特殊能力，似乎与智力低下不相符合					4
20.不能执行简单的含有介词语句的指令（如"把球放在盒子上"或"把球放在盒子里"）				1	

续表

项目	评分				
	S	R	B	L	S
	I	II	III	IV	V
21. 有时对很大的声音不产生吃惊的反应（可能让人感到儿童是聋子）	3				
22. 经常拍打手			4		
23. 发大脾气或经常发点脾气					3
24. 主动回避与别人进行眼光接触		4			
25. 拒绝别人接触或拥抱			4		
26. 有时对很痛苦的刺激如摔伤、割破或注射等不起反应	3				
27. 身体表现很僵硬（如打挺），很难抱住			3		
28. 当被抱时，让人感到他（她）肌肉松弛（不紧贴着抱其的人）			2		
29. 以姿势、手势表示所渴望得到的东西，而不倾向用语言表示				2	
30. 常用脚尖走路			2		
31. 用咬人、撞人、踢人等来伤害他人					2
32. 不断地重复短句				3	
33. 游戏时不模仿其他儿童		3			
34. 当强光直接照射眼睛时，经常不眨眼	1				
35. 以撞头、咬手等行为来自伤			2		
36. 想要什么东西不能等待（一想要什么就马上要得到什么）					2
37. 不能指出 5 个以上物体的名称				1	
38. 不能发展任何友谊（不会和小朋友来往、交朋友）		4			
39. 有许多声音的时候常常盖着耳朵	4				
40. 经常旋转碰撞物体			4		
41. 在训练大小便方面有困难（不会控制大小便）					1

续表

项目	评分				
	S	R	B	L	S
	I	II	III	IV	V
42.一天只能提出 5 个以内的要求				2	
43.经常受到惊吓或非常焦虑、不安		3			
44.在正常光线下斜眼、闭眼、皱眉	3				
45.若没有别人的经常帮助,不会自己给自己穿衣					1
46.一遍又一遍地重复一些声音或词				3	
47.瞪着眼看人,好像要"看穿"似的		4			
48.重复别人的问话和回答				4	
49.经常不能意识到所处的环境,并且可能对危险情况不在意					2
50.特别喜欢摆弄某种单调的东西,或着迷于某种游戏、活动等(如来回地走或跑,没完没了地蹦、跳、拍、敲)					4
51.喜欢触摸、嗅和(或)尝周围的东西			3		
52.对生人常无视觉反应(对来人不看)	3				
53.纠缠在一些复杂的仪式行为上,就像缠在魔圈内(如走路一定要走一定的路线,饭前或睡前或干什么以前一定要把什么东西摆在什么地方或做什么动作,否则就不睡、不吃等)			4		
54.经常毁坏东西(如玩具、家里的一切用具很快就弄破了)			2		
55.在 2 岁半以前就发现该儿童发育延迟					1
56.至调查时为止,在日常生活中仅会用多于 15 个但又不超过 30 个的短句进行交往				3	
57.长期凝视一个地方(呆呆地看某处)	4				

注:每项用"是"与"否"回答,对"是"的回答,按项目所赋分值计分,如第 5 项回答"是"就记 2 分。

3.儿童孤独症评定量表(childhood autism rating scale,CARS)

本量表是诊断量表,共 15 个项目,每个项目 4 级评分,总分最高 60 分,适用于 2 岁以上的人群,由检查者填写。总分低于 30 分可初步判断为无孤独症;总分为30～36分为轻到中度孤独症；总分为37～60分且至少有5项的评分高于3分为重度孤独症（见表4-3）。

表 4-3 儿童孤独症评定量表（CARS）

项目与分级	分值
一、人际关系	
与年龄相当：与年龄相符的害羞、自卫及表示不同意	1分
轻度异常：缺乏一些眼光接触，不愿意，回避，过分害羞，对检查者反应有轻度缺陷	2分
中度异常：回避人，要使劲打扰他才能得到反应	3分
严重异常：强烈地回避，儿童对检查者很少反应，只有检查者强烈地干扰，才能产生反应	4分
二、模仿（词和动作）	
与年龄相当：与年龄相符的模仿	1分
轻度异常：大部分时间都模仿，有时激动，有时延缓	2分
中度异常：在检查者极大的要求下有时模仿	3分
重度异常：很少用语言或运动模仿他人	4分
三、情感反应	
与年龄相当：与年龄、情境相适应的情感反应——愉快不愉快，以及是否感兴趣等，通过面部表情姿势的变化来表达	1分
轻度异常：对不同的情感刺激有些缺乏相应的反应，情感可能受限或过分	2分
中度异常：不适当的情感的示意，反应相当受限或过分，或往往与刺激无关	3分
严重异常：极刻板的情感反应，对检查者坚持改变的情境很少产生适当的反应	4分
四、躯体运用能力	
与年龄相当：与年龄相适应的利用和意识	1分
轻度异常：躯体运用方面有点特殊——某些刻板运动，笨拙，缺乏协调性	2分

续表

项目与分级	分值
中度异常：有中度特殊的手指或身体姿势功能失调的征象，摇动旋转，手指摆动，用脚尖行走	3分
重度异常：如上述所描述的表现严重而广泛地发生	4分
五、与非生命物体的关系	
与年龄相当：适合年龄的兴趣运用和探索	1分
轻度异常：对东西缺乏兴趣的程度较轻或不适当地使用物体，像婴儿一样咬东西，猛敲东西，或者迷恋于物体发出的吱吱声或不停地开灯、关灯	2分
中度异常：对多数物体缺乏兴趣或表现有些特别，如重复转动某件物体、反复用手指尖捏起东西、对旋转的轮子或其某部分着迷等	3分
严重异常：严重的对物体不产生兴趣，不愿对物体进行使用和探究，如边上发生的情况（频繁地发生）很难使儿童分心	4分
六、对环境变化的适应	
与年龄相当：对改变产生与年龄相适应的反应	1分
轻度异常：对环境改变产生某些反应，倾向于维持某一物体的活动或坚持相同的反应形式	2分
中度异常：对环境改变表现出烦躁、沮丧的征象，干扰他时也很难被吸引过来	3分
严重异常：对改变产生严重的反应，假如坚持把环境的变化强加给儿童，儿童可能逃跑	4分
七、视觉反应	
与年龄相当：适合年龄的视觉反应，与其他感觉系统是整合方式	1分
轻度异常：有时必须提醒儿童去注意物体，有时全神贯注于"镜像"，有的儿童会有回避眼光接触、凝视空间、着迷于灯光等表现	2分
中度异常：经常要提醒他们正在干什么，喜欢观看光亮的物体，即使强迫他也只有很少的眼光接触，盯着看人，或凝视空间	3分
重度异常：对物体和人存在广泛、严重的视觉回避，着迷于使用"余光"	4分

续表

项目与分级	分值
八、听觉反应	
与年龄相当:适合年龄的听觉反应	1分
轻度异常:对听觉刺激或某些特殊声音缺乏与常人一致的反应,反应可能延迟,有时必须重复声音刺激,有时对大的声音敏感,或对此声音分心	2分
中度异常:对声音不发生反应,或必须重复刺激数次才产生反应,或对某些声音敏感(如很容易受惊、捂上耳朵等)	3分
重度异常:对声音全面回避,对声音类型不加注意或极度敏感	4分
九、近处感觉反应	
与年龄相当:对疼痛产生适当强度的反应,触觉和嗅觉正常	1分
轻度异常:对疼痛或轻度触碰、气味、味道等略微有些缺乏适当的反应,有时会出现一些婴儿吸吮物体的表现	2分
中度异常:对疼痛或意外伤害缺乏反应,比较集中于触觉、嗅觉、味觉	3分
严重异常:过度地集中于触觉的探究感觉而不是功能性的作用(吸吮、舔或摩擦等),完全忽视疼痛或过分地作出反应	4分
十、焦虑反应	
与年龄相当:对情境产生与年龄相适应的反应,并且反应时限正常	1分
轻度异常:轻度焦虑反应	2分
中度异常:中度焦虑反应	3分
严重异常:严重的焦虑反应,可能儿童在会见生人的一段时间内不能坐下,或很害怕,或退缩等	4分
十一、语言交流	
与年龄相当:适合年龄的语言	1分
轻度异常:语言迟钝,多数语言有意义,但有一点模仿语言	2分
中度异常:缺乏语言,或有意义的语言与不适当的语言相混淆(模仿言语或莫名其妙的话)	3分
严重异常:严重的不正常言语,实质上缺乏可理解的语言,或运用特殊的离奇的语言	4分

续表

项目与分级	分值
十二、非语言交流	
与年龄相当:与年龄相符的非语言性交流	1分
轻度异常:非语言交流迟钝,交往仅为简单的或含糊的反应,如指出或去取他想要的东西	2分
中度异常:缺乏非语言交往,儿童不会利用或对非语言的交往作出反应	3分
严重异常:表现为特别古怪的和不可理解的非语言的交往	4分
十三、活动很大	
与年龄相当:正常活动水平——不多动亦不少动	1分
轻度异常:轻度不安静,或有轻度活动缓慢,但一般可控制	2分
中度异常:活动相当多,并且控制其活动量有困难;或者活动相当少或运动缓慢,检查者很频繁地控制或以极大努力才能得到反应	3分
严重异常:极不正常的活动水平,要么是不停,要么是冷淡的,很难得到儿童对任何事件的反应,差不多需要大人不断地控制	4分
十四、智力功能	
与年龄相当:正常智力功能——无迟钝的证据	1分
轻度异常:轻度智力低下——技能低下表现在各个方面	2分
中度异常:中度智力低下——某些技能明显迟钝,其他的接近同龄人水平	3分
严重异常:智力功能严重障碍——某些技能表现迟钝,另外一些在同龄人水平以上或不寻常	4分
十五、总的印象	
与年龄相当:不是孤独症	1分
轻度异常:轻微的或轻度孤独症	2分
中度异常:孤独症的中度征象	3分
严重异常:非常多的孤独症征象	4分

4.其他量表

《孤独症诊断观察量表》(ADOS-G)是目前国外广泛使用的诊断量表,甚至被称作"金标准",但在我国尚未正式引进和修订。

《孤独症儿童发展评估表》由全国残疾人康复工作办公室负责制定,由感知觉、粗大动作、精细动作、语言与沟通、认知、社会交往、生活自理以及情绪与行为八个评估领域,共 493 个项目组成,每个评估领域都可以独立进行评估,不受其他评估领域的影响。本量表适用于对 0~6 岁孤独症患儿的评估。

发育的评估可使用丹佛发育筛查测验(DDST)、格赛尔发展诊断量表(GDDS)等。智力评估可使用韦氏儿童智力量表(WISC)、韦氏学前儿童智力量表(WPPSI)等。语言评估可使用皮博迪图片词汇检查(PPVT)、中文沟通发展量表(普通话版)(CCDI)等。

(三)诊断标准

1.儿童孤独症诊断标准[《中国精神疾病分类方案与诊断标准》第 3 版(CCMD-3)]

(1)症状标准:

在下列①②③项中至少有 7 条,且①项中至少有 2 条,②③项中至少各有 1 条:

①人际交往存在质的损害,至少 2 条:

a.对集体游戏缺乏兴趣,孤独,不能对集体的欢乐产生共鸣。

b.缺乏与他人进行交往的技巧,不能以适合其智龄的方式与同龄人建立伙伴关系,如仅以拉人、推人、搂抱等作为与同伴的交往方式。

c.自娱自乐,与周围环境缺少交往,缺乏相应的观察和应有的情感反应(包括对父母的存在与否亦无相应反应)。

d.不会恰当地运用眼对眼的注视以及用面部表情、手势、姿势等与他人交流。

e.不会做扮演性游戏和模仿社会的游戏(如不会玩过家家等)。

f.当身体不适或不愉快时,不会寻求同情和安慰;对别人的身体不适或不愉快也不会表示关心和安慰。

②言语交流存在质的损害,主要表现为语言运用功能的损害:

a.口语发育延迟或不会使用语言表达,也不会用手势、模仿等与他人沟通。

b.语言理解能力明显受损,常听不懂指令,不会表达自己的需要和痛苦,很少提问,对别人的话也缺乏反应。

c.拒绝改变刻板重复的动作或姿势,否则会出现明显的烦躁和不安。

d.过分依恋某些气味、物品或玩具的一部分,如特殊的气味、一张纸片、光滑的衣料、玩具汽车的轮子等,并从中得到极大的满足。

e.强迫性地固着于特殊而无用的常规或仪式性动作或活动。

(2)严重标准:社会交往功能受损。

(3)病程标准:通常起病于3岁以内。

(4)排除标准:排除Asperger综合征、Heller综合征、Rett综合征、特定感受性语言障碍、儿童分裂症。

2.儿童孤独症诊断标准(《美国精神障碍诊断和统计手册》第4版,DSM-Ⅳ)下列(1)(2)(3)项目中符合6条:

(1)社会交往存在质的障碍,以下至少有2条表现:

①多种非语言交流行为存在显著障碍,如目光对视、面部表情、身体姿势和社交姿势等。

②不能建立符合其年龄水平的伙伴关系。

③缺乏主动地寻求与他人分享快乐、兴趣或成就的表现,如不会将其感兴趣的物品向人展示或拿来给他人看。

④与他人缺乏社会或情感交流,如不会参与游戏活动、喜欢独自玩耍等。

(2)交流上存在质的缺陷,以下表现至少有1条:

①言语发育延迟或完全缺乏,并且不能通过身体姿势或哑语进行交流。

②能说话的患者缺乏主动发起或持久与他人交流的能力。

③语言刻板、重复或古怪。

④缺乏符合其年龄水平的装扮性游戏或社交性模仿游戏能力。

(3)行为方式、兴趣或活动内容狭窄、重复或刻板,以下至少有1条:

①迷恋一个或多个狭窄、重复或刻板的兴趣,迷恋程度超出常人的理解范围。

②固执地保持某些特别的、无意义的生活方式或仪式性行为。

③刻板及重复的动作,如挥动手、手指扑动或复杂的全身动作。

④持久迷恋某物体的一部分。

(4)此外,在以下发育延迟或功能异常中至少有1个,且起病在3岁以前:

①社会交往。

②社交语言的运用。

③象征性或猜测性游戏。

④无法用Rett综合征或儿童瓦解性精神病解释的症状。

三、康复治疗与训练

孤独症患儿在社交、语言、认知、行为等诸多方面存在障碍,因此对其应做到早发现、早矫治,采取全方位的综合性措施,从到家庭到医院、学校、社区开展系统、持续的教育、训练和其他早期干预措施。

（一）应用行为分析法（applied behavioral analysis，ABA）

ABA是对儿童孤独症最为有效的训练方法之一，最早由Lovaas提出，是以分解目标、正性强化和辅助为原则，采取回合式操作教学法，让教师或患儿家长对患儿进行训练的方法。具体操作时，教师或患儿家长先将一项技能分成一连串小的步骤，然后将每一个小步骤反复对患儿进行训练，每学会一个小步骤都给予患儿奖励进行强化，根据患儿的情况给予相应的提示或帮助，在两个小步骤之间进行适当的停顿以休息，然后进行下一回合的训练，直至患儿最终掌握该技能。这种任务分解技术（discrete trial therapy，DTT）可以使孩子在学习中更容易得到成功，减少学习过程中的挫折感。

例如，教患儿刷牙时可以将其分解成好几个步骤：拧开牙膏的盖子，往牙刷上挤牙膏，拧上牙膏的盖子，刷牙，漱口，洗牙刷……进行每一个步骤的训练时，首先要以语言或手势、示范动作、物品等发出指令，让患儿理解让他去做什么。指令应明确、扼要、统一，不反复重复。

如果患儿反应正确，应给予奖励，如物质奖励（食品、饮料等）、表扬、拥抱、患儿喜欢的活动等进行强化；教孩子较难的技能时，就使用最好的强化物（孩子最想要的），让患儿更愿意配合，更喜欢训练，但应避免过度强化。在进行表扬时，应明确表明你所强化、表扬的是什么行为。比如，在进行名词理解的训练时，指令是"把积木拿给我"，如果患儿把积木拿给你了，可以说"把积木拿给了我，真棒！"这样就具体说明了什么样的动作反应"真棒"。强化后应略作停顿，再进行下一回合的练习，反复进行，直至患儿学会此技能。

如果患儿反应错误或在5秒钟内无反应，则治疗者应停顿后重新发出指令，然后使用辅助方法如手把手练习、语言提示、图片、手势和操作示范等，目的是为了保证患儿能完成正确的反应。通过反复练习，尽早减少对孩子的辅助，直到无需再给提示患儿也能正确作出反应，以防其对辅助产生依赖。

（二）言语治疗

治疗者应根据孤独症患儿存在的语言问题选择侧重点，有针对性地制订个别训练计划，进行一对一的训练。

1.言语表达障碍训练

此类训练包括教会患儿运用气息、口面部按摩、辅助口型等方法，改善其口、舌、下颌的运动能力及灵活性，以便开展音素水平、音节水平、单词水平、句子水平的训练。治疗者可采取示范、塑造、强化等方法，从被动发声到模仿口型发声再到自主发声，逐步训练。除一些基础技能需要在专门场所训练外，应将日常生活场景作为主要的训练环境，采用手势与语言联合使用的方式，做到随时随地、就地取材、反复练习。例如,对喜欢唱歌的孩子,就可以用歌曲把语言内容表达出来;对喜欢运动的孩子,就可以在活动中教他说话;有的孩子喜欢图片,那图片就是他(她)最好的语言训练工具。

2.认知障碍训练

此类训练包括实物、颜色、形状、大小、高低、长短、时间、空间、人称代词、名词、动词、形容词、句子理解、阅读理解等认知功能的训练。治疗师可以用日常用品、动物、食物、交通工具等帮助患儿进行实物认知训练;颜色视觉的训练可以按红、黄、蓝、绿的顺序用图片先配对,再指认,后命名;形状知觉的训练可以先让患儿认识圆形、方形、三角形等,再进行匹配、选择、命名训练。

3.交流障碍训练

无口语期的训练重点以注视人与物、听指令练习、动作模仿、互动游戏、手势符号表达等为主;仿说期应从听声音、分辨声音开始,到模仿发音交流,并在引导下用固定模式的短句进行简单的交流;不善交流期可以通过"逼"患儿说话,强化有需求→说话表达→满足需求等方式进行训练,多设置说话的情景、制造环境,引导患儿主动表达,或与其进行互动游戏,鼓励患儿主动参与,与他人合作、分享,引导患儿参加集体活动,增加社交机会。

(三)感觉综合训练

感觉综合训练最早由 Ayres 提出,具体方法是利用吊桶、秋千、滑板、蹦蹦床、平衡木、平衡台、滚筒等器材,设计寻宝、玩橡皮泥、钻小桶、掉兜、荡秋千、滑板推球、草地翻滚、抛接球、拍球、玩陀螺、转呼啦圈、单脚跳、兔子跳、触摸辨别身体部位、躲猫猫、吹肥皂泡、寻找声源、打击乐器、暗室手电筒照射等不同的游戏,以促进患儿的动作协调性和感知觉功能,对患儿的语言、社交能力等也有改善作用。实施时,治疗师应先用"孤独症儿童发展评估表"对患儿进行评定,再根据评定结果制定相应的训练计划。

(四)功能性体育活动

这类训练主要是根据患儿个体情况,安排文体娱乐等各种休闲活动,以促进患儿参与群体活动,扩大其接触交往面,改善其社交能力,也有助于改善患儿的专注力、言语能力、自信心等。可以选择的项目有电脑游戏、骑自行车、骑马、郊游、游泳、打保龄球、打排球、体育舞蹈等。此外,根据孤独症儿童的心理障碍,在一般性体育活动中也可采用松弛训练(如肌肉放松训练、转换注意力活动等)的方法来放松患儿的身心,减轻其焦虑。活动场所可以选择家庭、公园或学校的教室、操场等。

患者进行一般性体育活动时,可根据其功能水平和治疗目的,对场地及规则等做一些调整。例如进行排球运动时,可将排球改为气球,减小球的质量和运动速度,便于患者对球的控制。另外,还可以降低球网的高度、缩小场地的面积等,以减小活动难度、降低对体力的要求。

(五)其他疗法

1.药物治疗

孤独症无特异性药物治疗,用药只能改善某些症状,如攻击、兴奋、多动、易激惹、自伤、重复行为等。常用药物种类有抗精神病药、抗抑郁药、中枢兴奋剂、情绪稳定剂、拮抗吗啡药、维生素和镁盐、多巴胺拮抗剂、抗癫痫药等,应在医生指导下正确选择。

2.物理因子疗法

根据病情需要,可选用经络导平仪等进行治疗。

3.中医疗法

中医理论认为孤独症病位在脑,同心、肝、肾三脏有关,为先天不足、肾精亏虚、肝失调达所致,可辨证用药。此外,经研究发现,针刺、推拿、耳穴疗法等也有一定效果。

4.其他疗法

包括音乐疗法、绘画疗法等,可根据患儿的兴趣进行选择,有时具有较好的疗效。

四、预后

孤独症患儿的预后大多较差,无法独立生活,但也有部分患儿恢复较好,能达到接近正常或正常水平。孤独症预后受病情、智力水平、早期语言发育状况、诊断和干预时间、教育训练状况、病因及伴发病等因素的影响。患儿起病年龄越早,病情越重,智力越低,语言功能越低,干预越晚,预后越差;反之,起病年龄越晚,病情越轻,智力越高,语言功能越好,干预越早,预后越好。早期诊断并在发育可塑性最强的时期(一般在 6 岁以前)对患儿进行长期系统的干预,可在最大程度上改善患儿预后,尤其是对轻度、智力接近正常或正常的孤独症患儿而言。但据徐琴美等人的调查,在我国,家长容易犯的错误是,对孤独症早发现、早治疗的认识不够,或不愿意接受孩子是孤独症的现实,四处诊断而延误治疗和训练。孤独症预后和家庭干预有密切关系,因此家长应善于发现孩子的优点并给予表扬,鼓励孩子用语言表达情绪,并长期坚持家庭训练。若患儿伴发脆性 X 染色体综合征、结节性硬化、精神发育迟滞、癫痫等疾病,预后往往较差。

(王文燕　王朝晖)

第三节 智力低下的康复与训练

智力低下(mental retardation,MR)又称智力障碍、智力缺陷、精神发育迟滞、精神发育不全、智力残疾、弱智等,是指个体在发育时期内(18岁以前),一般智力功能明显低于同龄平均水平,同时伴有适应行为缺陷的一组疾患的统称。

据 WHO 报道,世界任何国家的智力低下的患病率不低于1%~3%。1994年,我国0~14岁儿童智力低下普查患病率为1.22%,其中城市为0.77%,农村为1.41%,边远地区和高发地区则更高;男性多于女性,患病率随年龄增加而增高。2001年,我国0~6岁残疾儿童的抽样调查结果显示:儿童智力残疾的现患率为0.931%,根据2000年第五次全国人口普查人口数推算,全国约有0~6岁智力残疾儿童95.4万。近年来智力低下的患病率有下降趋势,这主要与预防措施的加强、医学水平的提高有关。

导致智力低下的原因有很多,总的来说,有遗传、感染和难产、疾病(如唐氏综合征、先天性甲状腺功能不全等)、社会以及家庭心理因素、地理环境(如放射线、重金属等)和营养(如孕期营养不良等)等。

智力高低可以通过智商(intelligence quotient,IQ)来表示。智力残疾儿童是指在进行个别智力测验时的得分低于平均值的两个标准差或者智力测验结果的百分等级在3以下的儿童。一般人的智商平均值是100,中国韦氏儿童智力量表的标准差是15,如果用这个量表测得某儿童的智商低于70,或者智力测验所得智商与同龄儿童相比不如97%的同龄儿童,就可以怀疑这个儿童存在智力残疾。

对儿童社会适应能力的判断要依靠社会适应行为测验。只有在儿童的智商在70以下且他的社会适应能力也有困难时,才能认为这个儿童存在智力残疾。否则,即使儿童的智商低于70,但其社会适应能力是正常的,那么也不能认为这个儿童存在智力残疾。

一、临床表现与诊断

(一)临床表现与分型

智力障碍儿童的主要临床表现是智力低下和社会适应能力受损,其程度轻重不一,按严重程度可分为轻度、中度、重度和极重度,各种分型及其所占比例如表4-4所示。

表 4-4　　　　　　　　　　　智力低下的临床分型

分型	IQ	适应能力	比例(%)
轻度	50～69	经教育可独立生活	75～80
中度	35～49	简单技能、半独立生活	12
重度	20～34	自理有限、需监护	7～8
极重度	＜20	不能自理、需监护	1～2

1.极重度

极重度智力低下又称白痴,表现为患者个人生活不能自理;没有语言功能,最多只能说几个简单的单词;情绪反应原始;常伴有多种残废和癫痫发作,多数早年夭折。

2.重度

重度智力低下又称痴愚,患者早年各方面的发育明显迟缓。这类患儿情感幼稚,发音含糊、词汇贫乏,动作十分笨拙;经过长期训练后,可养成简单的生活和卫生习惯,但生活仍需人照顾。

3.中度

中度智力低下又称愚鲁,患者整个发育过程较正常儿迟缓,主要表现为语言功能发育不全、吐词不清、词汇贫乏;只能进行较简单的具体思维;略具学习能力,经过长期教育和训练能学会简易的书写和计算;能以简单方式与人交往,并在监护下从事较简单的体力劳动。

4.轻度

轻度智力低下又称愚笨,患者早年的发育略较正常儿迟缓,表现为言语发育略迟,生活用词方面虽问题不大,但掌握的抽象性词汇极少;分析和综合能力差;经过耐心教育,可获得一定的阅读和计算能力,加强辅导可达到小学三四年级的水平;长大后可从事一般的家务劳动和简单的工作;适应能力也低于同龄一般儿童的水平,不善于应付外界的变化,容易受别人的影响和支配。

重度智力低下者的身长和体重较正常同龄人为低,且常伴躯体畸形和神经功能障碍。常见的躯体畸形有小头、尖头、塔形头及脑积水等头颅异常;前额窄及发际低下,两眼距宽,耳郭位置低下,眼、鼻、唇、牙等颜面和五官发育异常;脊柱、四肢及手足畸形及内脏先天性缺陷等。

(二)诊断与诊断标准

1.诊断

根据儿童生长发育过程中不同年龄阶段的生长发育指标,与同龄正常儿童作对照和比较,特别着重于智力水平和适应能力作出临床判断,仍是智力低下的基本诊断方法。智力低下的诊断包括确诊分型和病因诊断,诊断原则为必须作出明确诊断及程度分型,能够明确的病因诊断应同时注明。

智力及社会适应能力的测验是诊断本病的关键。目前常用的智力测验工具有 4 周～3 岁的盖泽尔发育量表、4～6.5 岁的韦氏学前及初小儿童智能量表、6～16 岁的韦氏儿童智能量表;我国常用的社会适应量表是婴儿-初中学生社会生活能力量表,用于 6 个月～14 岁的儿童。必要时可进行脑电图、诱发电位、头颅 CT 或 MRI 等检查。

2.诊断标准

智力低下的诊断标准包括以下三条,必须同时符合方可确诊:

(1)智力水平较同龄儿童明显低下,发育商(DQ)或智商(IQ)低于平均值 2 个标准差,一般为 IQ 低于 70。

(2)适应行为缺陷,低于同龄儿的社会文化环境所期望的标准。

(3)在 18 岁以前起病。

二、康复评定

通过评定可以全面了解儿童身体情况、智力发育水平、适应性行为能力,为设计合理的康复治疗方案、判定康复治疗效果和再次设计康复治疗方案提供依据。儿童智力低下的康复评定主要包括以下几个方面:

(一)身体状况的评定

身体状况的评定包括对一般状况、肌力、肌张力、关节活动度等的评定。一般状况的评定有利于了解患儿的身体素质及患儿对康复治疗的承受能力;肌力评定可用于判定患儿功能障碍的程度,对于制订康复治疗计划、选择辅助器具等十分重要;肌张力的评定可反映患儿神经系统的成熟程度和损伤程度,了解患儿肌张力的异常程度;关节活动度的评定目的在于了解患儿关节是否存在受限及受限程度。具体评定方法和标准见第二章。

(二)儿童智力发育水平的评定

儿童的智力发育水平可以通过智力测验进行评价。人的智力是通过活动和行为表现出来的,因此可以通过人的活动和行为来检查人的智力。儿童的智力测验以儿童智力测验的量表为标准,这种量表是以数千名不同年龄段的小儿正常行为为标准(模式),经过统计学的处理而制定出来的。根据量表上的指标与被测试儿童的智力活动相比较,得出他们的智力水平的高低,从而了解儿童的智力发育水平是否符合正常的发育规律,有无发育迟缓或异常,以便实现对智力残疾儿童的早发现、早诊断、早干预。

常用的儿童智力测验方法有：

（1）丹佛智能测验（Denver development screen test，DDST），适用于 6 岁以下的儿童。

（2）绘人测验（draw a person test），又称画人测验，适用于 5～12 岁的儿童。

（3）格塞尔发展诊断量表（Gesell developmental diagnosis scale，GDDS），适用于 4 周～6 岁的儿童。

（4）韦氏智力测验量表，包括韦氏成人智力量表（Wechsler adult intelligence scale，WAIS），适用于 16～74 岁的成人；韦氏儿童智力量表（Wechsler intelligence scale for children，WISC），适用于 6～16 岁零 11 个月的儿童；韦氏学龄前及学龄初期智力测量量表（Wechsler preschool and primary scale of intelligence，WPPSI），适用于 3～7 岁零 3 个月的儿童。1979 年，林传鼎、张厚粲等人对韦氏儿童智力量表进行了修订，建立了中国常模。1986 年，湖南医学院的龚耀先等人对韦氏学龄前及学龄初期智力测验量表进行了修订，并制定了全国常模，即中国修订韦氏幼儿智力量表。

（三）适应性行为能力的评定

常用的评价方法有：

1. 美国智力落后协会（AAMD）适应性行为量表

该量表由两部分组成，第一部分主要评估被试者的一般适应能力，第二部分主要评估被试者不良的适应行为。

2. 婴儿-初中学生社会生活能力量表

本量表是为了了解儿童的各种生活能力而设计的，包括独立生活、运动、作业操作、交往、参加集体活动和自我管理 6 个方面，计 134 道题，答题时只需回答"是"与"否"。由于该量表具有简便、省时、效率高、可靠性强等特点，因此已成为评估我国儿童社会生活能力、智力低下诊断和分级的必备量表之一。

三、康复治疗与训练

智力低下的病因复杂，至今尚有不少病因未明，这给治疗带来了一定的困难。治疗的原则是"早期发现、早期诊断、查明原因、早期干预"。

（一）病因治疗

智力低下的病儿大部分不能进行病因治疗，只有一部分遗传代谢性疾病，如苯丙酮尿症、半乳糖血症、先天性甲状腺功能减退症等可以做到早期发现、早期诊断、早期治疗。已经查明病因者，如慢性疾病、中毒、长期营养不良、听力及视力障碍等，应尽可能设法去除病因，使其智力部分或完全恢复。甲状腺功能低下、苯丙酮尿症等内分泌代谢异常患儿应早期诊断，早期采用甲状腺激素替代或苯丙酮尿症特殊饮食疗法,以改善其智力水平。

药物治疗:可用脑活素(脑蛋白水解物)、吡拉西坦(脑复康)、脑氨泰、增智胶囊等神经营养剂治疗;儿童常常有兴奋、冲动、自伤、伤人等行为异常,可采用适量抗精神病药物,如氯丙嗪、奋乃静、氟哌啶醇等控制异常行为。如伴有癫痫发作,应采用抗癫痫药治疗。

对于社会心理文化原因造成的智力低下,可以通过改变环境条件,让患者生活在友好和睦的家庭中,加强教养等方法使其智力康复训练取得良好的进步。

(二)运动治疗与训练

智力低下的康复治疗以教育和训练为主,配合应用医学、社会、教育和职业训练等措施,按年龄大小和智力低下的严重程度对患者进行训练,使其达到尽可能高的智力水平。受核心障碍及伴随障碍的影响,智力低下儿童普遍存在感觉统合能力发展不足的问题,障碍程度越重感觉统合失调也越严重。因此,在其教育与训练中,感觉统合训练就成为常用的干预技术之一,并得到广泛应用。

1.训练目标

运动治疗的训练目标是促进患儿各种感觉能力的发展,提高感觉间及感觉与动作间的协调性和统整能力,确保儿童较好地进行日常生活活动,并为提升其生存质量奠定基础。同时,还应增强他们的认知、言语与感觉、动作间的统整力和协调性,提高其学习文化知识、掌握职业技能及适应社会的能力。

2.训练内容

训练内容涉及感觉统合的各个领域,既有低位统合能力训练,也有高位统合能力训练。学龄前患儿以低位统合能力训练为重心,需在触觉功能、平衡觉功能、本体感觉功能及视、听觉功能等分领域训练的基础上,逐步增加各领域间的整合;学龄期患儿的训练须在低位统合能力训练的基础上,不断增加感觉间、感知觉与动作间、动作与认知言语间的整合,根据儿童的障碍程度选择适合言语及认知内容的难度和密度,使大脑皮层的认知、言语以及行为调控区域获得丰富的、整体的有意义刺激,促进脑功能的进一步发展。

3.训练方法

智力低下儿童的感觉统合训练开展得越早越好,婴幼儿期即可进行训练。训练力求系统性并长期坚持,在其整个发育期均要进行足够强度、多领域的长期训练。训练形式应丰富多样,可避免训练疲劳的发生。由于智力低下儿童动作笨拙、协调性差,在训练中易出现摔倒、撞击器械及他人导致伤害等可能的事件,所以训练时需要近身防护或贴身保护,即使有一定训练经历的大龄儿童也不可掉以轻心。智力低下儿童易出现生理及心理疲劳,需注意调节训练节奏和变换训练方式。

(1)触觉训练:在感觉统合能力方面,不少智力低下的儿童存在触觉过敏或触觉迟钝现象,需要进行触觉功能训练。对于不存在触觉功能异常的患儿,触觉功能训练也是其他领域训练的辅助内容,而且对促进其认知、言语等能力的发展和心理健康水平有很好的作用,是智力低下儿童康复训练的基本内容。

触觉功能训练可借助感觉统合器械来实施,如在海洋球池的翻滚训练、粗面大笼球上的荡滚活动等;也可以不借助专门的器械来训练。在日常生活中,还可借助各种生活环境及相关资源来对儿童进行训练,如在家庭中做的各种翻滚、洗澡、搓背、柔物轻撩等,也可在社区公园通过溜滑梯、草坪游戏、玩沙游戏等方式来进行训练。触觉功能训练的基本思路是加强皮肤与各种刺激物的接触,目的是提高大脑统整处理触觉信息与在活动中获取的其他信息的能力,增加儿童各种感觉间的协调。

(2)前庭觉训练:许多智力低下儿童存在前庭功能异常、平衡能力较差、注意力不集中或集中时间较短等症状,需要进行前庭功能训练。常用的训练方法有:

①平衡木训练:基本步法有前行、侧行和倒行;脚步移动方式有拖步、正常步和交叉步。其训练难度可通过闭眼/睁眼、行进速度变化、平衡木悬空高度变化、行走中完成其他肢体活动等方式来进行调整。

②蹦蹦床训练:训练体位有卧位、坐位、跪位和立位,以立位为主;基本方式有上下跳、左右来回跳、转体跳等。在具体训练中,蹦跳的方式又存在睁眼/闭眼、儿童间合作互动及完成其他操作等多种变化。

其他训练方法还包括球类训练、平衡台训练等,在日常生活中也可借助家里的卧具、小区道路两边的埂、游乐园的滑梯等进行训练。

(3)本体感觉训练:一些智力低下儿童伴有本体感觉功能失调,这制约了他们的运动能力,特别是精细动作技能的发展,导致其生活质量不高,并给其学习活动造成了负面影响。智力低下儿童的本体感觉能力训练是其感觉统合训练的基本内容之一,对提高其动作技能水平有重要意义。本体感觉训练需通过相对复杂的躯体运动活动来实现,可以在专业训练室内进行,也可以在日常活动中进行。儿童多运动、多完成多运动器官参与的复杂运动是提高其本体感觉能力的基本途径。

本体感觉训练可通过训练器械和徒手两种途径来实施,如借助球类、滚筒、平衡木、蹦蹦床等器械来进行训练,也可采用徒手训练如倒走、侧行、跨障碍物等。在日常生活中,也可采用跳皮筋、跳绳、踢毽子、打沙包、老鹰抓小鸡、丢手绢、游泳、骑车、轮滑、体操等各种运动来进行训练。

(三)作业疗法

根据患儿智力水平和社会适应能力的情况,结合患儿的兴趣爱好,制订适宜的作业疗法方案,以提高其日常生活活动能力。

(四)言语治疗

很多患儿合并存在言语障碍,因此言语治疗在智力低下儿童的康复中也占有重要地位。言语治疗主要包括:

(1)发音功能训练:包括舌功能训练、唇功能训练、构音肌群功能障碍训练等。

(2)语言理解能力训练:包括言语性理解能力训练与非言语性理解能力训练等。

(3)表达能力训练:包括言语性表达能力训练、认知训练、非言语性表达能力训练等。

(五)其他疗法

其他疗法还有心理治疗、针灸治疗等。

总之,智力低下儿童的康复应采取综合方法,并根据年龄和病情严重程度来选择。学龄前儿童应及早进行干预,干预越早效果越好。康复过程应遵循小儿正常发育的进程,在医生指导下制订训练计划,有目的、有步骤地进行训练、教育和治疗。训练的方式可以是家庭、集体或家庭和集体相结合。学龄期轻度和部分中度智力低下儿童应尽早接受特殊教育。中、重度及极重度儿童应以训练为主,最主要的是训练其基本生活能力。

(周志鹏　王朝晖)

第四节　注意缺陷多动障碍的康复与训练

注意缺陷多动障碍(attention deficit hyperactivity disorder,ADHD),又称儿童期多动综合征、注意缺陷障碍(attention deficit disorder,ADD)、多动障碍等,是儿童最常见的一类心理行为障碍。注意缺陷多动障碍症状的特征有三个:①粗心大意(心不在焉、注意力不能持续集中)。②多动(坐不定、手脚动不停)。③冲动(会有突发性的行为出现、易发火)。除此之外,还常常伴有学习困难、品行障碍和适应不良等多种心理行为障碍,对儿童的学习、生活及发展有明显的影响。

注意缺陷多动障碍尚无确切的病因,一般认为与遗传因素、脑损伤、脑发育成熟迟缓、神经递质异常、社会、家庭和心理因素等有关。我国报告的学龄期儿童患病率为$1.3\%\sim13.4\%$。国外有文献对学龄期儿童患病率进行回顾性研究发现,以社区人群做样本统计患病率为$4\%\sim12\%$,而总体人群调查结果是男性

5.8％～13.6％,女性 1.9％～4.5％,男女患病比为 4～9：1;起病年龄以 5～8
岁为多,呈慢性过程,常影响患儿的家庭关系、伙伴关系以及学业成绩;约 70％
的患者其症状可延续到青少年时期,30％可持续至成年;发展为反社会人格障
碍、犯罪行为和药物滥用的风险是正常儿童的 5～10 倍。因此,注意缺陷多动障
碍已成为一个重大的公共卫生问题。

一、临床表现与诊断

(一)临床表现

1.活动过度

活动过度是多动症最典型的症状。患者在婴儿时期就表现得格外活泼,从
摇篮或小车里往外爬,刚开始学步就以跑代走。稍大后,看小画书看不了几页就
换一本,甚至干脆把书撕掉;喜欢翻箱倒柜,把东西弄得一团糟。上小学后,因受
到各种限制,其表现更为显著,上课时小动作不断,手闲不住,因喜欢招惹别人而
常与同学争吵或打架。

2.注意力缺陷

注意力短暂和注意力易分散是多动症最常出现的症状。患儿上课不能集中
注意力听讲,常受外界的细微干扰而分心,故听课常常是听一点、漏一片,做作业
也是边做边玩,粗心草率。玩游戏也不能坚持到底,常常中途停止或频繁转换。

3.情绪不稳、冲动任性

冲动任性是多动症最突出而且经常出现的症状。患儿缺乏克制能力,做什
么事情都是急匆匆,不假思索,不顾后果,对一些不愉快的刺激作出过分的反应,
以致在冲动之下伤人或破坏东西。患儿时常无缘无故地叫喊或哄闹。

4.感觉统合失调

多动症儿童多伴有感知觉异常、手眼协调能力差、动作不协调、自我评价低
等表现。

5.学习成绩不佳

多动症儿童的智力水平大都正常或接近正常,但由于上述问题的存在,往往
会给其学习带来一定的困难。

(二)诊断标准与分型

1.《中国精神障碍分类与诊断标准》第 3 版(CCMD-3)

(1)注意障碍,至少有下列 4 项:

①学习时容易分心,听见任何外界声音都要去察看。

②上课听讲很不专心,常东张西望或发呆。

③做作业拖拉,边做边玩,作业又脏又乱,常少做或做错。

④不注意细节,在做作业或其他活动中常常出现粗心大意的错误。

⑤丢失或特别不爱惜东西(如常把衣服、书本等弄得很脏很乱)。

⑥难以始终按照指令完成家庭作业或家务劳动等。

⑦做事难持久,常常一件事没做完,又去干别的事。

⑧与他说话时常常心不在焉,似听非听。

⑨在日常活动中常常丢三落四。

(2)多动,至少有下列4项:

① 需要静坐的场合难于静坐或在座位上扭来扭去。

②上课时常做小动作,或玩东西,或与同学讲悄悄话。

③话多,好插嘴,别人问话未完就抢着回答。

④十分喧闹,不能安静地玩耍。

⑤难以遵守集体活动的秩序和纪律,如游戏时抢着上场、不能等待。

⑥干扰他人的活动。

⑦好与小朋友打斗,易与同学发生纠纷,不受同伴欢迎。

⑧容易兴奋和冲动,有一些过火的行为。

⑨ 在不适当的场合奔跑或登高爬梯,好冒险,易出事故。

2.美国精神病学会《精神障碍诊断和统计手册》第4版(DSM-Ⅳ)

诊断标准:(1)或(2)。

(1)存在下列注意障碍中6项以上,持续至少6个月,达到难以适应的程度,并与发育水平不相一致。

注意障碍:

①在学业、工作或其他活动中,往往不能仔细注意到细节或者常发生粗心所致的错误。

②在学习、工作或游戏活动时,注意力往往难以持久。

③与之对话时,往往心不在焉,似听非听。

④往往不能听从教导以完成功课作业、日常家务或工作(并非因为对立行为或不理解教导)。

⑤往往难以完成作业或活动。

⑥往往逃避、不喜欢或不愿参加那些需要精力持久投入的作业或工作(如功课或家务)。

⑦往往遗失作业或活动所必需的东西(如玩具、课本、家庭作业、铅笔或工具等)。

⑧往往易因外界刺激而分心。

⑨ 往往遗忘日常活动。

（2）存在下列多动-冲动行为的 6 项以上，持续至少 6 个月，达到难以适应的程度，并与发育水平不相一致。

多动：

①手或足往往有很多小动作，或在座位上扭动。

②往往在教室里或在其他要求坐好的场合擅自离开座位。

③往往在不适当的场合过多地奔来奔去或爬上爬下（青少年或成年人可能只是有坐立不安的主观感受）。

④往往不能安静地参加游戏或课余活动。

⑤往往一刻不停地活动，似乎有个机器在驱动他（她）。

⑥往往讲话过多。

冲动：

①往往在他人（老师）尚未问完问题时便急于回答。

②往往难以静等轮换。

③往往在他人讲话或游戏时予以打断或插嘴。

3.分型

根据儿童 ADHD 的临床诊断标准，注意缺陷多动障碍可分为以下类型：

（1）混合型（combined subtype）：指在过去 6 个月内的表现同时符合"注意障碍"和"多动"两项标准。

（2）注意缺陷型（predominately inattentive subtype）：指在过去 6 个月内的表现符合"注意障碍"标准，但不符合"多动"标准。

（3）多动冲动型（predominately hyperactive subtype）：指在过去 6 个月内的表现符合"多动"标准，但不符合"注意障碍"标准。

二、康复评定

注意缺陷多动障碍的康复评定主要包括以下几个方面：

（一）身体状况的评定

身体状况的评定包括对一般状况、肌力、肌张力、关节活动度等的评定，有利于对全身状况作一个正确的评价，为注意缺陷多动障碍的起因分析、鉴别诊断和康复治疗提供参考。具体评定方法和标准见第二章。

（二）智力与注意的评定

1.智力评定

常用中国修订的"韦氏学龄前儿童智力量表"（WPPIS-CR）和"韦氏学龄儿童智力量表"（WISC-CR）进行智力评定。ADHD 患儿大都无智力缺陷，但由于注意力不集中导致智力测量结果往往处于临界状态，操作智商（PIQ）和言语智商(VIQ)间的差异明显,多超过10分。另外,注意/记忆因子分测验(算术、数字广度和译码)有较好的鉴别作用,ADHD患者往往得分较低。

2.注意评定

常采用持续性操作测验(CPT)。ADHD、智力低下、情绪和行为障碍患儿均可出现注意持续短暂、易分散等表现,但无特异性。"威斯康星卡片分类测验"(Wisconsin card sort test,WCST)多用于检测 ADHD 的执行功能,患儿得分多较低。

(三)行为评估

目前用于诊断和评估注意缺陷多动障碍的量表多达十余种,其中历史最久且最常用的是康奈尔(Conners)"儿童行为量表"和美国学者巴克利(Barkley)编制的"家庭表现问卷"。

1.康奈尔"父母症状问卷"(parent symptom questionnaire,PSQ)

适用于 3~17 岁的儿童及青少年,主要用于评估儿童注意缺陷多动障碍。

(1)量表内容:PSQ 有 48 个项目,包括 5 个分量表:品行问题、学习问题、身心问题、冲动—多动、焦虑;另外还设计了仅有 10 条的简明症状问卷(即多动指数),适用于筛查儿童注意缺陷多动障碍及追踪疗效。

计算方法为:

品行问题:(2+8+14+19+20+21+22+23+27+33+34+39)/12

学习问题:(10+25+31+37)/4

心身问题:(32+41+43+44+48)/5

冲动-多动:(4+5+11+13)/4

焦虑:(12+16+24+47)/4

简明症状问卷(即多动指数):(4+7+11+13+14+25+31+33+37+38)/10

据统计研究,若多动指数平均高于 1.5,则提示有 ADHD。PSQ 项目适当,内容简明易懂,家长仅需 5~10min 即可完成。

(2)康奈尔"父母量表":

学生姓名:

性别:

年龄:

测量日期:

填表人:

0 分:对某问题一点表现也没有。

1 分:偶尔有一点或表现轻微。

2分：常常出现或者问题较为严重。

3分：很常见或十分严重。

	没有	很轻	较重	严重
1.撕东西（包括指甲、手指、头发、衣服等）	□	□	□	□
2.对成人冲撞，言语行为冒失	□	□	□	□
3.与小朋友同学合不来	□	□	□	□
4.容易冲动	□	□	□	□
5.做事情时喜欢把持、操纵	□	□	□	□
6.吸吮和咀嚼（拇指、衣服、毯子等）	□	□	□	□
7.容易哭泣	□	□	□	□
8.容易被激怒	□	□	□	□
9.喜欢空想	□	□	□	□
10.学习有困难	□	□	□	□
11.总觉得"局促不安"	□	□	□	□
12.害怕（新情况、生人或者新地方）及怕去学校	□	□	□	□
13.不安静，常常十分活跃	□	□	□	□
14.好破坏	□	□	□	□
15.说谎或说些无中生有的事	□	□	□	□
16.害羞	□	□	□	□
17.比其他同龄儿童更容易闯祸	□	□	□	□
18.和同龄儿童相比语言能力较差（如婴儿样讲话、口吃、语言难以理解等）	□	□	□	□
19.不承认错误或责怪别人	□	□	□	□
20.好争吵	□	□	□	□
21.好撅嘴，生闷气	□	□	□	□
22.有时自行拿父母的钱或他人的钱或东西	□	□	□	□
23.不服从老师与父母的要求或虽然做了但常常抱怨	□	□	□	□
24.比其他人更害怕孤独、害病或死亡	□	□	□	□
25.不能坚持做完一件事	□	□	□	□

续表

	没有	很轻	较重	严重
26.容易感觉受了伤害	☐	☐	☐	☐
27.恃强欺弱,霸道	☐	☐	☐	☐
28.重复地做一件事	☐	☐	☐	☐
29.残酷	☐	☐	☐	☐
30.行为幼稚(对一些不必要帮助的事也要别人做,好纠缠成人,需要成人反复地向他保证)	☐	☐	☐	☐
31.易分心,注意力短暂	☐	☐	☐	☐
32.头痛	☐	☐	☐	☐
33.情绪变化很快、很激烈	☐	☐	☐	☐
34.不喜欢或不遵守规则,或不喜欢受约束	☐	☐	☐	☐
35.好打架	☐	☐	☐	☐
36.与兄弟姐妹相处不好	☐	☐	☐	☐
37.碰到困难容易受到挫折	☐	☐	☐	☐
38.打扰其他的儿童	☐	☐	☐	☐
39.总是不高兴	☐	☐	☐	☐
40.饮食问题(如食欲不佳、边吃饭边起身玩等)	☐	☐	☐	☐
41.肚子痛	☐	☐	☐	☐
42.睡眠问题(如不易入睡、起床太早或半夜起床等)	☐	☐	☐	☐
43.常常觉得这里痛那里痛	☐	☐	☐	☐
44.常出现呕吐或恶心	☐	☐	☐	☐
45.在家中总觉得受了骗	☐	☐	☐	☐
46.自吹自擂,好吹牛,说大话	☐	☐	☐	☐
47.常假想自己受到了威胁	☐	☐	☐	☐
48.排便问题(如常常腹泻、排便时间不规则、便秘等)	☐	☐	☐	☐

2."家庭场合问卷"

"家庭场合问卷"(home situation questionnaire,HSQ)是 Barkley 编制的以行为问题发生的场合为目标的问卷。该问卷可在康复治疗前评定 HSQ,用于追踪疗效。

(1)量表内容及评分方法：HSQ 包括 16 个场合（如玩耍、吃饭、穿衣等），由父母根据儿童出现行为问题的场合评定，按 0～9 级计分。如果有 5 个以上的场合出现问题，则可判定该儿童有注意缺陷多动障碍。

(2)家庭场合问卷：

孩子姓名：_____　　日期：_____

填表人姓名：_____　　与孩子的关系：_____

指导语：

在下列情形下，你的孩子是否会出现不遵守规矩的情况？ 如果有，请选择"是"，并在旁边的数字上选择出严重的程度；如果没有，请选择"否"。

情境	是/否	如果是，有多严重（选择一个数字）	
		轻微	严重
单独玩的时候	是　否	1 2 3 4 5 6 7 8 9	
和别人玩的时候	是　否	1 2 3 4 5 6 7 8 9	
吃饭时	是　否	1 2 3 4 5 6 7 8 9	
穿/脱衣服时	是　否	1 2 3 4 5 6 7 8 9	
洗澡时	是　否	1 2 3 4 5 6 7 8 9	
你打电话时	是　否	1 2 3 4 5 6 7 8 9	
看电视时	是　否	1 2 3 4 5 6 7 8 9	
家中有客人时	是　否	1 2 3 4 5 6 7 8 9	
到别人家做客时	是　否	1 2 3 4 5 6 7 8 9	
公共场所	是　否	1 2 3 4 5 6 7 8 9	
爸爸在家时	是　否	1 2 3 4 5 6 7 8 9	
叫他做家务时	是　否	1 2 3 4 5 6 7 8 9	
叫他做作业时	是　否	1 2 3 4 5 6 7 8 9	
上床睡觉时	是　否	1 2 3 4 5 6 7 8 9	
坐在车上时	是　否	1 2 3 4 5 6 7 8 9	
与保姆相处时	是　否	1 2 3 4 5 6 7 8 9	

三、康复治疗与训练

儿童注意缺陷多动障碍是一种心理性障碍,病因复杂,症状情况不一,症状多样,诊断难定,实际上是一种临床综合表现。因此,在治疗方法上必须根据症状情况采取综合性治疗措施。目前治疗注意缺陷多动障碍的方法比较多,应根据具体情况而定。

(一)运动治疗与训练

有的注意缺陷多动障碍儿童有感觉运动不协调的现象,他们的感觉功能和运动功能并没有明显的缺陷,但由于注意力有缺陷,常常出现看错、听错、说错或做错的现象,严重影响他们的学习效果。例如,把"3"看成"8",把"6"看成"9"等;还没有听清楚问题就抢着回答,结果错误百出;动作比较笨拙,尤其精细动作较差,如画线不直、写字东倒西歪、走路跌跌撞撞等。通过感觉运动训练,可以改善身体的协调能力,提高动作的正确性和有效性。

常用的感觉运动训练教具有滑板车、平衡台、大笼球、羊角球、球池、单杠、溜滑梯、吊床、秋千、刷子、海绵、吊缆摇篮、网缆、平衡吊缆、跳床、圆木马吊缆等。训练方法很多,包括以下几种:

1. 空间方位感觉训练

在各种感觉动作中,空间方位感觉与学习具有密切的关系。个体运动固然有赖于肌力、平衡作用和对自身身体的感知,但如果对容纳自身的外部空间缺少认识,那么运动本身就失去了场所。不仅如此,学习作为一种知觉活动,也需要一定的对空间关系的认识,如果关系认知不佳,儿童就会出现左右偏旁部首颠倒,在一定的空间内不能将字写好等问题。可见,空间认知能力既是运动的基础,也是学习的基础。空间方位感觉的训练方法有:

(1)转向练习:让儿童随着口令练习左右前后动作或模仿家长和教师做转动方向的运动。

(2)指认方位:让儿童听从指挥,指认上下、前后及左右等方位,待儿童熟练掌握之后,也可以增加难度,根据口令选择相反的运动和进行指认。

(3)辨认空间:认识空间各物体的位置与形状,如让儿童蒙上双眼,指认某物体,然后再恢复视觉,认识某物的形状和位置。也可让儿童蒙上双眼,将一只苹果挂在绳子上,然后让儿童用一把剪刀将绳子剪断,苹果掉下来。

(4)空间重组:这是一种按照自己的想象力来重新安排空间的能力。如家长或教师用纸片或木块组成某种空间格式之后,让儿童用此材料另组一空间格式。也可让儿童根据自己的爱好布置自己的居室。

(5)专造型回忆:这种练习可以培养儿童的空间记忆能力,如让儿童观察某

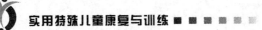
一造型设计,然后根据自己的回忆将这一造型再现出来。

(6)翻跟头练习:把转身、翻跟头等动作编成分解动作,令儿童依口令进行练习。

(7)步法练习:运用走、跑、跳及其他动作进行各种移动身体的训练。

(8)两侧感:人的各类器官都是对称的,儿童和大人一样,都是凭借两侧感来建立对空间关系的认知的。可以训练儿童对两侧的辨认,让儿童了解人们是根据自己的两侧来辨认左右的。

2.平衡能力训练

平衡能力又叫动态平衡,是指个体对抗地心引力、维持自身动作的稳定灵活的一种动作能力。以下方法可以培养儿童的平衡能力:

(1)平衡木:让儿童在平衡木上练习前进、后退、单腿站立、接球与抛球等活动。

(2)蹦蹦床:公园中的蹦蹦床是练习平衡的一个很好的工具,可让儿童在上面随意做各种动作以训练其身体的平衡能力。

(3)端水练习:可以让儿童手端一杯水,在一定时间内不让水洒出来;或者让儿童将一杯水从左手换到右手上;或者更难一些的,让儿童端一杯水进行身体旋转运动,同时不让水洒出来。

(4)暗室通道:让儿童在一个较暗的室内通过一些障碍物,并维持身体的平衡。

(5)用脚尖走路:像练习芭蕾那样训练儿童用脚尖走路,看他们能否维持身体的平衡。

(6)走独木桥:可以用积木搭一座"桥"或者用粉笔在地上画一座"桥",让儿童在上面走,看他会不会掉入"水"中。

(7)滑旱冰:两岁以上的儿童可以练习滑旱冰,以训练其平衡及协调能力。

(8)滑滑梯:在比较矮的滑梯上可以让儿童倒滑,但最好是父母在一旁帮助。

(9)大圆桶训练:准备一个圆柱形的大圆桶,大小足够容纳一个六七岁左右的儿童。儿童在桶里时,四肢可以伸开顶在桶壁上。待儿童四肢顶好之后父母可以开始将桶平稳地向前或向后滚动,可以先慢后快。儿童在桶里一定要时时保持着四肢顶桶壁的姿势。

训练平衡有多种方法,家长可以根据具体条件来选择某一项。最重要的是,家长们一定要认识到平衡能力对学习的重要意义:它不仅是一项运动能力,而且与孩子整个身体的协调性有关,甚至可能与孩子的注意力和粗心有一定的关系。当前庭器官活动受到阻碍后,儿童所接受的一些外界信息就传达不到大脑,因而就会导致注意力的不集中。

3.大肌肉训练

大肌肉动作是各类感觉动作的基础,也是儿童最早发展起来的运动技能,因此进行大肌肉训练可以改善 ADHD 儿童的注意力状况。家长可以从婴儿时期就培养孩子的大肌肉运动能力。

基本的训练动作包括滚、坐、爬、走、跑、掷、舞、站和跪等,除此之外,单杠、双杠和各种球类运动也都与训练大肌肉有关。

4.精细动作训练

(1)口肌控制训练:这对儿童以后口头语言的发展很有帮助。进行这种训练可以引导儿童模仿一些口部游戏活动,并利用舌头、嘴唇发出一些声音,或者用调羹轻轻触动婴儿的嘴,示意婴儿用舌头舔食。

(2)抓握物体训练:抓握训练是手部动作的基础,这种训练应该从掌心抓握开始,训练前要测试儿童是否仍有抓握反射。训练时要采用不同质地、不同体积、不同形状的能吸引儿童注意的物体来引导儿童抓握,并训练儿童用手的不同部位去抓握物体。例如,可以用球来训练儿童的五指抓握;可以将小积木放置于盒中,引导儿童用前三指将其取出;或者训练儿童拿蜡笔在纸上随意涂写,先让儿童随意握笔,再训练儿童用前四指、前三指握笔。

(3)双手配合训练:这是一种非常重要的能力,在人类的日常生活中,有许多工作是需要通过两手配合完成的。平时可以引导儿童在父母的帮助下将玩具一一放入玩具篮中,训练儿童把手里的东西换到另一只手上。父母也可以与儿童一起做左掌拍右掌、右掌拍左掌的游戏。稍大一点的儿童可以训练其自己系鞋带或者用绳打结,也可以训练儿童把信纸装入信封里。

其他训练还包括手部操作训练、手眼协调训练、绘写训练等。精细动作的发展是儿童以后阅读、书写和学习的基础,因此一定要从小加以训练。

(二)作业疗法

作业疗法是指根据患儿智力水平、注意障碍水平和行为适应能力的情况,结合患儿的兴趣爱好,制订适宜的作业疗法方案,以改善 ADHD 的症状的方法。

(三)心理治疗

心理治疗是运用心理学的理论和方法影响患儿的心理活动,改善其身心状态,从而达到治病的目的。心理疗法的内容十分丰富,应根据各人的具体情况有针对性地实施。通过实施心理疗法,可以帮助孩子提高认识,树立信心,克服涣散,减少多动,集中精力学习,提高成绩。

心理治疗通常可分为一般性心理治疗、个别心理治疗和集体心理治疗。

1.一般性心理治疗

ADHD 儿童的一般性心理治疗与心理咨询相类似,主要是治疗师在门诊看病的时候,向 ADHD 儿童和家长提供一般的心理帮助和支持。主要方法有解释、解答、鼓励、安慰、保证和暗示等,使药物治疗取得更好的效果。对 ADHD 儿童,主要应向其家长解释 ADHD 的性质,鼓励其克服消极悲观情绪;引导儿童树立信心,鼓起勇气,克服注意力不集中的毛病;提供实例来证明 ADHD 是完全可以治愈的。

2.个别心理治疗

个别心理治疗是指对个别病人进行深入、系统的心理治疗。具体内容包括:

(1)耐心地倾听家长和儿童的叙述,要引导他们详尽地提供病史资料,使他们对医生产生信任感,使他们心情舒畅,增强治疗 ADHD 的信心。

(2)与家长共同分析资料,帮助家长和儿童提高对疾病的认识。

(3)巩固成绩,提高疗效,预防复发。

3.集体心理治疗

集体心理治疗主要是通过病人相互间的交流和帮助,发挥集体的积极作用,相互影响,促进疾病治愈。主要方法有:

(1)举办家长和儿童参加的讲座,向他们解释病因、症状、治疗及预后等,使他们对疾病有一个正确的认识。

(2)组织集体讨论,介绍各自的情况,交流经验,互相启发,促进疾病的恢复。

(3)制订计划,安排好学习、生活、娱乐和休息,协助处理学习上的困难,消除各种思想顾虑,制订出预防疾病复发的措施。

参加集体治疗的人数每次 15 人左右,每周 2 次,每次约 2 小时,以 5～6 次为一个疗程。

(四)药物治疗

药物治疗最为简便、有效,是治疗注意缺陷多动障碍的主要方法。药物治疗可改善 ADHD 儿童的注意缺陷,降低其活动水平和冲动,提高学习成绩,改善人际关系,对于儿童注意缺陷多动障碍患儿有肯定的疗效。近年来,随着儿童精神病学和精神药理学的发展,ADHD 的药物治疗也有了长足的进步。目前,不少种类的相关药物已广泛应用于临床,通常使用的药物主要有西药的中枢兴奋剂、抗抑郁剂、α_2-去甲肾上腺素受体激动剂和中医的辨证施治及中成药(如孔圣枕中丹、静灵口服液、养心汤、调神 1 号方、调神 2 号方等)。

(五)脑电生物反馈疗法

脑电生物反馈疗法虽然不能治愈儿童 ADHD,但能明显改善 ADHD 症状,有效率达 60.0%～70.0%,结合其他治疗方法有效率更高,但长期效果有待进一步证实。

脑电生物反馈是指采用电子仪器准确测定神经-肌肉和自主神经系统的正

常或异常活动状态,并把这些信息有选择地放大成视觉和听觉信号,然后反馈给受试人。治疗师应用操作性条件反射原理,通过训练选择性地强化某一频段的脑电波,当脑电波满足要求时,就以奖励的方式反馈给患者。患者通过一段时间的自身调节,便可以改变脑电波形,从而调节大脑的功能状态,增加管理自己的能力。这种疗法可以改善注意力,减少多动冲动,提高学习成绩,改善亲子关系等。

一般情况下,脑电生物反馈训练总疗程共计 40～80 次,每次 20～40 分钟,每周训练 2～3 次。

(六)其他疗法

其他治疗方法,如行为疗法、自制力训练、疏泄疗法、家庭疗法、学校管理、中医疗法(中药、针灸、推拿、饮食等)等,均对改善 ADHD 儿童的症状有一定的治疗效果。

(周志鹏 王朝晖)

第五节 癫痫的康复与训练

癫痫(epilepsy)即俗称的"羊角风"或"羊痫风",WHO 的定义是:由于多种病因引起的脑神经元异常的、过度的、暂时的电位发放,产生反复发作的症状。由于异常放电的起始部位和传递方式的不同,癫痫发作的临床表现复杂多样,可表现为发作性运动、感觉、自主神经、意识及精神障碍。引起癫痫的病因多种多样。经过正规的抗癫痫药物治疗,约 70% 的癫痫患者其发作是可以得到控制的,其中 50%～60% 的患者经 2～5 年的治疗可以痊愈,患者可以和正常人一样地工作和生活。

据中国最新流行病学资料显示,国内癫痫的总体患病率为 7.0‰,年发病率为 28.8/10 万,1 年内有发作的活动性癫痫患病率为 4.6‰。据此估计,中国约有 900 万的癫痫患者,其中 500 万～600 万是活动性癫痫患者,同时每年新增加癫痫患者约 40 万。在中国,癫痫已经成为神经科仅次于头痛的第二大常见病。癫痫从新生儿到 60 岁均可发病,但 75% 的患者于 14 岁以下发病,且 1 岁以内者最多。发病年龄越小,继发性和局灶性癫痫越多;成年患者原发性多于继发性。

癫痫的病因复杂多样,包括遗传因素、脑部疾病、全身或系统性疾病等,按病因可分为三类,即原发性癫痫、隐源性癫痫、症状性癫痫。在所有癫痫发作的背后均有一个特殊的病因。癫痫发作应具有三个诱发因素:①病人惊厥阈值低下,这是由遗传因素决定的。②有可引起癫痫发作的大脑病变。③有可以引起发作的诱因。由于目前条件所限,临床上并非全部病人都能发现与证实病因。

癫痫本身病死率并不高,死亡主要是由原发疾病及意外事故,尤其是溺死、车祸及脑外伤等导致,因此癫痫患者的不明原因突然死亡率较一般人群高。从近年来国内外大量临床研究来看,并不是所有癫痫患者的智力均低于正常儿童,只有一部分癫痫病儿智力是低下的。当然,癫痫是各种原因导致的脑部功能紊乱,对病人肯定有不利影响。

一、临床表现与诊断

(一)临床表现

癫痫发病可见于各个年龄段。儿童癫痫发病率较成人高,随着年龄的增长,癫痫发病率有所降低。进入老年期(65 岁)后,由于脑血管病、老年痴呆和神经系统退行性病变增多,癫痫发病率又见上升。由于异常放电的起始部位和传递方式的不同,癫痫发作的临床表现复杂多样。

1.全面强直-阵挛性发作(大发作)

以突发意识丧失、全身强直和抽搐为特征,典型的发作过程可分为强直期、阵挛期和发作后期。一次发作持续时间一般小于 5 分钟,常伴有舌咬伤、尿失禁等,并容易造成窒息等伤害。强直—阵挛性发作可见于任何类型的癫痫和癫痫综合征中。

2.失神发作(小发作)

典型失神发作表现为突然发生、动作中止、凝视,叫之不应,可有眨眼,但基本不伴有轻微的运动,结束也突然。通常持续 5~20 秒,罕见超过 1 分钟者。主要见于儿童癫痫患者。

3.强直发作

表现为发作性全身或者双侧肌肉的强烈持续的收缩、肌肉僵直,使肢体和躯体固定在一定的紧张姿势,如轴性的躯体伸展背屈或者前屈。常持续数秒至数十秒,但是一般不超过 1 分钟。强直发作多见于有弥漫性器质性脑损害的癫痫患者,一般为病情严重的标志,主要见于儿童。

4.肌阵挛发作

肌肉突发快速短促的收缩,表现为类似于躯体或者肢体的电击样抖动,有时可连续数次,多出现于觉醒后,可为全身动作,也可以是局部的动作。肌阵挛在临床上常见,但并不是所有的肌阵挛都是癫痫发作。肌阵挛既有生理性的,也有病理性的。

5.痉挛

主要指婴儿痉挛,表现为突然、短暂的躯干肌和双侧肢体的强直性屈性或者伸性收缩,多表现为发作性点头,偶有发作性后仰。其肌肉收缩的整个过程大约持续 1～3 秒,常成簇发作。婴儿痉挛常见于 West 综合征患者,其他婴儿综合征患者有时也可见到。

6.失张力发作

由于双侧部分或者全身肌肉张力突然丧失,导致不能维持原有的姿势,出现猝倒、肢体下坠等表现。发作时间相对短,多持续数秒至十余秒,发作持续时间短者多不伴有明显的意识障碍。

7.单纯部分性发作

发作时患者意识清楚,持续时间数秒至 20 余秒,很少超过 1 分钟。根据放电起源和累及的部位不同,单纯部分性发作可分为运动性、感觉性、自主神经性和精神性四种,后两者较少单独出现,常发展为复杂部分性发作。

8.复杂部分性发作(精神运动性发作)

发作时伴有不同程度的意识障碍,表现为突然动作停止,两眼发直,叫之不应,不跌倒,面色无改变。有些患者可出现自动症,表现出一些不自主、无意识的动作,如舔唇、咂嘴、咀嚼、吞咽、摸索、擦脸、拍手、无目的走动、自言自语等,发作过后不能回忆。该类癫痫的脑内异常放电大多起源于颞叶内侧或者边缘系统,也可起源于额叶。

9.继发全面性发作

简单或复杂部分性发作均可继发全面性发作,最常见继发全面性强直阵挛发作。部分性发作继发全面性发作仍属于部分性发作的范畴,其与全面性发作在病因、治疗方法及预后等方面明显不同,故两者的鉴别在临床上尤为重要。

(二)诊断

1.确定是否为癫痫

应详细询问患者本人及其亲属或同事等目击者,尽可能获取详细而完整的发作史,这是准确诊断癫痫的关键。脑电图检查是诊断癫痫发作和癫痫的最重要的手段,并且有助于对癫痫发作和癫痫进行分类。

2.癫痫发作的类型

主要依据详细的病史资料、规范化的脑电图检查等进行判断。

3.癫痫的病因

在癫痫诊断确定之后,应设法查明病因。在询问病史时应询问有无家族史、出生及生长发育情况、有无脑炎、脑膜炎、脑外伤等病史。查体时注意有无神经系统体征、全身性疾病等,然后选择有关检查,如头颅磁共振(MRI)、CT、血糖、血钙、脑脊液检查等,以进一步查明病因。

二、康复评定

癫痫的康复评定主要包括以下几个方面:

(一)身体状况的评定

包括对一般状况、肌力、肌张力、关节活动度等的评定,有利于对患者全身状况作一个正确的评价,从而为选择合适的运动康复方案和方法提供依据。具体评定方法和标准见第二章。

(二)癫痫患者生活质量的评定

与生活质量相关的评定因素包括:癫痫本身和抗癫痫药物、精神心理社会因素和认知能力等。常用评价量表包括:癫痫患者生活质量量表(QOLIE)、华盛顿癫痫社会心理调查表、利物浦评价组合量表、癫痫患者外科调查表、美国癫痫基金会关注指数等。其中,癫痫患者生活质量量表又包括 QOLIE-17、简化的QOLIE-17、QOLIE-31、QOLIE-AD-48 等。

QOLIE-AD-48 是评价青少年癫痫患者健康情况的生活质量量表,包括 8 个方面的内容:癫痫对儿童的影响(12 项)、记忆/注意力(10 项)、对癫痫的态度(4项)、身体功能(5 项)、羞耻感(6 项)、社会支持(4 项)、学校表现(4 项)、健康感知(3 项)。评分方法:将每一项的得分按照比例转换成 0~100 分之间的相应分值,每个分量表的得分=各项的得分之和/项目数;生活质量的总分=各分量表的得分×权重之和。得分越高,生活质量越好。

三、康复治疗与训练

癫痫是可治性疾病,治疗目的不仅是要完全控制发作,还要使患者获得较高的生活质量和回归社会。

(一)运动治疗与训练

癫痫患儿只要发作不太频繁,就可以参加体育活动,以提高身体素质和战胜疾病的信心,维护患儿自强、自信、自尊的心理。特别是青春期癫痫病人,如积极参加体育活动,还可以减少发作机会。

至于参加哪些体育活动,可根据孩子的年龄特点及兴趣选择:年龄小的孩子可参加各种游戏、跑步、拍球等;大孩子可以参加体操、跳绳及各种球类活动,如果有成人在旁监护,还可参加游泳。若癫痫发作没有得到完全控制,发作仍频繁,则最好不要参加有危险的运动,如登高、打秋千、骑自行车等;过马路、过河、过桥时最好有成人或家属陪同保护。

癫痫患儿不宜参加剧烈运动或大运动量体育活动(如长跑),因为进行这类运动时往往出现过度换气现象,由于二氧化碳排出过多产生呼吸性碱中毒而诱发癫痫发作,尤其易诱发失神发作及大发作。也应避免大运动量的球类运动。有危险性的运动,如跳水、游泳等也应尽量避免。

总之,癫痫病儿应避免参加剧烈或危险的运动,可参加一般性体育活动,但要注意休息,要劳逸结合;学习也不宜紧张,作息要规律。

(二)作业疗法

作业疗法是指有计划、有针对性地从患儿的日常生活、学习、劳动、认知等活动中选择一些作业对患儿进行训练的疗法,目的是提高患儿的日常生活活动能力,并减少发作机会。

(三)药物治疗

目前国内外对于癫痫的治疗以药物治疗为主,治疗的目的在于控制临床发作与脑电异常放电,以期最大限度地改善患儿的生活状况。经过正规的抗癫痫药物治疗,约70%的患者的发作可以得到控制,其中50%~60%的患者经过2~5年的治疗可以痊愈,痊愈后的患者可以和正常人一样地工作和生活。因此,合理、正规的抗癫痫药物治疗是关键。

药物治疗是一个长期的实践过程,医生和患者以及家属均要有充分的耐心和爱心,患者应定期复诊,医生应根据每个患者的具体情况进行个体化治疗,并辅以科学的生活指导。只有医患双方充分配合,才能取得满意的疗效。

(四)手术治疗

经过正规抗癫痫药物治疗,仍有20%~30%的药物难治性癫痫患者难以康复。癫痫的外科手术治疗为这一部分患者提供了一种新的治疗手段。据估计,约有50%的药物难治性癫痫患者可通过手术使发作得到控制或治愈,从而在一定程度上改善了难治性癫痫的预后。

手术适应证:药物难治性癫痫,影响日常工作和生活者;对于部分癫痫源区定位明确,病灶单一而局限者;手术治疗不会引起重要功能缺失者。

(五)心理治疗

癫痫患者往往对其频繁发作产生恐惧、焦虑紧张的心理,进而可促使癫痫发作;另一方面,患者由于难以治愈,可出现自卑心理,并对治疗失去信心。此外,癫痫还可伴发各种精神障碍。为此,在癫痫的治疗上,除抗癫痫药物、精神药物及外科治疗外,对患者的心理治疗也是十分重要的。现代心理治疗的方法很多,常用的有行为治疗、认知疗法、支持疗法、疏导心理治疗、暗示治疗及生物反馈治疗等。

1.行为治疗

行为治疗(behavior therapy)又称行为矫正、行为改变,是依据条件反射学说和社会学习理论改正人们不良行为的一种技术,一般采取正负强化的奖惩方式进行训练。其目的主要是通过采用行为治疗的技术改变异常的行为。常用的治疗癫痫的行为治疗方法有:

(1)阳性强化法(postie reinforcement):以训练和建立良好的适应性行为为目标,采用奖励为具体的措施,奖励的方法可以是精神鼓励,如表扬、赞许或爱护等;也可以是物质奖励,如实物、奖券及奖品等物质刺激,使患者感到喜爱而高兴。通过对癫痫患者运用赞扬或奖励措施,可以强化良好的行为,巩固癫痫的间歇期。

(2)惩罚治疗(punishment):这种惩罚包括一系列使患者感到厌恶的事件,从取消患者的某些权利到电休克不等。这种惩罚的目标是减少诱发癫痫发作的行为或癫痫发作。

(3)隐蔽消退法(covert methed):让病人在幻想中产生有点焦虑紧张的问题行为,然后在臆想中不再接受任何阳性强化刺激,让它隐蔽消退。该疗法主要针对癫痫发作有关的焦虑情况,通过减轻或消除焦虑来达到预防发作的目的。

(4)指示控制法(cue-controlled method):指示控制法治疗是指让病人在幻想中惯用与促发癫痫刺激相反的一个词或策略,告诉病人在非治疗期间,当促发癫痫刺激出现时使用。如日常生活中病人遇到焦虑情境时,可想出一个"松弛"的词来引起松弛状态。还有人在癫痫先兆发生时采用警觉策略,让病人握紧拳头来警觉自己,并大声说"停止"之类的词,从而尽量保持警觉。

(5)松弛技术(relaxing technique):癫痫患者在精神紧张时可以诱发癫痫发作,而松弛技术的目的正是消除紧张,这样可避免癫痫发作,同时对癫痫患者出现的焦虑、紧张等也有缓解效果。这种技术就是训练一个人能系统地检查自己头部、颈部、肩部、背部、腰部、四肢的肌肉紧张情况,训练如何把紧张的肌肉放松下来。方法很简单,就是坐在椅子上或躺在床上,半闭着眼睛,全神贯注于身体的各部分肌肉,并且依次让自己紧张着的肌肉松弛下来,以便达到全身松弛的状态。当学会放松方法后,如再遇到紧张则采用此法使其放松,以达到治疗疾病的目的。

2.生物反馈治疗

此疗法利用生物反馈技术,训练人们根据体内某些生物学信息调整与这些信息有关的某些器官或系统的病理性活动,从而达到治疗目的。

生物反馈包括肌电生物反馈、皮肤温度生物反馈、皮电生物反馈、脑电生物反馈、心率和血压反馈等几种类型,适用于内科、神经科、产科、口腔科、儿科、皮肤科、精神科。癫痫患者可用脑电生物反馈仪,以 α 波为反馈信息来治疗癫痫;也可以用肌电生物反馈仪来消除癫痫患者的紧张、焦虑情绪。

3.支持疗法

支持疗法(supportive therapy)不同于心理会谈,它是通过语言交流和感触,合理地采用劝导、启发、同情、支持、解释、保证、应激无害化指导以及改变环境等方法,帮助患者提高认识,使情感和思维方式发生改变,消除疑虑,改善心境,增强信心,促进心理状态趋于正常。

癫痫患者由于对疾病不能正确认识,可能出现自卑、绝望心理,以及社交、家庭问题,这会给其带来很大的痛苦。支持疗法的目标就是解决这些问题,其具体方法分为接受、支持及保证三项。

(1)接受:医生要有计划地与患者认真交谈,耐心听取患者满腹愁肠的倾诉,取得患者的好感和信任,从与患者谈话的内容中找出其主要的心理问题,并仔细观察患者的行为和动机。通过接受,可以分析解释疾病的本质和患者以往的错误看法,帮助患者树立信心,指导其解决心理矛盾和冲突,以及重新适应环境。

(2)支持:癫痫患者最需要别人的支持、同情和关怀,要鼓励患者克服心理障碍,对自己的病有一个正确的认识。在这一过程中,医生要晓之以理,动之以情,切忌把自己的想法强加于人。医生应启发和引导患者同自己一起分析病情,把治疗变为患者的自觉行动,但支持和关心要恰到好处,不能过分。

(3)保证:在接受、支持的基础上,医生要运用现代的医学知识和技能,用肯定的语言对患者进行疏导,让患者相信,通过合理的治疗,疾病一定能康复,问题一定能解决。

以上三项的顺序不能颠倒,其中接受最重要,因为人都有一种被接纳的心理,尤其是患者,更需要同情与接纳,有时仅仅通过医生的诚恳接纳,就能使患者的心理冲突得到缓解。

4.认知疗法

认知疗法(cognitive therapy)是指将着眼点放在患者非功能性的歪曲认知上,试图通过改变患者对人、对己或对事的看法及态度等认知过程和认知观念来改善其所表现出的心理问题的治疗方法。治疗不仅仅是针对行为、情绪等外在表现,而且还通过分析患者的现实思维活动,找出其错误的认知并加以纠正。

5.心理疏导疗法

心理疏导疗法是指医务人员在与患者诊疗交往过程中通过施加良性影响,对患者阻塞的病理心理状态进行疏通引导,使之畅通无阻,从而达到治疗和预防疾病、促进身心健康目的的一种治疗方法。

(六)其他疗法

其他治疗方法,如基因治疗、饮食疗法、中医药治疗、针灸疗法等,均对改善癫痫患儿的症状有一定的治疗效果。

附　录

癫痫发作时的急救

（1）有发作先兆时，迅速让患者平卧。

（2）保持冷静，去除患者身上任何硬的或危险物品，以防外伤。解开患者的衣领、袖口、腰带，使其呼吸道保持通畅，防止呕吐物堵塞喉部。

（3）当抽搐停止后，将患者头、身置于侧卧位以利呼吸及分泌物自然流出。

（4）患者出现超过 5～10 分钟仍然全身僵硬和（或）发作之后未醒，且还可能继续出现发作的情形时，必须迅速将患者送往医院进行进一步的治疗。

（周志鹏）

第六节　小儿颅脑损伤的康复与训练

颅脑损伤是指由各种理化因素所致的脑部损伤，常并发颅内压增高，导致意识丧失、记忆缺失和神经功能缺损，是引起儿童死亡和致残的最常见的原因。本节侧重于外伤性原因所致的颅脑损伤。外伤性颅脑损伤包括头皮损伤、颅骨损伤和脑组织损伤。新生儿颅脑损伤多数是因难产时头受到骨产道和软产道挤压和实施器械助产所致；儿童颅脑损伤多因交通事故、暴力、失足跌撞、高空坠落等引起，5 岁以内是发病高峰期。

一、临床表现与诊断

新生儿最常见的颅脑损伤是颅内出血，可表现为产后不哭、面色苍白、四肢活动少、呼吸急促或不规则等；体征有颅骨变形，囟门张力增高、搏动差，四肢肌张力和肌力减弱或生理反射消失等。儿童颅脑损伤有头皮损伤、颅骨骨折和脑损伤三大类，临床表现因类型不同而不同。

由于小儿神经系统发育不完善，稳定性差，故发生脑组织挫裂伤时临床反应严重，生命体征紊乱明显，容易出现休克症状。患儿常有延迟性意识障碍，即伤后原发性昏迷短暂或缺如，但哭闹不久后又陷入昏睡状态，可持续数小时或嗜睡数天。患儿还可出现频繁呕吐、头痛、癫痫发作、颈项强直、双侧瞳孔不等大或眼肌运动障碍等症状。

局部脑组织损害时可出现肢体瘫痪或抽搐、失语和偏身感觉障碍。腰穿多见血性脑脊液,有脑膜刺激征,随病程发展出现脑水肿或肿胀时可导致颅内压增高,患儿表现出生命体征的变化。患儿出现小脑幕切迹疝和枕骨大孔疝时,可出现意识障碍加深、阵发性角弓反张、瞳孔不等大、光反射消失和呼吸循环功能衰竭等表现。

根据外伤史很容易对颅脑损伤作出诊断,但判断病情的轻重、损伤的范围和类型、是否有血肿形成和继发性损伤等,仍需结合辅助检查结果和病情的变化判断。颅脑损伤的早期应注意监测生命体征和神经系统症状体征的变化,应经常复查患儿的意识状态、瞳孔变化、自发运动及脑干生理反射等,以便随时掌握病情的发展变化,作出相应的诊断和处理。

二、小儿颅脑损伤的评定

(一)颅脑损伤严重程度的评定

颅脑外伤的严重程度在昏迷和意识蒙眬状态采用格拉斯哥昏迷量表(GCS)评定。当病人意识清楚之后,则可运用 Russel 提出的根据伤后遗忘(PTA)时间来评定。

1.格拉斯哥昏迷量表(GCS)

GCS 是国际上公认的区分昏迷严重程度的量表,对颅脑外伤的预后评估具有意义。GCS 分数小于 8 为昏迷状态,是重度脑损伤,9～12 为中度损伤,13～15 为轻度损伤。

2.PTA 时间评定

遗忘时间小于 10 分钟为极轻度颅脑损伤;10 分钟至 1 小时为轻度颅脑损伤;1 小时至 1 天为中度颅脑损伤;1 天至 1 周为重度颅脑损伤;1 周以上为极重度颅脑损伤。

3.其他指标

昏迷程度和昏迷持续时间;颅内压;低氧血症和低血压;运动反应。

(二)康复评定

1.精神(心理)功能评定

精神(心理)功能评定包括情绪评定、心理状态评定、认知障碍(注意、记忆、思维)的评定、智力评定、性格评定等。

2.躯体功能评定

躯体功能评定包括肢体评定、关节功能评定、步态分析、协调与平衡功能的评定、感觉与知觉的评定等。

3.言语功能评定

言语功能评定包括构音障碍评定、失语症评定等。

三、康复治疗与训练

轻微的颅脑外伤(如脑震荡)一般不需特殊治疗,但严重的颅脑外伤必须采取及时、正确的临床医学救治,这样不仅能挽救病人的生命,而且还可以最大限度地减轻继发性脑损伤,这对将来的康复极为重要。

对重度颅脑损伤患儿,首先要保持呼吸道的通畅和循环功能的稳定,及早纠正失血性休克和肺通气不足。脑损伤的治疗重点应放在控制颅内压增高上,必要时可进行颅内压持续监测;对于严重挫裂的脑组织和有占位效应的颅内血肿而引发的颅内压增高者,应尽早手术清除血肿,降低颅内压。

一般情况下,在脑外伤后2~4天常因抗利尿激素分泌失调综合征而引起水潴留,易出现脑细胞水肿,如果外伤早期大量输液有导致颅内压增高的危险,可用碱性含盐液纠正脑水肿时常伴有的代谢性酸中毒。对颅脑外伤后的癫痫必须及时控制,可静脉滴注安定。

对于就诊时昏迷的患儿,在处理颅脑外伤的同时还要注意是否合并有其他脏器和脊髓的复合性损伤,以免因延误治疗导致不必要的伤亡;对于轻型闭合性颅脑损伤且伴有一过性意识障碍的患儿,应密切观察病情的变化,一旦出现意识障碍加深、瞳孔不等大等症状,应紧急行 CT 检查,做出相应的处理。

(一)康复治疗的目的

颅脑损伤急性期以临床医学救治为治疗核心,临床医学救治的目的主要是挽救生命,防止继发性脑损伤。急性期康复治疗的主要目的是预防并发症和保存残存功能,恢复期的康复目的是促进功能恢复和提高患者生存及生活能力。

颅脑损伤恢复的最佳时间是愈后 6 个月内,因此早期康复十分重要。此后,运动障碍水平易固定而影响康复效果,但认知功能仍在康复过程中,因此应该继续进行。

(二)急性期的康复治疗

颅脑损伤的康复治疗方法和过程与脑血管病极为相似,但由于颅脑损伤常伴有中枢神经系统功能严重受损及其他器官或组织的损伤(如骨折和认知功能障碍等),因而与脑血管病相比,颅脑损伤的康复过程更为艰巨,难度也更大。

1.定时变换体位和保持功能位

处于昏迷状态的患者体位长期固定,这样不仅易产生压疮,而且会导致关节的畸形挛缩。经常进行体位转换和保持良好的肢体位置(如每两小时进行一次体位转换)有助于预防肺部感染和促进康复;也可使用矫形器固定关节于功能位或伸展位。

2.肌肉及关节的被动活动

颅脑外伤所造成的去大脑及去皮层强直可以导致异常的肌张力增高,再加上昏迷造成关节长期不能活动,故很容易发生肌挛缩及关节挛缩,因此被动活动关节对于保持肌肉、骨骼的完整性及保持关节的活动范围是必要的。一般每次可被动活动全身肢体各关节 3～5 遍,每日 1～2 次。活动时,注意手法要轻柔,避免疼痛和损伤。

3.呼吸管理

呼吸管理是脑外伤全身管理的重要环节。当脑外伤累及呼吸中枢时可以产生呼吸障碍,呼吸障碍使呼吸道内的分泌物无法排出,易并发肺炎,从而又进一步加重了呼吸障碍。因此,这类病人常需要进行气管插管及气管切开,实施人工呼吸或机械呼吸,这就要求对呼吸障碍进行严格管理,防止呼吸道阻塞和感染,保持呼吸道通畅。可以采取定时变换体位、进行体位引流、拍打背部等措施。

4.坐位训练

早期坐位训练是一个有争议的问题。反对者认为脑外伤患者因为有颅内压增高,应绝对卧床,过早坐起有发生脑疝的危险;赞同者认为脑外伤病人长期卧床易导致体位性低血压,主张根据病情加以适当坐位训练。对于病情重、昏迷深、并发症多、颅内压持续高于 24 mmHg 的患者,应予禁止;对于一些病情轻、昏迷浅、并发症少、颅内压稳定在 20 mmHg 以下的患者,可在严密的观察下,逐步坐起。头部的位置可按 15°、30°、45°、60°、75°、90°分阶段进行,若病情加重则应立即停止。

5.站立训练

一旦患者的生命体征稳定,就应尽早帮助其进行坐、站训练。运用起立床是对患者进行早期站立训练的主要方法,其作用是:使身体负重,牵拉易于挛缩的软组织,防止骨质疏松;刺激内脏功能,如促进肠蠕动和膀胱排空,防止泌尿系感染;改善通气,预防肺部感染;促进脑静脉回流,降低增高的颅内压。

(三)恢复期的康复训练

应根据患者的中枢高级功能受损程度及运动功能障碍特点,制订以恢复肢体功能为核心的康复治疗方案,并加以实施。

1.运动功能的训练

(1)神经促进技术:运用 Bobath 技术、PNF 技术、Rood 技术和 Brunnstrom 技术调整和改善患者脑部病变部位及其周围神经组织的兴奋性,可实现高级神经中枢对神经肌肉功能的重新支配,从而起到调整肌张力、抑制痉挛模式、建立正确的姿势和功能活动模式的作用。

(2)改善肌力训练:肌力为 0～1 级时,主要采取被动运动、辅助推拿和低频电刺激,并指导患者强化运动理念;肌力为 2～3 级时,在被动运动和推拿的基础上增加肌电生物反馈电刺激疗法,刺激肌肉收缩,带动关节活动;肌力为 4 级时,主要依靠主动收缩来增强肌力,包括等长、等张和等速收缩训练。

(3)拮抗肌肉痉挛训练:拮抗肌肉痉挛训练是指在舒适稳定的体位下做肢体延伸下垂、旋转或摆动运动,但要注意避免加重肌痉挛。严重者可采取药物治疗或手术治疗,但要慎重。

(4)肌肉牵张训练:肌肉牵张训练的目的是通过采用对不同部位的关节和肌肉的缓慢或快速的牵拉来改善肌张力和关节活动。注意幅度不要过大,以免发生损伤或加重痉挛。

(5)平衡功能训练:平衡功能训练包括坐位平衡训练、立位平衡功能训练、坐位起立平衡训练和步行平衡训练。注意要循序渐进。

(6)日常生活能力训练:日常生活能力训练应该包括对吃饭、穿衣、大小便能力的训练,必要时可佩戴一些支具。

(7)手的功能训练:为了适应今后的日常生活和学习,训练手的协调、控制和精细活动能力是非常必要的。可采用拱积木、捡豆、推球、写字、画图、打字等方法来训练。

2.言语功能的训练

要注意尽量早地发现患者的言语功能障碍,对患者进行全面的言语功能评定,了解其言语障碍的程度和类型,早期开展言语训练。原则上以一对一训练为主;要先练发声,后学构音;视听学说要同时进行;要反复训练、由简到繁。

(1)失语症的语言训练:失语症的语言训练主要包括听理解训练、语音训练、命名训练、复述训练、自发口语训练、阅读理解训练和书写训练等。对于经过系统训练仍收效甚微的严重失语患者,要进行手势和交流手册的使用训练。

(2)构音障碍训练:构音障碍训练主要包括呼吸训练、发音训练、共鸣训练、发音节奏和语调训练、手势和交流手册的使用训练等。

3.认知障碍的训练

(1)记忆力的训练:原则是信息内容从简单到复杂,信息量由少到多,反复加强。开始时每次训练时间要短,信息展现时间要长,对于较长的信息内容要采取分解记忆法,逐渐进行组合训练,在训练时要适时对患者进行鼓励,增强其信心。

(2)注意力的训练:采用挑选训练法,例如将几个钢珠混在大豆里,让患者从中将钢珠挑出来;也可采用猜测训练法,如准备一些小谜语让患者进行猜测等。

(3)思维能力的训练:采用物品分类法,如给患者一些书、衣物和食品,让其分类摆放;还可采用数字排序法,如给患者一些数字卡片,让其按要求排列顺序等。

4.感知障碍的训练:颅脑损伤后的感知障碍主要是各种失认症和失用症,训练时主要通过给予患者反复多次的特定感觉刺激,使其大脑对感觉输入产生较深的印象,从而提高感知能力。

四、预后

颅脑损伤是一种严重的致残性疾病,其运动康复治疗的主要方法和过程与脑血管病的康复基本相同,但康复难度较大。疾病预后与脑损伤、临床医学救治、康复治疗的介入、家庭和社会的支持等多种因素密切相关,康复过程中应尽可能减少后遗症,促进功能优化。儿童患者预后通常较好,即使损伤严重也可在短期内得到良好的恢复,继续进步和好转的时间也较长。

(李永峰)

第七节 视力残疾的康复与训练

视力残疾,是指由于各种原因导致双眼视力低下并且不能矫正或视野缩小,以致影响其日常生活和社会参与能力。

在我国,新中国成立前与现在相比,视力残疾的原因发生了较大变化。新中国成立前后及解放初期以沙眼、感染、营养不良性眼病为主要致盲原因;而20世纪五六十年代,特别是80年代以后,先天因素占有较大比例。

引起儿童致盲的原因较多,主要包括先天性白内障、先天性青光眼、新生儿维生素A缺乏、新生儿结膜炎、早产儿视网膜病变、儿童眼外伤和屈光疾病等。据来自WHO的资料显示,在亚洲约有100万盲童,其中约有40万生活在中国。在我国的3亿儿童中,约有1000万患有弱视,数量之大,已经成为严重的公共卫生及社会问题。

近视是儿童和青少年视力减退的最主要的因素。据调查,近几年我国青少年近视眼发病率呈逐年上升趋势,小学生达20%～30%,中学生高达50%～60%。同时,矫正眼镜和社会上采用的各种治疗近视眼的仪器、器具在质量上也存在着良莠不齐的问题。

意外伤害也是造成儿童盲症的重要因素。据有关资料统计,我国儿童眼外伤的发病率占外伤总数的15%～27%,各类外伤的致盲率高达60%～70%,儿童眼外伤的预后远差于成人。常见的儿童眼外伤致病的原因有:玩仿真玩具枪、废弃注射器、爆炸伤(以烟花、爆竹为主)、刀、剪、铅笔等锐器伤。穿孔伤中因废弃注射器致伤的占9.25%。

目前我国正在开展"视觉第一 ——中国行动",该行动亦将在全国青少年中展开,行动目标是力争使在城市儿童及青少年中眼睛保健知识的普及率达到50%,农村儿童及青少年中达到70%,以阻止儿童视力下降的趋势。全国各地的卫生部门也在积极支持和推行这项活动,加强对学生的用眼卫生教育;对新生儿结膜炎、早产儿的视网膜病变和先天性白内障,做到早发现、早治疗、早干预;提倡禁放烟花爆竹;管理好易燃物品和家畜宠物;通过健康教育与健康干预,逐步在社区建立起不断满足人们健康需要的医疗保健管理体制和服务体制,使初级眼保健深入社区、深入学校、深入到每一个家庭。

一、临床表现与诊断

(一)临床表现

除明显畸形外,新生儿抑或小婴儿的视觉异常一般较难发现,多数要等到半年以后,随着症状变得明显,家长才有所察觉,但此时对于某些先天性眼病的治疗已显得过晚。尽早发现新生婴儿的视觉发育异常,有以下方法:

1.用手电筒照眼睛

照射时新生儿立即闭眼,掀开新生儿眼皮照瞳孔,瞳孔会缩小,称为瞳孔对光反射。

2.头眼协调动作

新生儿低头前倾、眼球向上转;头后仰,眼球向下看,称为"洋娃娃眼"。

3.短暂原始注视

用一个大红色绒球在距新生儿眼睛20 cm处移动60°角的范围,能引起新生儿注视红球,头和眼还会追随红球慢慢移动,称为头眼协调。

4.运动性眼球震颤

在距新生儿眼睛前20 cm处,将一个画有黑的垂直条纹的纸圆筒或鼓(长约10 cm,直径为5~6 cm),由一侧向另一侧旋转,新生儿注视时会出现眼球震颤,即眼球会追随圆筒或鼓的旋转来回做水平运动,称为视觉运动性眼震。

若以上四项检查均达标,说明新生儿视觉发育良好,否则应立即请医生做进一步检查,对早产儿尤其如此。

婴幼儿或幼儿如出现以下情况,就应该引起家长对孩子视力的重视,尽早到医院检查:一是孩子看电视总喜欢往前跑,不跟成人同时坐在沙发上看,尤其是看到特别喜欢的节目时会往前冲;二是孩子看电视、看书时喜欢眯眼;三是有的孩子看电视、看书喜欢歪头;四是孩子看 iPhone、iPad 这种电子屏幕的时候几乎都是放在眼睛前面看。

(二)视力的评定

1.婴幼儿存在视力障碍的表现

若小儿存在不能转头和移动眼球注视活动的有趣玩具、主动伸手抓握玩具等表现,家长要高度警惕并带孩子到医院检查是否有视觉问题。

2.视力检查方法

视力检查包括中心视力检查法和周围视野检查法,结果可反应眼底视神经功能的优劣。

(1)中心视力检查:一般用通用视力检查表,先查右眼视力,再查左眼视力;视力表照明要充分;受检者平视视力表。对视力仅有手动或光感者,还需要进一步检查光感距离和光定位,一般先由近而远地测光感距离,然后再测1米远处的上下、左右及中央的光定位。

(2)视野检查:一般应到医院眼科门诊应用视野计进行专科检查,由于此检查专业性较强,故在此不作详细介绍。

3.其他

还有眼睑、结膜、角膜、晶状体、眼压和眼底等专科检查,这些也都需要到医院眼科进行检查。

二、康复评定

视力残疾包括盲及低视力。一级、二级属于盲,一级最佳矫正视力为无光感至0.02或视野半径小于5°;二级最佳矫正视力为0.02～0.05或视野半径小于10°;三、四级属于低视力,三级最佳矫正视力为0.05～0.1,四级最佳矫正视力为0.1～0.3。盲或低视力均指双眼而言,若双眼视力不同,则以视力较好的一眼为准。如仅有单眼为盲或低视力,而另一眼的视力达到或优于0.3,则不属于视力残疾。最佳矫正视力是指以适当镜片矫正后达到的最好视力或针孔视力。以注视点为中心,视野半径小于10°者,不论其视力如何均属于盲。

三、康复治疗与训练

(一)低视力康复

1.低视力康复的意义

通过康复,75%的低视力患者有可能过上正常人的生活;低视力的儿童通过康复有可能像正常儿童一样学习,而不是学习盲文。

2.低视力康复方法

低视力康复训练主要是针对低视力患者的具体情况,进行助视器使用训练和佩戴助视器后的功能性视力训练,其中后者的对象为学龄及学龄前儿童。上述训练工作应在验光配镜人员或特教老师的指导下进行。低视力者可以去当地医院眼科低视力门诊或定点眼镜店进行助视器的验光、配镜和训练。视功能训练包括视觉的基本能力训练和视觉的基本技能训练两个方面。

(1)视觉的基本能力训练:该训练的目的是让视力障碍者能有效地发挥视觉的作用,又称为有效视力训练或功能性视力训练。

(2)视觉基本技能的训练:视觉基本技能有固视注视、视觉追踪、视觉搜寻等。对低视力患者来说,这些视觉技能都因为视觉障碍而不能自然获得,因此必须训练。训练内容包括近距离视功能训练和远距离视功能训练两部分。

①近距离功能性视力训练:该训练的目的是提高个体近距离视物的能力。训练的内容包括注视训练、视觉认识训练、视觉追踪训练、视觉辨认训练、视觉搜寻训练、视觉记忆训练等。

②远距离功能性视力训练:该训练的目的是提高个体远距离视物的能力,包括注视、追踪、搜寻等视觉技巧。训练时除遵循近距离功能性视力训练准则外,还要注意两点:一是由静而动,二是在可能的情况下,尽量使用低倍远用助视器,以便低视力者适应。

训练的主要方法是配用适合的助视器同时进行相应的训练。助视器分光学助视器和非光学助视器两类。光学助视器包括眼镜式助视器、望远镜、放大镜(手持式、立式)等;非光学助视器包括照明灯、阅读裂口器、大字印刷品、太阳帽等。

(二)白内障复明

在正常人的眼睛内部,虹膜的后面有一个双凸形透明体,这就是晶状体。晶状体浑浊比较明显或达到影响视力的程度者,称为白内障。引起白内障的原因是多方面的,除外伤性、放射性、先天性、糖尿病性白内障等有比较明确的病因外,其他白内障的形成过程情况相当复杂,目前还没找到明确的病因。临床上将白内障分为老年性白内障、先天性白内障、外伤性白内障、并发性白内障及全身性疾病引起的白内障等几种类型。白内障可导致视力残疾,但只要通过手术摘除浑浊的晶体,代之以其他相应的透明体就可以使视力得到一定程度的恢复。

(三)盲人康复

1.盲童早期康复的重要意义

(1)尽早补偿视力残疾儿童的视觉缺陷:视力残疾对儿童的发育有着直接和间接的影响,直接影响表现在患儿在获得一些需要利用视觉才能获得的认知概念(如颜色或三维空间的概念)时处于不利地位。

(2)改变视力残疾儿童的脑结构:婴幼儿时期是大脑发育的关键时期。研究表明,通过视觉输入大脑的信息刺激量占刺激输入总量的 $80\%\sim90\%$。因此,盲童早期康复有助于改变视力残疾儿童的脑结构。

2.康复训练

盲人行走训练是康复工作的一个组成部分,其基本内容就是训练盲人依靠听力、借助辅助工具学会独立行走。盲人借助的辅助工具主要有盲杖和导盲犬,其中,使用盲杖最为普遍。

(1)选择盲杖:盲人独立行走要依靠听力和盲杖,因此,选择一个适合自己使用的盲杖至关重要。标准盲杖的颜色为白色,手柄下方10 cm处有红色标志;既盲又聋的人,应使用红白相间的盲杖。

(2)正确握杖:盲人根据自己的习惯,可用右手或左手持杖,具体方法是将拇指放在杖的内侧,食指延伸贴在盲杖上,其他三个指头在杖的下面弯曲,轻松握住。

(3)盲杖的位置:将盲杖放在身体的正前方距脚尖约1 m的地面上。

(4)手腕动作:持杖行走时,将肘部稍微弯曲靠近身体。握杖的手最好保持在身体前方的正中央,这样可以使走的方向正直。要用手腕控制盲杖左右摆动,使盲杖的下端在身体前方左右均匀移动,不要移动整个手臂。

(5)摆动幅度:行走时,盲杖在地面上左右轻轻摆动,摆动的幅度要比身体略宽些,以确保前方路面没有障碍物。盲杖的下端不可从一面跳向另一面,而应在地面上划动,否则容易漏掉地面上的障碍物。

(6)协调步伐:盲杖向左摆动时,要迈出右脚,反之,盲杖向右摆动时,要迈出左脚。

(7)如何识别和绕开障碍物:需要识别盲杖碰到的障碍物时,应用另一只手顺着盲杖轻轻滑下,直到触摸到物体;如要绕过障碍物,应先用盲杖探出一条可以行走的路。上下楼梯时,可先用盲杖下端敲击台阶边缘和探察台阶的高度、宽度,然后再行走。沿草地、篱笆、墙壁边缘行走时,要先用盲杖触其边缘或壁,然后反复摆动,探出道路,方可行走。

(四)运动治疗与训练

对视力丧失以至全无光感者进行身体锻炼活动的目的是提高身体的灵活性和触觉的灵敏度,发展听觉以补偿视觉的缺陷,提高定向、平衡能力和对自然环境的适应能力。活动前要让盲人熟悉运动场地。活动中结合采用辅助设备器材,以声音和触觉为导向是主要特点。

1.一般性体育活动

盲人可以参加多种体育活动,例如体操、田径、游泳、舞蹈、划船、骑马、铃球、摔跤、柔道、双人自行车、溜旱冰等。德国科隆体院科赛尔教授介绍说,摔跤是唯一可以让盲人与健全人一起比赛的项目,美国五分之四的盲校都有自己的校际

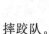

摔跤队。

2.功能性体育活动

(1)触觉训练:触觉是盲人感知周围物体的重要途径。所以对于盲人来说,触觉训练可以看作是一种教育方式,也可以看作是一项体育训练内容,主要包括以下四个方面:

①刺激-反应-做动作的练习:如看教师的手势做动作(向左、向右、向前、向后移动)。

②协调性练习:如原地拍球、转身拍球、由低→高→低→高拍球等。

③节奏性练习:如有节奏地跳跃、按教师的手势匀速而整齐地跳跃等。聋人可先手拉手练习,然后自己独立练习。

④平衡练习:如两臂侧平举、踩地上的直线行走(可头顶轻物件)等。

(2)听觉训练:听觉是盲人身体的又一补偿功能,是盲人感知世界最重要的方式,对盲的补偿作用最大。听觉训练主要是采用声音信号引导盲人进行体育活动。为了有利于引导盲人进行活动,声源最好是位于盲人的正前方,使他们可以直接向着声源的方向移动;另一种方法是将声源放在盲人背后,以便盲人可以直线地远离声源。具体方法有:

①区别不同充气皮球反弹的声音。

②通过声音判断篮球反弹的高度,并通过这种训练做到能够接住他人或自己抛出后反弹回来的球。

③辨别地上的球滚动的方向,并通过此项训练做到能够截住或踢开向自己左、右侧或正对自己滚过来的球。

④用射箭的方式训练盲人辨别由于箭击中气球或者穿过时所发出的声音。

(3)空间感训练:空间感对于盲人来说是比较难找的,所以在空间感训练中,让盲人了解自己在空间的位置,学会占有空间和合理地使用空间,对盲人参加体育活动是十分重要的。具体的训练措施有:

①走直线练习。

②听声音信号转体 90°、180°、270°或 360°。

③在同伴的陪同下走一段距离,然后自己沿着原路走回出发点。

④在户外能感觉到阳光的地方练习面对东、南、西、北各个方向,在各种游戏中把方向和目标联系起来。

⑤练习在地面上走不同的图形,并且尝试重复同样的运动。

(4)定向和灵活性训练:定向和灵活性训练是使盲人适应环境,能独立地行动的重要训练内容。查理·扬为刚进入盲校学习的盲童设计了如下一些训练措施:

①盲童在教师的指导下,由同伴陪同,在校园内进行短距离、安全和使人快乐的散步。

②对自己的校园能作出一般性的描述。

③能说明如何运用声音、地标、气味和风向在校园独立地行走。

④能以轻松自如的姿势走路,避免各种不必要的痉挛。

⑤在没有帮助的情况下,能够从宿舍走到体操馆、田径馆等。

(5)定向和灵活性训练的基本技巧

①接触的动作方法:引导者走近视力残疾人,与之同向并排站立,并以靠近视力残疾人侧的手背轻触视力残疾人的手背,同时予以适当的语言提示,如说:"我带你走吧!"

②抓握的动作方法:视力残疾人用被接触侧的手背,沿引导者手臂的外侧轻快地向上移动至其肘关节上端,然后视力残疾人轻握引导者的胳膊。抓握时,视力残疾人的拇指放在引导者胳膊的外侧,其他四指放在内侧。

③站位与随行的动作方法:

a.站位:视力残疾人抓握后立即后退半步,到引导者侧后方;视力残疾人应确保自己抓握侧的肩在引导者对侧肩的后面。

b.随行:当引导者迈步时,视力残疾人根据抓握侧手所获得的方向信息跟随引导者行走。

④一人导多盲的动作方法:引导者将多个视力残疾人排列成一路纵队,在引导者的帮助下,最后一位视力残疾人以接触、抓握、站位的动作方法抓握前一位视力残疾人,倒数第二位视力残疾人以同样的方法用被抓握侧的手抓握倒数第三位视力残疾人的异侧臂,其余视力残疾人以此类推;引导者接触前面的第一位视力残疾人,按基础导盲的动作方法导盲。

⑤换边的动作方法:

a.视力残疾人从引导者的右侧换至引导者的左侧:视力残疾人以右手抓住引导者的右手臂,松开原抓握的左手;左手背在引导者的背部轻快地向左侧滑行,找到引导者的左臂后轻轻地抓握;松开右手,右手快速移至引导者的左手臂并正确地抓握,同时松开左手,身体保持与引导者半步的距离。

b.视力残疾人从引导者的左侧换至引导者的右侧:动作步骤同上,动作方向相反。

⑥过狭窄通道的动作方法:引导者将导盲臂从身体的一侧移至身后,手背轻贴后腰。视力残疾人觉察到引导者手臂的变化后,迅速从引导者的一侧移至引导者的背后,手臂伸直,步幅放小。

⑦进出门的动作方法:到门口时,引导者必须用语言提示视力残疾人:"我们

已到了门口,门是向外(里)开的,门轴在左(右)。"然后,引导者用导盲臂握住门把手并打开门,视力残疾人的非抓握手沿引导者的导盲手臂向前伸,握住门把手,通过门后轻轻地把门带上。

⑧上(下)楼梯的动作方法:上(下)楼梯时,引导者带视力残疾人走向楼梯,当接近楼梯口时要稍作停顿,告诉视力残疾人"要上(下)楼了",或者夹紧一下自己被抓握侧的胳膊肘。引导者先上(下)一级,视力残疾人随即跟着上(下),一步一级随行,当引导者上(下)楼梯时,视力残疾人会感到引导者手臂的上升(或下降)。当到达楼梯尽头时,引导者也要略加停顿或再夹一下自己的胳膊肘,提示视力残疾人已经到了楼梯的尽头。

3. 竞技体育活动

竞技体育是为了战胜对手,以科学的、系统的训练,通过竞赛的方式最大限度地发挥个人的体格、体能、心理和运动能力等方面的潜力,从而取得优异成绩的一种体育运动。盲人竞技运动有门球、排球、柔道、足球等。

(1)盲人门球:盲人门球运动是根据盲人视力障碍的特点而专门设计的一项集体球类项目,它需要运动员根据触觉来确定自己在场上的位置、方向;根据听觉来判断球的方向、速度,从而迅速作出反应。这项运动充分考虑到了盲人视觉功能障碍的局限性,集安全性、竞技性、观赏性于一体,既突出了运动员的个人技术,又强调团队配合。

(2)盲人排球:盲人排球是为盲人专门设计的排球活动。排球中装有响铃,球在飞行或落地时会发出清脆的响铃声以便于盲人感知。听来新鲜,甚至不可思议,然而这确是事实。盲人不但能打排球,而且能打得非常好。目前,天津市盲校的学生不但会打盲人排球,而且天津市还以该校学生为主组建了市盲人排球队,成为我国残疾人体育史上的一个创举。

(3)盲人柔道:盲人柔道是专门为视力障碍运动员所设立的运动项目。比赛根据视力损伤程度的不同分为 3 个级别,参赛的视力障碍运动员最低标准为已矫正视力低于 0.1 或视野小于 20°。比赛根据运动员的体重进行设项,分 13 个级别进行比赛:男子设 60 kg 以下级、66 kg 级、73 kg 级、81 kg 级、90 kg 级、100 kg 级、100 kg 以上级;女子设 48 kg 以下级、52 kg 级、57 kg 级、63 kg 级、70 kg 级、78 kg 级、78 kg 以上级。

4. 盲人运动训练的基本要求及注意事项

由于视觉器官残疾,因此盲人观察不到环境和体育动作,在体育活动中容易出现抑制和静候,自卑感又将导致患者对运动缺乏兴趣;有些盲人不能约束自己,表现出冲动行为,但又不能无拘无束地放开活动。因此,在进行体育活动时应让盲人注意以下事项:

①熟悉教师,建立信任感。

②鼓励成功与进步,强化自信心。

③了解自己并知道各个部分的名称。

④经常接触各种体育器械。

⑤加强基本活动训练,这是学习动作技能的前提。

⑥适当进行竞赛性游戏,提高其感知水平。

(李永峰)

第八节　听力残疾的康复与训练

听力残疾,是指由于各种原因导致的人双耳不同程度的永久性听力障碍,表现为听不到或听不清周围环境的声音及言语声,以致影响其日常生活和社会活动。

根据我国的人口调查统计数据,每 1000 名新生儿中就有 1 名先天性聋儿;有不同程度的听力下降者在人群中的比例,青年期为 1‰,45~64 岁为 14‰,65~75 岁为 30‰,75 岁以上者为 50‰。全球约有 7 亿人听力损伤在中等程度以上(听阈大于 55dB)。我国听力言语残疾者达 2700 万,其中聋哑人 200 多万,并且正在以每年 3 万多的数量在增长。聋病给个人、家庭及社会带来了巨大的痛苦和沉重的负担,如何降低聋病的发病率和及时发现、早期治疗是全社会的共同责任。

一、听力残疾的分类

按病变性质和部位,听力残疾可分为器质性聋和功能性聋两大类。器质性聋可按病变部位分为传导性聋、感音神经性聋和混合性聋三种,感音神经性聋可细分为感音性聋(病变部位在耳蜗,又称为耳蜗性聋)和神经性聋(病变部位在耳蜗以后的诸部位,又称为蜗后聋)两种。功能性聋因无明显器质性变化,又称精神性聋或癔症性聋。

按发病时间分类,听力残疾可分为先天性聋和后天性聋。根据语言功能发育程度可划分为语前聋和语后聋。先天性聋按病因不同可分为遗传性聋和非遗传性聋两类。

二、临床表现及分级

(一)临床表现

1.婴孩时期

1～3个月:对于突然而来的巨响毫无反应。

3～6个月:不会寻找声源。

6～9个月:不会望向讲话中被提及的人或物。

9～12个月:不懂得跟从一个动作的指示,例如:"把球拿给我。"

12～15个月:未能说出第一个单字,例如:爸、妈、灯、车。

15～18个月:对他人在邻房的呼唤无动于衷。

18～24个月:不能运用两个字的短句。

24～30个月:能说出的字少于100个。

30～36个月:不能运用4～5个字的句子。

2.儿童时期

(1)与孩子交谈时,孩子经常会问"什么"或"你再说一遍",或者表现出没有听清或不明白的表情。

(2)孩子与人交谈时,有眼睛紧盯着讲话人的嘴的习惯,这是耳聋之人特有的一种被称为"读唇"的表现。

(3)在呼唤孩子时,孩子无反应或反应迟钝,而且孩子对声源的位置判别能力很差。如在孩子的右方喊他时,他不能准确地把头或身子转向呼唤人的位置,而是转向相反的或者其他方向。

(4)发音不准确,讲话不清楚,韵母音很重,家长常误认为孩子的发音器官出了什么问题。这实际上是感觉神经性耳聋的一种特有的表现。

(5)上课时注意力不集中,对教师提出的问题常常答非所问。

(6)看电视或听收音机时,离电视或收音机的距离很近,或喜欢将电视机和收音机的声音开得很大。

如果儿童表现出的现象在三项以上,即可认为是存在听力障碍的征兆,家长对此应引起足够的重视。应尽快带孩子到医院做听力测验,以便早诊断、早干预。

(二)分级

听力残疾共分四级:

1.一级听力残疾

听力障碍者听觉系统的结构和功能方面存在极重度损伤,较好耳的平均听力损失大于91 dB HL,在无助听设备帮助的条件下,听力障碍者不能依靠听觉进行言语交流,在理解和交流等活动上极度受限,在参与社会生活方面存在极严重的障碍。

2.二级听力残疾

听力障碍者听觉系统的结构和功能重度损伤,较好耳的平均听力损失为81～90 dB HL,在无助听设备帮助的情况下,听力障碍者的理解和交流等活动重度受限,在参与社会生活方面存在严重障碍。

3.三级听力残疾

听力障碍者听觉系统的结构和功能中重度损伤,较好耳的平均听力损伤为61～80 dB HL,在无助听设备帮助的情况下,听力障碍者的理解和交流等活动中度受限,在参与社会生活方面存在中度障碍。

4.四级听力残疾

听力障碍者听觉系统的结构和功能中度损伤,较好耳的平均听力损伤为41～60 dB HL,在无助听设备帮助的情况下,听力障碍者的理解和交流等活动轻度受限,在参与社会生活方面存在轻度障碍。

三、康复治疗与训练

(一)药物治疗

因致聋原因很多,发病机制和病理改变复杂且不尽相同,故迄今尚无一种简单有效且适用于任何情况的药物或疗法。目前所采用的方法主要是在排除或治疗病因的同时,尽早选用可扩张内耳血管的药物、降低血液黏稠度和溶解小血栓的药物、维生素 B 族药物、能量制剂等,必要时还可应用抗细菌、抗病毒及类固醇激素类药物。药物治疗无效者可配用助听器。

(二)助听器

助听器(hearing aid)是一种帮助聋人听取声音的扩音装置。它主要由微型传声器、放大器、耳机、耳模和电源等组成。助听器的种类很多,仅就供个体应用者使用的助听器来讲,就有气导和骨导、盒式与耳机式(眼镜式、耳背式和耳内式)、单耳与双耳交联式等不同类型。助听器一般需要经过耳科医生或听力专家详细检查后才能正确选用。语频平均听力损失为 35～80 dB HL 者使用听力损失 60 dB HL 左右的助听器效果最好。单侧耳聋一般不需配用助听器。双侧耳聋者,若两耳听力损失程度大体相同,可用双耳助听器或将单耳助听器轮换戴在左、右耳;若两耳听力损失程度差别较大,但都未超过 50 dB HL 者,宜给听力较差耳配用;若有一耳听力损失超过 50 dB HL,则应给听力较好耳佩戴。此外,还应考虑听力损害的特点,如助听器应该先用于言语识别率较高、听力曲线较平坦、气骨导间距较大或动态听力范围较宽之耳。

对传导性聋者而言，气导、骨导助听器均可使用；外耳道狭窄或长期有炎症者宜用骨导助听器；感音性聋伴有重振者需采用具备自动增益控制的助听器；合并屈光不正者可用眼镜式助听器。耳背式或耳内式助听器要根据患者的要求和耳聋的情况选用。初用助听器者要经过调试和适应过程，否则难以获得满意的效果。

(三)耳蜗植入器

耳蜗植入器(cochlear implant)又称电子耳蜗(electrical cochlea)或人工耳蜗，是一种精密的电子仪器，包括植入体及言语处理器两部分。目前来看，耳蜗植入器是帮助极重度聋人获得听力、恢复或保持言语功能的良好工具。极重度语前聋者，应在言语中枢发育最佳阶段或之前植入，语后聋者应在失去听觉之后尽早植入。先天性聋儿经助听器训练不能获得应用听力者，应将其作为首选。此外，耳蜗植入器还常用于心理精神正常、身体健康的中青年双侧极度学语后聋者，但必须是应用高功率助听器无效，耳内无活动性病变，影像学检查证明内耳结构正常，耳蜗电图检不出而鼓岬或蜗窗电刺激却可诱发出脑干反应者。电子耳蜗的原理是基于感音性聋者的耳蜗螺旋神经纤维与节细胞大部分仍存活的事实，将连接到体外的声电换能器上的微电极经蜗窗插入耳蜗鼓阶内，并贴附于耳蜗轴骨壁上，用以直接刺激神经末梢，将模拟的听觉信息传向中枢，以期使全聋者重新感知声响。若配合以言语训练，可部分恢复患者的言语功能。

(四)听觉和言语训练

听觉训练(auditory training)是指在助听器的帮助下，利用聋人的残余听力，或植入人工耳蜗后获得的听力，通过长期有计划的声响刺激，逐步培养其聆听习惯，提高聋人听觉察觉、听觉注意、听觉定位及识别、记忆等方面之能力的过程。言语训练(speech training)是依据听觉、视觉与触觉等之互补功能，借助适宜的仪器(音频指示器、言语仪等)，以科学的教学法训练聋儿发声、读唇，进而理解并积累词汇、掌握语法规则，灵活准确地表达思想感情的过程。发声训练包括呼吸方法、唇舌运动、嗓音运用，以及音素、音调、语调等项目的训练。听觉和言语训练应相互补充，相互促进，不能偏废，应尽早开始，穿插施行。若家属与教员能密切配合，持之以恒，定能使患者的残余听功能或人工听功能充分发挥作用，从而达到聋而不哑之目的。

(五)运动治疗与训练

1. 聋人运动训练的方法和要求

聋人可以做任何动作，学习掌握运动技术也不太困难，因此，选择与运用适当的教学方法，对帮助聋人掌握运动技术技能有积极的意义。

体育教学中常用的方法，如直观法、语言法、练习法、游戏法、比赛法等，在聋人运动训练中都可以运用。但由于聋人具有特殊性,所以针对他们的运动训练方法和要求也有一些特殊性。

(1)口语、手势法:教师应能熟练地使用口语、手势或二者结合的方法与聋人进行信息和感情的交流。

(2)多用"全交流方法":这是指当聋人能够按照教师的要求做出正确的动作时,教师应帮助聋人找到自己所做出的动作的词或者手势。例如:当教师要求聋人用不同的方法从房间的这边走到房间的那边,而聋人正确做完以后,教师就应帮助他们找到形容他们正确做的动作的词或者手势。这是将体育动作与词语和手势相结合的一种方法,对聋人是非常重要的。也可以在黑板上写上将要练习的动作的名称,教师做这个动作,然后让学生练习。

(3)综合感觉法:训练应保证使聋人的视觉、触觉、平衡觉等多种感觉器官参加活动,特别是节奏感强烈的动作,如聋童上"律动课"做练习时,教师可通过弹钢琴并同时敲击大鼓振动空气和地板,使聋童获得不同性质的振动信号,从而完成节奏一致的动作。

(4)直接信息法:训练环境要有利于信息的接收。体育教师要始终处在聋人能看得见、看得清楚的地方;户外活动时不要让聋人面对阳光听讲和观察;讲解时,必须使聋人看清楚口形;在黑板上写字或背对聋人时,不要讲话,也不要指示方向;当某个聋人听不清讲话内容时,应重复所讲解的内容,直到其听清楚为止;篮球、排球和手球裁判只能用小旗发信号;田径发令员所站的位置应使所有的运动员都能看到。

(5)保护性方法:聋人不宜做过分屈体和妨碍视觉的活动;为防止游泳时过分抬头导致眼睛露出水面,可利用水下灯光作用当信号;闭眼和蒙眼的体育活动对聋人没有益处,所以可多安排些能提高其视觉和运动能力的活动,如舞蹈、武术、太极拳等,可精心编排一套适合聋人特点的体操、蹦床、筋斗等动作;做支撑跳跃等动作时要加强保护措施。

(6)矫治性方法:对于聋人不端正的体态、运动方式等,应通过运动治疗予以矫治。例如,为了改变曳足而行的步态,可以有目的地练习从足跟到足尖的迈步动作。

2.聋人运动训练的内容

(1)刺激-反应-做动作的练习(以下练习都分为信号、手势、动作三个部分):

①看教师手势做动作(向前、向后、向左、向右移动)。

②用各种颜色的卡片代替不同的手势,让聋人看卡片做出相应的动作。

③看不同的手形(拳或掌)做出规定的动作。

④双人"影子跑":正常人在前面做动作,聋人尾随其后做出相同的动作。

⑤双人练习：两人对面站立,一人做动作,对面的聋人做相同的动作;或一人做动作,对面的聋人做相反的动作。

⑥"交通警察指挥交通"练习:聋人分四点站好,中间是"交通警察"。"交通警察"站在原地,指挥聋人沿着四周运动,也可以沿对角线运动。经常改变方向会收到更好的效果。

(2)协调性练习:

①原地拍球,转身拍球,按低-高-低-高的节奏拍球。

②直臂拍球,用手背接球,跳起接球。

③用单足拍球。

④俯撑,两手交换拍球,或左(右)手抛球,右(左)手接球。

⑤耍球练习:

a.两脚分开,绕两脚做"8"字运球。

b.直腿并腿坐,球经脚臀部绕环,分腿坐,再绕环。

c.立膝坐姿,球从臀部经膝下绕过脚尖成"8"字绕环。

d.分腿站立,左右手互相传接球,或单手向上抛球后,双手拍手,再接住球。

⑥两人对面站,各持一球,互相传接球;可以同时向对方滚球,也可以同时向对方传反弹球。

⑦手或抬平肘关节托住向上直立的体操棒。可以原地踏步;也可走几步突停,维持棒不倒。

⑧坐姿拍球,上体后倒继续拍球。

⑨坐姿双脚夹球,抛球自己接住。

⑩抛起球坐下接住,或抛起球起立接住。

⑪左或右手将静止的球拍起来。

(3)节奏性练习:

①有节奏地跳跃:聋人按教师的手势,匀速而整齐地跳跃,节拍是1-2-3-4、5-6-7-8。可先手拉手练习,然后自己独立练习。

②聋人分为两组,一组按1-2-3-4的节拍跳动,另一组按5-6-7-8的节拍跳动。教师先以手势指挥跳动,然后过渡到不给手势让其自行跳动。

(4)平衡练习:

①两臂侧平举,踩地上的直线行走。

②球拍托球走或跑步。

③单腿站立。

④前滚翻单腿起立。

⑤走过平衡木。

⑥蹦床练习。

⑦经过选择的体操动作。

⑧经过选择的转体、滚翻动作。

（李永峰）

第九节 言语残疾的康复与训练

言语残疾,是指由于各种原因导致的不同程度的言语障碍(经治疗1年以上不愈或病程超过2年者),患者表现为不能或难以进行正常的言语交往活动(3岁以前不定残)。

一、言语残疾的分类与临床表现

(一)言语残疾的分类

1.失语

失语是指由于大脑言语区域以及相关部位损伤所导致的获得性言语功能丧失或受损。

2.运动性构音障碍

运动性构音障碍是指由于神经肌肉病变导致的构音器官运动障碍,患者主要表现为不会说话、说话费力、发声和发音不清等。

3.器官结构异常所致的构音障碍

器官结构异常所致的构音障碍是指构音器官形态结构异常所致的构音障碍,其代表为腭裂以及舌或颌面部术后。患者主要表现为不能说话、鼻音过重、发音不清等。

4.发声障碍(嗓音障碍)

发声障碍(嗓音障碍)是指由于呼吸道及喉存在器质性病变而导致出现失声、发声困难、声音嘶哑等表现。

5.儿童言语发育迟滞

儿童言语发育迟滞指儿童在生长发育过程中其言语发育落后于实际年龄的现象。患者主要表现为不会说话、说话晚、发音不清等。

6.听力障碍所致的言语障碍

听力障碍所致的言语障碍是指由于听觉障碍所致的言语障碍,患者主要表现为不会说话或者发音不清。

7. 口吃

口吃是指言语的流畅性障碍。患者常表现为在说话的过程中拖长音、重复、语塞并伴有面部及其他行为变化等。

(二)临床表现

1. 构音异常

构音异常即说话不清晰,有的小儿表现为个别发音错误,有的则会出现很多错误,以致他人听不懂。常见的构音异常有以下几种:

(1)舌根音化:即以舌根音如 g、k、h 代替大多数语音,例如把"耳朵"说成"耳郭","草莓"说成"考莓","头发太长"说成"头发盖扛"。这些儿童常常用舌根摩擦音代替舌前位的发音。

(2)舌前音化:即以舌前音 d、t 代替某些语音,例如"乌龟"说成"乌堆","公园"说成"东园","裤子"说成"兔子"。

(3)不送气音化:汉语中有许多音如 p、t、k、c、s 等是送气音。言语残疾儿童有时会把送气音用不送气的音代替,如"婆婆"说成"跛跛","泡泡"说成"抱抱"等,这表示儿童在气流与语音协调方面存在问题。

(4)省略音化:即省略语音的某些部分。例如:"飞机"省略辅音"飞"后变成"飞一";或把复韵母 ao、ie、iu、ang 等省略或简单化,如把"蚊子"说成"无子","汪汪"说成"娃娃"。

2. 嗓音问题

嗓音问题可以是功能性的,也可以是器质性的,表现为音调、响度、音质共鸣的异常。这些异常可以单独存在,但常合并存在言语或语言的问题,从而形成复合的沟通障碍。

最常见的音质问题是声音嘶哑,表现为持久的或进行性的声音嘶哑,特别是伴有喘鸣或可听得见的呼吸音,需要进一步用纤维镜检查,以发现咽乳头状瘤、先天性声门蹼或声带结节。儿童出现声带结节常常因为大声说话或不停地说话所致。声带麻痹表现为嗓音柔软或缺如,弱的、喘息样的哭声。

共鸣异常表现为鼻音过重或过轻,腭裂、黏膜下腭裂、神经功能障碍影响声门关闭等可造成儿童鼻音过重;而严重上呼吸道感染或鼻炎可造成鼻音过轻。儿童腺样增殖体肥大可出现慢性的无鼻音的发声。

3. 流利性问题

儿童说话不流利表现为说话中有停顿、重复、延长和阻塞等,常见于 2 岁半~4 岁的儿童。具体表现有:

(1)重复:在小儿言语和语言发展过程中,重复可看作是正常现象。但是当重复过于频繁,每 1000 个词语中重复超过 50 次时需要干预。

（2）延长：在说某词语时拖长某一声音。

（3）连带动作：当小儿说话不流利时，可伴随一些动作如面部扭曲、张大嘴、伸舌、瞪眼、下颌抽搐等。

（4）语言问题：儿童常见的语言问题包括语言迟缓和语言障碍两种。语言迟缓指儿童语言能力的发育遵循正常儿童的发育顺序，但速度较慢；语言障碍指儿童语言能力的发育偏离了正常的顺序，语言学习方式常有差异。

临床上最明显的表现为语言表达存在问题。有些儿童迟迟不说话，有的说话明显少于同龄儿童。一般将儿童语言问题分为以下三种类型：

①语言表达障碍：小儿对语言的理解正常，但表达特别困难，无生理性缺陷所致的发音困难。

②语言感受和表达的混合性障碍：小儿能听到声音，但不解其意；能理解手势或姿势的意思，能学习阅读但不会表达。

③语言信息处理问题：小儿说话流利，但内容非常肤浅，而且在语言交流中难以保持话题，小儿只关注自己所选择的话题。

二、言语残疾的分级

言语残疾目前主要分为以下四级：

一级言语残疾：言语障碍者无任何言语功能或语音清晰度小于11％，言语表达能力等级测试未达到一级测试水平，不能进行任何言语交流。

二级言语残疾：言语障碍者具有一定的发声及言语能力，语言清晰度为11％～25％，言语表达能力等级测试未达到二级测试水平。

三级言语残疾：言语障碍者可以进行部分言语交流，语音清晰度为26％～45％，言语表达能力等级测试未达到三级测试水平。

四级言语残疾：言语障碍者能进行简单的会话，但用长句或长篇表达困难。语音清晰度46％～65％，言语表达能力等级测试未达到四级测试水平。

三、康复治疗与训练

言语障碍者的康复治疗方法如表4-6所示。

表4-6　　　　　　　　　　　　**语言训练方案简表**

类别		治疗方案
发音功能训练	舌功能训练	伸缩舌头,舔上下口唇,舌尖运动,舌及附属肌群运动
	舌体运动训练	吹气,唇运动
理解能力训练	言语性理解能力训练	听觉(如叫名字),视觉(看图画、实物等)
	非言语性理解能力训练	理解手势,辨别常听到的声音,跟音乐节奏拍手
表达能力训练	言语性表达能力训练	模仿发音,发音训练,说出图画上物体名称,模仿动作练习说话,复述故事
	非言语性表达能力训练	表示需要,表示物品用途

(一)构音障碍的训练治疗

1.呼吸训练

正确控制呼吸之间的气流量是发音的基础,而且控制呼吸又可减轻咽喉肌的紧张性,有利于发声。正确的发声和构音必须靠呼吸做动力,当形成一定的气流压力时,才可以发声,所以做语言训练前必须先进行呼吸训练,不能只单独进行语言训练,而必须与理学疗法师、作业疗法师共同进行综合训练治疗,让患儿的全身机能得到改善,呼吸机能才会得到相应的改善。抗重力肌的发育与呼吸机能的良好与否有重要的关联。

2.口唇与下颌的运动训练

患儿由于下颌运动障碍,口唇难以正常地开闭,因而也就无法构音。治疗师可以用以下方法刺激患儿下颌及口唇周围的肌群,使之收缩而达到训练口唇闭合的目的。

对智力较为正常的患儿可以用语言指示其做张口、闭口、撅嘴、露齿、咧嘴、圆唇、鼓腮、吮颊、微笑等动作,反复进行,直到熟练为止。

(1)冰块刺激法:治疗师可用冰块在患儿口唇或口唇周围进行摩擦,用冷刺激促进其口唇闭合、张开的连续动作。

(2)毛刷法:治疗师用软毛刷在口唇及口唇周围快速地以每秒5次的速度刺激局部皮肤,也可以起到促进闭唇的作用。

(3)拍打下颌法:治疗师用手拍打患儿下颌及下颌关节附近的皮肤,可训练其口唇闭合功能。治疗师一手放在患儿的头部上方,一手放在患儿下颌处,用力帮助患儿的下颌运动,促进其下颌上抬和口唇闭合。

用吸管回吸、用奶嘴吸吮、在口中放上食物等方法都可促进患儿口唇的闭合动作。年龄小的患儿吹气泡、吹羽毛,年龄大的患儿照着镜子吹泡泡糖等方法都可以取得较好的效果。

双唇的训练对发声十分重要,口唇与下颌的协调运动是发音的初步基础,因此一定要坚持下去。

3.发音训练

构音障碍个体差异很大,应具体情况具体分析。制订训练计划时既要有近期目标,又要有远期目标。

构音训练要按照语言发育的规律,并与视觉、听觉、触觉等功能密切配合,利用患儿已能发出的音,先从容易构音的音开始,如唇音 b、p、m 等,然后再进行较难的构音训练,如软腭音 k、g,齿音及舌齿音 t、d、n 等。也可先训练发元音,如 a、u 等,然后训练发辅音,如 b、p、m 等,再将已掌握的辅音与元音相结合,如 ba、pa、ma、fa 等。训练时要让患儿用眼睛看着训练师发音的口形,反复模仿,熟练掌握以后,就可采用"元音+辅音+元音"的形式(如 ama、apa 等)继续训练,最后过渡到单词和句子的练习。在训练清晰发音的同时,也要注意音量、语调和韵律的控制。

(1)发声训练:首先进行发双唇音 p、b、m 的训练。发双唇音时,患儿可通过视觉、听觉作用,听着训练师发出的音,用眼睛看着训练师发音的口形,反复模仿。在训练中训练师应不断地鼓励患儿练习口唇的张开-闭合动作,要求达到每秒 3~4 次以上。如果达不到这一要求,语言训练师可用手指帮助患儿闭合口唇,帮助发音。

其次要进行软腭音 k、g 的训练,要求进行发音训练时舌头不触及上腭。患儿可采用仰卧位,两腿向胸部屈曲,稍后仰或者坐在有靠背的椅子上,头稍后仰,躯干稍后倾,治疗师可用指腹轻压患儿舌根,用压舌板限制患儿舌尖触及上腭或用手指轻压其下颌处(相当于舌根部),同时鼓励患儿发音。当训练师的手指或压舌板从患儿舌根拿掉时其可发出 k、g 音。

最后进行齿音、舌齿音 t、d、n 的训练。训练时患儿的姿势很重要,患儿可以采用仰卧位,四肢伸展,治疗师托起患儿的头部略向前屈;或患儿取俯卧位,双肘支撑身体,使头部前屈或头与躯干成一直线;或患儿取坐位,两手支撑躯干,头略前屈。总之,不论取哪种姿势,都必须使患儿头前屈,因为头前屈时才能使下颌受到由下至上的压迫,使下颌被动地上推。训练师在发音的同时令患儿模仿,或用手指固定患儿舌部,然后进行发音训练,当呼气经过鼻腔时发出 n 音。发音训练应先从双唇音开始,如 p、b、m,再与元音结合,形成 pa、ba、ma,最后是元音、辅音、元音结合形成 apa、aba、ama 等,逐渐过渡到单词、句子或短文。

(2)持续发音:方法是在构音训练时让患儿吸一口气,尽可能延长发音时间,由单个元音过渡到2～3个元音,逐渐增加,反复练习,持续发音。训练师在训练时应要求患儿做鼓腮、吹气、吸入、呼出的动作,因为这些动作对发音很有帮助。

(3)做克服鼻音的训练:有的患儿由于软腭运动减弱,发音时咽腭部不能闭合,易将非鼻音发成鼻音,这种鼻音化的构音会明显影响语音的清晰度而难以听清楚,因此将影响语言的交流。所以,在对这类患儿进行语言训练时,必须做克服鼻音化的训练。方法是引导气流通过口腔,如吹笛子、吹蜡烛、吹小喇叭,或者训练患儿用力发"啊"音或"卡"音,这样可促进软腭肌收缩和上举,增强软腭的肌张力及运动机能,促进咽腭部正常闭合,克服鼻音。

(4)训练患儿控制音量、音调与韵律:运动障碍患儿由于存在运动性构音障碍,因此发音的音量小、音调低,没有重音变化,缺少抑扬顿挫,所以要训练患儿学会控制、变换音量,如由小变大、由大变小、一大一小交替进行、扩大音调范围等。方法是:从低、中、高三种不同的音调开始进行训练,同时可用声控玩具、电子琴、钢琴等配合训练,调节音量及音调;为培养一定的韵律感,可用节拍器配合调节发音的韵律。

(二)语言发育迟缓的训练治疗

患儿语言发育迟缓的训练必须根据其所处的阶段制订具体的康复计划和训练方法。训练中要注意双向发展,即先横向扩展,再纵向提高。如学会说名词"帽子""手套""裤子"等(横向发展)之后,再进一步增加词汇如"黄帽子""红手套""蓝裤子"等(纵向提高)。具体方法有:

1.游戏疗法

对于年龄较小的运动障碍儿童,要注意让其在游戏的过程中学习语言。训练师应在患儿不同的发育阶段加入不同的游戏内容,使患儿在游戏时能够应用自己学过的词汇和语句,促进其交流行为的发展。

2.手势符号的训练

手势符号是利用本人的手势作为具有一定意义的示意符号来表达自己的意愿,与他人进行非语言的交流。对中、重度语言发育迟缓的儿童,未掌握语言符号的儿童以及表达困难的儿童,训练师均可将手势语作为表达训练的导入方式,逐步过渡到用幼儿语、口语进行表达训练。

3.文字训练

正常儿童的文字学习是在全面掌握了语言的基础上再进行的学习。但对于言语学习困难的语言发育迟缓儿童而言,如果将文字符号作为语言行为形成的媒介将是一种非常有效的学习方法。另外,文字符号还可以作为言语的代替手段。

文字训练适用于：言语理解与表达的发育均迟缓的儿童；言语理解好而表达困难的儿童；既有以上表现又伴有构音障碍、说话清晰度低下的儿童。

文字训练的顺序为：文字形的辨别→文字符号与意义的结合→文字符号与音声的结合→文字符号与意义、音声的构造性对应的结合。

4.交流训练

交流训练不需要特殊教材，主要是根据儿童的发育水平选用合适的训练项目进行训练。交流训练不仅应在训练室中进行，在家中、社会中也应随时随地进行。训练师应尽可能地帮助患儿参与家庭和社会的活动，鼓励其与其他小孩一起玩、一起活动，以增进其社会交往的能力。注意不要把表达的手段只限定在语言上，要充分利用手势语、表情等可能利用的随意运动。随着患儿日常生活交流能力的提高，其语言的发育也会被大大地促进，从而为将来儿童进入社会做好准备。

(三)语言训练的配合治疗

1.常规训练

对儿童的语言障碍进行治疗时，主要采用语言训练的方法，包括注意力训练、模仿能力训练、理解能力训练、表达能力训练、构音器官运动能力训练、发音训练、交流训练等。在语言训练的过程中，通常配合感觉统合训练、游戏治疗、音乐治疗和结构化教学等训练方法。实践表明，长时间使用这种综合疗法对儿童的语言康复有积极的促进作用。

2.按摩

(1)口唇按摩：

第一步，按摩上唇肌群。用拇指指腹按顺时针方向揉按迎香、水沟、地仓穴，每穴揉按约100次，然后揉按上唇肌肉2～3分钟。

第二步，按摩下唇肌群。用双手中指或食指按上述方法揉按下关、翳风、颊车、承浆穴，并以食指、中指指腹缓慢揉按面颊部和下唇肌2～3分钟。

第三步，按摩喉部。按揉喉部廉泉穴，并以中指、食指指腹按揉颈部喉结旁及下颌部舌底肌肉，然后对捏上下唇肌肉，让两唇相碰。

(2)头部按摩法：患儿取仰卧位或坐位，治疗者坐于患儿后方，双手拇指桡侧沿印堂至太阳(或前额部)各推30～40次；取太阳穴(以左侧为主)，双手拇指指纹面顺时针按揉30次，逆时针按揉30次，同法按揉风池、翳风各50次，用拇指或食指指纹面按压头维至风池一线(尤其左侧)往返10次，而后用拇指按压百会穴约30秒，力度要求具有渗透性和持久性，但应以患儿能忍受为限。

(3)躯体按摩法：

患儿取俯卧位(注意患儿呼吸不受压迫)，治疗者双手中指和食指夹住患儿双侧耳根,轻轻来回擦搓,约 30 次;而后按压和敲打背部督脉至骶尾部,从上至下,约 30 次。

对儿童做按摩治疗时需要持续数月甚至更长时间,才能对儿童的语言康复起到明显的效果。

3.针刺

"增智开窍针刺法"所选取的具有益肾增智及开窍醒神功能的第一组穴位为项丛针(哑门、风池、翳风、完骨)、手智三针(内关、神门、内劳宫)、颞三针(率谷、率谷前后各 1 寸处)、头智三针(神庭、本神)、百会;第二组穴位为舌三针(金津、玉液、廉泉)、足智三针(涌泉、涌泉左一、涌泉右一)、脑三针(脑户、脑户左右两旁各 1.3 寸)、四神针(四神聪)。两组穴位应交替选用。实践表明,患儿经过 9 个月的治疗后,语言障碍均有不同程度的改善。

4.神经肌肉电刺激(NMES)

NMES 为低频电疗法的一种,其原理是通过刺激神经或肌肉引起肌肉收缩以提高肌肉功能。经皮神经电刺激治疗语言障碍的最大优势在于疼痛刺激较小,患儿对节律性的酥麻感刺激能较快地适应和接受,使整个治疗周期能顺利完成。该方法适合在一些中小型儿童康复机构,尤其是在儿童福利机构中推广应用。

5.计算机软件辅助治疗

"启智博士"训练仪是由美国华盛顿大学言语病理和听力学博士、美国西雅图嗓音言语和听力基金会主席、华东师范大学特教系兼职教授黄昭鸣研制开发的一套计算机软件系统。该系统可鼓励儿童开展富有表现力的交流活动,帮助其建立较强的交流技巧,并提供多种方式以增强患儿对词汇的理解,培养患儿掌握正确的句子语法结构,提高其视觉辨别能力,并可加强患儿的会话技巧。它根据儿童语言能力的发育规律,科学地选择参数设置,运用独特的兴趣调动模式,对训练效果进行自动评估、打印。实践证明,传统的教学方法与"启智博士"训练仪相结合后对儿童进行语言训练能取得更好的效果。

6.高压氧治疗(针对孤独症儿童)

高压氧治疗是让儿童在密闭的高压舱内接受治疗。

在就诊过程中,治疗者应尽量与患儿进行眼光及语言交流,并向家长详细介绍高压氧治疗的基本原理、治疗过程中可能出现的问题及注意事项。患儿一般在第一次治疗时会较烦躁、哭闹不安,因此在患儿进舱治疗的前一天治疗者应让其用常压面罩吸氧 1 小时(该项目不在高压氧治疗疗程内),并教会家长正确戴面罩的方法,注意多使用亲切、鼓励性的语言与儿童沟通,以取得其好感和配合,消除家长及孤独症儿童的紧张情绪。

在患儿进舱前,治疗者应用 1％的麻黄碱滴鼻液对其滴鼻,并教会家长咽鼓管的开启动作(如吞咽、捏鼻鼓气等)。在治疗过程中,治疗者应尽量让相互熟悉的患儿坐在一起以消除陌生感;还可在舱中准备一些患儿喜欢吃的零食,播放一些患儿喜爱的儿歌及轻音乐,以营造轻松愉快的治疗氛围。在患儿治疗结束出舱后,治疗者应主动用轻柔的声音呼唤患儿,刺激其语言交流,使其无抗拒心理,并有再来治疗的欲望。

虽然高压氧治疗儿童孤独症的机制还不明确,但是它的临床治疗效果是令人鼓舞的,而且它对于孤独症儿童语言障碍的改善乃至终生发展都是有益的。高压氧治疗为孤独症儿童语言能力的康复训练开辟了一条新的治疗途径。

(四)语言治疗的注意事项

语言训练应该在有隔音和吸音功能的语言训练室内进行,训练室的房间应安静、宽敞、安全,无视觉上的干扰,即不要摆放与训练无关的器具,以免影响患儿的注意力。训练应采用一对一训练和集体训练相结合、专业训练与家庭训练相结合的方法。训练用具颜色要新鲜,以引起患儿的兴趣,使其易于接受治疗。

语言治疗的训练频率越高、时间越长,效果越明显,但要按照患儿的接受能力而定。训练时间一般设在儿童注意力较集中的上午,应在患儿睡醒后 1 小时,饭后 30 分钟进行,时间以 30～60 分钟为宜,每日一次。训练时治疗师应注意患儿的反应,每次训练项目不可过多,应循序渐进,这样才能达到治疗的目的。

(李永峰)

第十节　幼年类风湿性关节炎的康复与训练

幼年类风湿性关节炎(juvenile rheumatoid arthritis,JRA)是一种常见的儿童结缔组织病,主要特征为反复发作的慢性关节炎,并伴有全身多系统如皮肤、肌肉、肝、脾等受累。本病患者经治疗后大多能够缓解,但约 20％的患儿可因反复发作而导致关节畸形及功能丧失,留下严重残疾。

JRA 的病因目前尚不清楚,一般认为与病原微生物如细菌、病毒、支原体等感染诱发易感人群产生异常的免疫反应有关。除遗传因素外,寒冷、潮湿、疲劳、外伤、营养不良、精神因素等都可能与发病有一定的关系。JRA 的发病率国内尚无详细资料,国外报道美国 JRA 的发病率为 12～13.9/10 万人,英国为 10/10万人。

2001 年 8 月,在加拿大埃德蒙顿会议上,国际风湿病学会联盟将儿童时期不明原因的慢性关节炎统一命名为"幼年特发性关节炎"(juvenile idiopathic arthritis,JIA),并以此概念取代了 JRA 和幼年慢性关节炎(JCA),但目前在国内仍然沿用"幼年类风湿性关节炎"这一名称。

一、临床表现与诊断

(一)临床表现

本病多见于 2～3 岁及 8～12 岁的儿童,女孩多见。临床可分为全身型、多关节型、少关节型三种类型。

1. 全身型

本型 JRA 又称急性发病型,多发于 2～3 岁的幼儿,占 JRA 患儿的 10％～20％。此型以发热为主症,体温多高达 39～40℃。发热呈弛张热,即先发热,然后体温降至正常,每天 1～2 次。发热时患儿表现出重病容,热退后玩耍如常,发热可持续数周甚至数月。患儿大多在高热时出现皮疹,呈淡红色斑点或圆形红斑,热退后消失。患儿可有一过性典型关节炎症状,或仅表现为肌痛、关节痛,在高热时疼痛明显,热退后关节症状随之消失。膝关节最易发生,其他如指、腕、肘、肩、踝等诸关节也可受累,全身症状严重时关节症状易被忽视。患儿肝、脾、淋巴结常有不同程度的肿大,有的患儿可因肠系膜淋巴结肿大而出现腹痛。少数患儿可出现胸膜炎或心包炎,但症状往往较为轻微。

2. 多关节型

本型 JRA 多见于学龄期女童,占 JRA 的 30％～40％。全身症状不如全身型突出,可出现低热、消瘦、生长迟缓、轻度贫血等症状。患病最初 6 个月内受累关节多在 5 个及以上,常先累及膝、踝、腕、肘等大关节,多对称发病。关节内常有大量渗出,肿、痛、发热、活动受限,但不发红,关节晨僵是本型 JRA 的特征。随着病情进展,可逐渐累及小关节,出现指、趾关节的梭形肿胀,其他如颞颌关节、颈椎、髋关节等都可受累,出现张口困难、颈部疼痛及活动受限、跛行等症状。病变晚期关节可发生畸形和强直,附近肌肉萎缩,肢体固定于屈曲位。

本型 JRA 可根据血清类风湿因子(RF)是否呈阳性分为两个亚型:RF 阳性患儿年龄多在 8 岁以上,关节症状严重,半数以上可出现关节强直变形,常见类风湿结节;RF 阴性患儿关节症状较轻,仅有 10％～15％的患儿发生关节强直变形,类风湿结节少见。

3. 少关节型

该型 JRA 较多见,常发于女孩,患者全身症状轻微,往往只有单个关节发病,一般不超过四个,膝、踝等大关节好发,常呈不对称分布。关节炎症状常较轻,无严重的关节活动障碍,预后一般较好。本型主要的并发症为慢性虹膜睫状体炎,可累及一眼或双眼,如果未能及时控制可继发白内障、青光眼而导致严重的视力损害,甚至失明。

(二)诊断

幼年类风湿性关节炎的诊断标准如下(美国风湿协会 1989 年修订):

(1)发病年龄在 16 岁以下。

(2)一个或几个关节出现炎症,表现为关节肿胀或积液,以及具备以下体征:关节活动受限、关节活动时疼痛或触痛、关节局部发热。

(3)病程在 6 周以上。

(4)根据起病最初 6 个月的临床表现确定临床类型:①多关节型:受累关节 5 个或 5 个以上。②少关节型:受累关节 4 个或 4 个以下。③全身型:间歇发热,出现类风湿皮疹、关节炎、肝脾肿大及淋巴结肿大等症状。

(5)除外其他疾病。

二、康复评定

JRA 的康复评定至少应包括以下几个方面:

(一)畸形的判断

1.手

①手内在肌萎缩,手指活动障碍;②掌指、掌腕关节尺偏;③天鹅颈畸形,近端指间关节过伸,远端指间关节屈曲;④纽扣花畸形,近端指间关节屈曲,远端指间关节过伸;⑤肌腱断裂所致垂指;⑥关节不稳定,例如 Z 形指。⑦掌指关节、近端指间关节、远端指间关节半脱位、角度畸形等。

2.腕关节

①桡尺关节半脱位;②垂腕或伸直位强直。

3.肘关节

①屈曲,前臂旋前;②伸直位强直。

4.肩关节

内旋、内收、前屈畸形。

5.足

①跖趾关节半脱位;②拇趾外翻;③爪形趾、上翘趾;④足内、外翻,足弓塌陷。

6.踝关节

外翻、马蹄足畸形。

7.膝关节

①伸位强直;②屈曲挛缩畸形;③膝内、外翻;④膝半脱位。

8.髋关节

①屈曲挛缩；②内收、外展障碍；③伸位强直。

9.颈椎

①横韧带松弛，寰枢关节半脱位；②颈椎前屈短缩畸形；③痉挛性肌性斜颈。

(二)关节活动度(ROM)的评定

关节慢性炎症可因疼痛、积液、粘连、关节周围组织挛缩等影响 ROM,从而影响日常活动,对 ROM 进行评估可了解患儿功能障碍的状况,确立康复目标,制订康复计划与体育锻炼方式。各关节功能性运动最低要求如表 4-7 所示。

表 4-7 各关节活动度功能性运动最低要求

上肢	下肢	颈部
肩:屈曲/外展 0°～75°,内旋 0°～45° 前臂:旋前/旋后 0°～60° 腕:屈/伸 0°～20° 掌指关节:屈 0°～70° 近端指间关节:屈 0°～90°	髋:屈 0°～30°,伸直 旋转 0°～25° 膝:屈 0°～60° 踝:背屈-跖屈 5°～15°	屈/伸/侧 弯 0°～30°, 旋转 0°～45°

(三)日常生活活动能力(ADL)的评定

JRA 患儿可因关节病变导致 ADL 受限,常采用 Barthel 指数等进行评定,详见第二章。

三、康复治疗与训练

JRA 患者以关节炎症反复发作为特点,故应早期进行临床与康复的综合治疗,以控制病情,维持关节功能,预防关节畸形,提高患儿的生存质量。

(一)药物治疗

JRA 应进行正规药物治疗,常用药物有非甾体类抗炎药、慢性作用抗风湿药、肾上腺皮质激素、免疫抑制剂、生物制剂等,可采用的治疗模式有金字塔模式、下台阶模式、锯齿模式等。用药时应注意在加强疗效的同时减少不良反应。

中药对本病有较好的疗效。JRA 病程长,病情复杂,属中医学"痹证""顽痹"范畴,为正气不足,复受风、寒、湿、热侵袭而致。中药治疗 JRA 应区分标本缓急,以调和气血、通经活络为主,注意使用虫类药物,重视固本培元,常用方剂有荆防败毒散、乌头二活汤、薏苡仁汤、除湿通痹汤、活血舒筋汤、壮骨强筋汤等。另外,内治的同时还应结合外治,外用药由于直接作用于局部,可较快减轻或缓解关节肿痛,改善关节的活动功能,常用方剂有六藤洗方、软坚散结洗方、温经膏、化坚膏、消痹酊等。

(二)运动治疗与训练

本病病势缠绵,关节炎症往往加剧与缓解反复交替进行,故应处理好运动与休息的关系,避免运动不当导致病情发展甚至关节受损。急性期患儿应卧床休息以减轻疼痛、控制炎症,保持关节处于最佳功能位以避免关节畸形,最好睡硬板床,多采用俯卧位,低枕,膝伸直。亚急性期和稳定期患儿应选择适宜的运动疗法。

1.关节活动度(ROM)、肌力、肌耐力训练

可采取被动、助力、主动训练方式。当肌张力低下、关节无法进行随意运动时,可由治疗师或家长进行被动训练,每日 1~2 次,从而达到改善血液循环、防止关节挛缩、恢复或维持关节活动范围的目的。训练时应注意动作轻柔、缓慢,避免引起疼痛及损伤。对肌力较弱、肢体主动运动不充分者,可借助器械如滑轮、体操棒等,或由家长帮助进行助力训练;肌力较好、能进行主动运动者,则应进行主动训练。助力与主动训练可增强患儿肌力,改善 ROM,可先由等长训练开始,进而采用等张收缩,也可进行适当的抗阻训练。Cameron 等人进行的一项为期 6 周的抗阻训练研究表明,抗阻训练可以缓解疼痛、疲劳和改善心情,安全有效。病程日久,肌肉、肌腱、关节囊挛缩导致关节活动度减小出现畸形者(如肘、膝的屈曲畸形、髋关节的屈曲内收畸形等)可采用牵引疗法,以改善软组织挛缩,增加关节活动范围,改善功能。牵引的程度和时间应视病情而定,不宜过大、过久,以免造成新的损伤。牵引可与主动运动、推拿等配合使用,效果更好。

2.体育训练

对 JRA 患儿而言,合理的休息是必要的,但急性炎症得到控制后,只要身体情况允许,就应参加适宜的体育活动。长期卧床休息可导致患者出现骨质疏松、高钙血症、高钙尿症、肌萎缩、关节挛缩、心肺功能下降、食欲减退等。Sandstedt 进行的为期 12 周的研究显示,每日做 100 个双脚跳绳并结合标准化肌力训练,可显著增加幼年特发性关节炎患儿的骨密度。

体育锻炼不但可以增加肌力,防止肌肉萎缩,恢复并维持关节功能,避免出现挛缩强直,而且还能增进人际交往,帮助患儿克服消极心理,增强其战胜疾病的信心。常用的锻炼方法可选择:

(1)游戏类项目:如摆积木、玩魔方、折纸、绘画等,以减轻患者疼痛,改善关节活动。

(2)以关节的屈、伸、旋转功能为锻炼目标,编制指、腕、肘、肩、髋、膝、踝等各关节的关节操,每次 5~10 分钟,每日 1~2 次。

(3)游泳、自行车、步行、慢跑等。Long 研究认为,和健康儿童相比,JRA 患

儿明显不活跃,这大大损害了他们的有氧和无氧运动能力。合理的锻炼不但不会加剧关节炎症,反而还会改善身体健康和生活质量。

(4)普拉提运动:Mendouca 等人研究了普拉提运动对 JRA 患儿生活质量的影响。50 名 JRA 患者被随机分为两组,一组进行常规锻炼,一组进行普拉提锻炼,6 个月后对两组患儿的疼痛强度、残疾和关节状态进行对比后发现,普拉提锻炼对 JRA 患儿的身体及心理都会产生积极的影响。

在锻炼过程中,训练师应教会患儿如何保护好自己,以免发生疼痛及进一步的损伤。需注意以下问题:

(1)在疾病的急性期,由于病情尚未控制,患者会有发热、全身状况严重等表现,因此不宜进行体育运动。

(2)运动要缓和,不要做剧烈弹跳动作。

(3)运动量的增加要循序渐进、适可而止。如果运动后出现疼痛、僵硬加重或关节肿胀,则应减量或停止运动。

(4)运动项目不宜过多,一般只选取 1～2 项。

(三)物理因子疗法

电疗、磁疗、蜡疗、红外线疗法、温泉疗法等都具有消炎、镇痛、消肿、改善周围血液循环、缓解痉挛的作用,可根据条件选择应用。急性期患者还可选择局部冷疗法以消炎镇痛。

(四)作业疗法

治疗师应根据患儿关节功能受限的情况,结合患儿的兴趣爱好,制订适宜的作业治疗方案,以提高患儿的日常生活活动能力,提高其肢体的协调性和灵活性,改善并预防关节功能障碍。日常生活活动困难者可学习生活辅助用具的使用,还可采用矫形器使肢体处于最佳功能位,以保护关节、预防及改善畸形,但不应长时间持续使用,以防关节强直。

(五)心理治疗

JRA 患者年龄较小,对疼痛的耐受力较弱,活动又受到关节症状的限制,因而容易产生紧张、焦虑、恐惧、烦躁、抑郁等情绪,从而不配合治疗;日久还可导致其自信心下降,产生孤独感和自卑心理,影响患儿的人际交往能力。治疗师应以儿童易于接受的表达方式耐心地为患儿讲解治疗与康复的知识与方法,鼓励并培养其乐观积极的态度,坚定其战胜疾病的信心。在训练与治疗过程中,应注意激发孩子的兴趣,多采取讲故事、听歌曲、做游戏的方式使患儿配合治疗,对患儿的任何进步都要及时给予肯定和表扬。

(六)针灸推拿

JRA 患儿可采用针灸、推拿等传统疗法进行康复。针灸可调节神经、内分泌、免疫等系统,缓解病情,但局部有热证者不宜采用灸法。推拿适用于各个时期的 JRA 患儿:急性期患儿可用摩、揉、搓、捋等手法以促进血液循环、消肿舒筋,手法应轻柔,避免暴力牵拉扳拿;中后期病情稳定、肿痛不剧烈且关节畸形者,可再加上牵、扳、转、摇、屈、伸等手法,以改善关节活动范围,纠正畸形。

(七)新技术治疗

近年来,造血干细胞移植、基因疗法等虽取得了突破,但仍面临着很多问题,目前仍处在探索阶段。

经过临床和康复的综合治疗后仍不能控制病情的患者,可选择进行手术治疗,以纠正畸形。常用的手术方法有人工关节置换术、滑膜切除术、软组织松解修复术、关节成形术等。

(王文燕　李万斌)

第十一节　成骨不全症的康复与训练

成骨不全症(osteogenesis imperfecta,OI)又称脆骨病、脆骨-蓝巩膜-耳聋综合征等,是一种以骨骼发育障碍、骨质脆性增加且易发生骨折为主要症状的先天遗传性结缔组织疾病。

本病病因尚不清楚,已知为先天性发育障碍。患者多为常染色体显性遗传,部分为常染色体隐性遗传。目前认为,该病是因基因突变导致作为结缔组织主要原料的胶原纤维合成障碍,因而影响骨骼、皮肤、巩膜及牙本质等组织的正常生成,出现多发性骨折、蓝巩膜、耳聋、牙齿改变、关节松弛、皮肤异常等特征性表现。本病发病率约为 3/10 万,男女发病概率相等。

一、临床表现与诊断

(一)临床表现

成骨不全症的临床表现有:

1.骨脆性增加

轻微损伤即可引起骨折,病情严重者表现为自发性骨折。先天型患者在出生时即有多处骨折。骨折好发于长骨与肋骨,大多为青枝型,疼痛轻,移位少,愈合快,常因不被注意而造成畸形连接。患者可伴有多发肋骨骨折、串珠肋和鸡胸等改变,胸廓可出现后突伴胸廓扭曲、塌陷。脊柱及下肢多发性骨折畸形愈合可导致侏儒,脊柱畸形可导致截瘫。骨折年龄越小预后越差,青春期过后骨折趋势逐渐减少。患儿可同时伴有肌肉薄弱。

2.蓝巩膜

超过90％的患者可见蓝巩膜,这是由于胶原纤维组织的性质发生改变使巩膜呈半透明状,可以看到其下方呈蓝色的脉络膜所致。胶原组织发育障碍还可导致关节过度松弛、皮肤疤痕宽度增加等。

3.骨发育不良

患者牙齿发育不良,乳齿及恒齿均可受累,易发龋齿及早期脱落。严重颅骨发育不良者,顶骨及枕骨突出,两颞部呈球状膨出,额骨前突,双耳被推向下方,脸呈倒三角形。约25％的患者常在11～40岁时因外耳道硬化而发生耳聋。

先天型成骨不全患者常因颅内出血而成死胎,习惯性关节脱位也较常见,此外还可见脑积水、先天性心脏畸形、肾结石、直肠肛门异常、马蹄内翻足等。

(二)分类

目前对成骨不全症有多种分类方法:根据骨折出现的时间可分为先天型及迟发型;根据病情轻重分为三型;Sillence于1979年根据遗传方式和临床表现的不同将其分成四种类型,这是目前应用最为广泛的分类方法。

1.根据病情轻重分型

(1)胎儿型:病情严重,常见颅骨骨化不全,胎儿期就有多次骨折,大多是死胎或生后短期内死亡。

(2)婴儿型:较少见,出生时可有骨折,长大后轻微外伤即可造成多发性骨折,甚至出现自发性骨折,多见于女性患者。此外,婴儿型OI患者多伴有蓝色巩膜及韧带松弛。

(3)少年型(迟发型):病情最轻,出生时可无骨折,儿童期易发骨折,青春期后有自动改善趋势,20岁前后可因外耳道早熟性硬化造成耳聋。

2.根据遗传方式及临床表现(Sillence)分型(见表4-8)

表 4-8　　　　　　　　　　成骨不全症的遗传类型及临床表现

类型	遗传类型	临床表现
ⅠA	常染色体显性	骨质脆弱,蓝巩膜,牙齿正常
ⅠB	常染色体显性	骨质脆弱,蓝巩膜,成牙不全
Ⅱ	常染色体隐性	骨质脆弱严重,可于围生期死亡,蓝巩膜,可有股骨畸形和串珠肋
Ⅲ	常染色体隐性	骨质脆弱严重,出生时有骨折,骨骼畸形进行性加重,巩膜和听力正常,成牙不全
Ⅳ	常染色体显性	骨质脆弱,巩膜和听力正常,成牙不全

（三）诊断

患儿骨脆性增加易反复发生骨折,结合巩膜、听力、皮肤、牙齿发育状况等,诊断一般并无困难。有时要与严重佝偻病、软骨发育不全、先天性肌弛缓等区别。

二、康复评定

成骨不全症需进行 X 线检查,查看骨质变化、骨折与畸形情况。还可进行日常生活活动能力、关节活动度、肌力的检查与评定等,详见本书第二章。

三、康复治疗与训练

本病是一种先天性疾病,无特殊治疗方法,临床治疗与康复的任务主要是防治骨折,增加骨密度,改善患者的生活质量。

（一）药物治疗

可使用生长激素、钙剂、维生素 D、二磷酸盐等。

（二）骨科治疗

骨折的治疗同正常人,可选用闭合治疗、髓内固定、截骨矫形术等手段,防止畸形愈合。由于沉重的石膏外固定可引起新的骨折,固定不动还会减低骨密度,而小夹板固定既轻便又可做断骨相邻关节的适度运动,故尤其适合于 OI 的外固定。骨折的愈合速度通常与健康骨骼一样。固定时间不应过久。

50%～70%的患儿有脊柱侧突畸形,尤其是重症 OI 患儿。可采用支具进行保护,进展迅速者需进行融合手术。

（三）运动治疗与训练

OI 患儿往往粗大运动技能低下,站立与行走的时间常较正常孩子推迟,因此应制订日常训练计划,加强上下肢与躯干的肌力练习。可先在床上进行下肢各方向的主动运动训练,情况允许后再进行站立行走训练。行走时可使用软质骨吊带,以代偿骨盆带肌的力量,减缓下肢弯曲畸形。水疗法是非常适合 OI 患儿的治疗方法,可以让患儿进行水中行走等训练以增强其肌力与有氧运动能力,可同时使用支具、夹板或矫形器、轮椅等辅助用具。

Hoyer-Kuhn 曾采取过一种专用的康复方法。他对 53 名患儿进行了 12 个月的研究,其中包括 6 个月的双侧（脚）交替全身振动训练,伴随理疗、抗阻训练和跑步机训练,以及 6 个月的随访。结果显示,患儿的运动功能、步行距离以及除颅骨之外的骨密度均有显著增加,故此方法不失为 OI 的有效辅助治疗方法。

虽然 OI 患儿容易发生骨折,但安全与适宜的体育运动对大多数患儿是有利的,可以改善因缺乏运动导致的肌肉萎缩、关节挛缩、骨密度降低、心肺功能下降等,增强患儿独立活动的能力,提高其生活质量。Van Brussel 的研究显示,进行了 3 个月的运动训练后,患儿的最大耗氧量、最大耗氧量相对值、最大工作能力和肌肉力量都有显著的提高,主观疲劳感显著下降。运动结束后过 6 个月再测,发现除最大耗氧量明显下降外,其他指标无明显变化。过 9 个月再测时,已有的改善有进一步下降。因此,OI 患儿的运动锻炼应当是持续的。Balkefors对成年 OI 患者调查研究后认为,对轻度到中度 OI 患者而言,每天进行 30 分钟中等强度的运动比较适宜。

OI 患儿一般无法参加正常的体育课,故应根据他们的特点单独安排运动项目。游泳是非常适合的体育运动,但应注意安全,避免在泳池中滑倒及踢碰池壁。应避免震动和扭曲脊柱的动作(如跳跃),防止脊椎发生压缩性骨折。

(四)作业疗法

作业治疗的重点应放在增强肌力、耐力,调节心理,提高认知能力,改善社会交往和人际关系等方面。作业治疗应注重娱乐性,可选择橡皮泥塑、电子游戏、套圈、绘画、书法、折纸、音乐、棋牌游戏等方法。

(五)心理治疗

反复骨折疼痛、手术、行动不便,再加上其他系统的症状,使得 OI 患儿容易产生抑郁、焦虑、自卑、害怕陌生人、恐惧死亡等心理问题。Hill 等人对 OI 患儿、家长及卫生专业人士的访谈研究显示,影响 OI 儿童生活质量的主要因素有安全、功能减退、疼痛、恐惧、独立和隔离。

随着年龄增长,患儿对独立生活的要求也越来越高,但为了安全而不得不谨慎行动。再加上功能下降甚至要使用拐杖或轮椅进行移动导致一些体育活动被排除在外等,这些都会给患儿带来不良的心理影响。治疗师应通过语言和肢体接触给予患儿足够的支持与鼓励,促使他们与外界交流,保持良好心态,增强战胜疾病的信心。本病大多数患者可以长期存活,青春期生长发育结束后骨折可逐渐减少。虽然他们需要终生就医,但仍然能做到健康快乐地生活。给患儿耐心讲解有关本病的知识,可以纠正他们的错误认识,减轻他们的心理压力。

(六)康复护理

本病的康复护理极为重要,应给予患儿严格的保护,一直到骨折趋于减少为止。婴幼儿患者应使用有围栏的床以免掉下摔伤,应使用较硬的床垫。为婴儿更换尿片时,不应抓住脚提起臀部,而应一手托住其臀部稍抬起,另一手更换尿片。注意要避免从腋下抱住两侧肋骨将患儿抱起以免肋骨骨折。应经常改变姿势,避免长时间以固定姿势躺、坐或站立,以防肌肉挛缩和畸形。与患儿接触时动作应轻柔,避免拉、拧、压患儿肢体,尤其是给患儿穿衣服时更应注意。患儿乘车时应使用车内儿童座椅。创造一个安全的环境,避免患儿被物品绊倒或发生碰撞。及早进行听力、视力、脊柱侧凸等的筛查。养成正确的生活、饮食习惯,避免肥胖,饮食平衡,摄入足够的钙和维生素 D,但不可过量,以免引起肾结石。

(王文燕 李万斌)

第十二节 特发性脊柱侧凸

特发性脊柱侧凸(idiopathic scoliosis)是指在生长发育期间无明确原因的脊柱在冠状位上侧凸并伴有脊椎旋转的三维脊柱畸形。脊柱侧凸可导致躯干畸形、背痛、活动障碍等,严重者可因胸廓畸形影响肺发育,造成心肺功能障碍;少数患者因脊髓受压导致截瘫。本病还对患儿的心理健康有极大的危害,患者成年后结婚率低,生活质量会受到严重的影响。

本病病因尚未明确,可能与遗传、平衡系统功能障碍、神经内分泌异常、结缔组织发育异常、生长不对称、生物力学因素等有关。特发性脊柱侧凸在中国人群中的发病率为 0.6%~2.4%,男女发病比例随年龄不同而有变化。

一、分型与诊断

(一)分型

根据发病年龄,一般将本病分为三种类型:婴儿型、少儿型和青少年型。

1. 婴儿型

婴儿型通常在 3 岁以内发病,分为自限型和进展型两型。自限型占 85% 左右,可在发育过程中不经治疗而自然纠正;进展型者多数在出生后 6 个月内进展,可发展成严重畸形,故早期发现及治疗非常重要。其早期特点如下:

(1)男婴多见,侧弯多位于胸段和胸腰段,通常凸向左侧。

(2)两肩高低不平,肩胛一高一低。

(3)脊柱偏离中线。

(4)一侧腰部出现皱褶皮纹。

(5)体前屈时两侧背部不对称。

2. 少儿型

少儿型在 4~10 岁发病,占特发性脊柱侧凸的 12%~21%。侧弯多凸向右侧,多见于女孩。此型患儿生长发育旺盛,约 70% 的患者脊柱侧弯进行性加重,可进展为严重畸形,损害肺功能,需严密观察与治疗。

3. 青少年型

青少年型(adolescent idiopathic scoliosis,AIS)发病年龄在 10 岁至发育成

熟,发病率为1.5%~3%。此型多数侧弯度数较小,绝大多数患者可以正常生活,少数严重的脊柱侧凸会损害肺功能,患者早期可能死于肺源性心脏病。

随着脊柱侧凸手术治疗方法的发展,医学家陆续提出了King分型系统、Lenke分型系统等并逐步改良完善,指导着临床诊断与治疗。

(二)诊断

诊断方法是详细询问病史并进行一般体格检查。患者站立位,充分暴露,检查者从前方、侧方和背面观察患者皮肤的外观,肩峰、胸廓、髂前上棘、髂后上嵴是否对称,乳房发育情况等。检查者应从背侧检查侧凸的部位、程度,用重锤线自枕骨隆突中点下垂,观察臀中沟的偏移程度以了解躯干的代偿度。还应检查脊柱屈曲、过伸及侧方弯曲的活动范围。应仔细进行神经系统检查,特别是对重度侧弯患者,应确认其神经系统是否存在损伤。患者如有截瘫,早期常为痉挛性瘫痪,可出现腱反射亢进及病理反射,后逐渐变为弛缓性瘫痪,出现大小便失禁。

直立位全脊柱正、侧位X线片是最基本的影像学检查,可加拍加重位或矫正位正位X线片。根据需要,可选择进行实验室、肺功能、CT、MRI、脊髓造影等检查。

AIS需与功能性或非结构性侧凸进行区分。后两类侧凸可由姿态不正、下肢不等长等所致,表现为体前屈、双手拉单杠悬吊或平卧时侧弯常消失,X线片亦正常。但少数AIS患者在早期可因侧弯度数小而不被重视,故对于青春期发育前的"功能性"侧凸均应密切观察。其他还应与先天性脊柱侧凸、神经肌源性脊柱侧凸、神经纤维瘤病并发脊柱侧凸、骨软骨营养不良并发脊柱侧凸及其他原因如感染、肿瘤等所致的脊柱侧凸进行鉴别。

二、康复评定

(一)脊柱侧凸角度测量

侧凸角度测量最常采用的是Cobb角测量法,用于测量的X线片为脊柱标准全长的正位片。治疗师首先确定侧凸的上、下端椎,在上端椎的椎体上缘和下端椎的椎体下缘各画一平行线,在两平行线各做一垂直线,两垂直线的交角就是Cobb角。

(二)脊柱侧凸旋转度的测量

通常采用Nash-Moe法:根据正位X线片上椎弓根偏移椎体侧方的程度,将旋转度分为5度。

Ⅰ度:椎弓根对称。

Ⅱ度:凸侧椎弓根移向中线,但未超过第1格,凹侧椎弓根变小。

Ⅲ度:凸侧椎弓根已移至第2格,凹侧椎弓根消失。

Ⅳ度:凸侧椎弓根移至中央,凹侧椎弓根消失。

Ⅴ度:凸侧椎弓根越过中线,靠近凹侧。

(三)脊柱侧凸成熟度的鉴定

成熟度的评价在脊柱侧凸的治疗中尤为重要,保守治疗必须持续到骨成熟为止。治疗师应根据患者的生理年龄、实际年龄及骨龄进行全面评估,最常用的脊柱侧凸成熟度评价方法是观察髂嵴骨骺的移动(Risser征)。Risser将髂脊分为4份,骨化由髂前上棘向髂后上棘移动,骨骺移动25%为Ⅰ度,50%为Ⅱ度,75%为Ⅲ度,移动到髂后上棘为Ⅳ度,骨骺与髂骨融合为Ⅴ度,Ⅴ度表示脊柱已停止生长发育。

三、康复治疗与训练

康复治疗的目标是矫正畸形并制止其发展,获得稳定,维持躯干平衡,尽量减少融合范围,缓解腰背部疼痛,改善和增强心肺功能。早期发现、早期矫治是治疗的关键。需根据患者年龄、脊柱侧凸程度和成熟度来选择和制订治疗方案:Cobb角小于40°的患者主要进行姿势训练、矫正体操、电刺激、矫形器等非手术治疗;Cobb角大于40°或曲度较小但旋转畸形严重的患者应手术矫正。

(一)运动治疗与训练

运动治疗与训练可以使手术病例的比例大大减低,并明显改善手术患者侧凸的严重程度。锻炼的目标是增加凸侧肌力,提高凹侧肌肉的伸展性,使脊柱两侧应力趋于平衡,增强脊柱的支撑能力,从而矫正侧弯。

Cobb角在30°以内的脊柱侧凸患者可以矫正体操作为主要的治疗方法;Cobb角大于30°或经运动疗法治疗不能阻止侧凸进展的患者,则需配合矫形器进行矫正。

矫正体操步骤(以胸椎右凸、腰椎左凸为例):①仰卧位左臂上举,挺胸。②仰卧位左臂上举,抬高左腿。③仰卧位左臂上举,左腿做单桥运动,右腿同时水平上抬。④左侧卧位,腰下垫小枕,左臂上举,向右肩方向抬头及肩部。⑤右侧卧,胸下垫小枕,左臂上举,抬左腿。⑥俯卧,左臂上举,抬头、肩及左臂。⑦俯卧,左臂上举,抬高左腿。⑧俯卧,左臂上举,做左侧"燕飞",即左臂、头、肩、左腿上抬。⑨肘膝位,左臂及头用力上抬。⑩肘膝位,用力后伸、上抬左腿。

矫正体操须每日至少进行一次。动作应正确、到位、平稳缓慢、充分有力,与呼吸相配合。每个动作应持续2~3秒钟,至少重复10次,或至患者感到肌肉疲劳为止。在做矫正体操时,也可将沙袋捆在四肢上做抗阻运动,以增强锻炼效果。

只有长期坚持,同时注意在生活中保持坐、站、走的正确姿势,才能取得较好的效果。矫正体操需要坚持做到患者骨骼发育成熟为止,病情严重的患者即使骨骼发育成熟,也应坚持做矫正体操,以防病情继续发展。

日常体育锻炼对患者的康复很重要,因此患者应尽量参与各种活动,特别是两侧均衡用力的运动,比如游泳,跑步等。也可选择瑜伽,或使用助力梯进行侧凸相反侧肌肉的拉伸训练。

(二)物理因子疗法

物理因子疗法主要是侧方表面电刺激治疗。多采用双通道体表电刺激,两组电极分别放置于侧弯凸侧的体表特定位置,给予一定强度和时间的电刺激,使两组椎旁肌交替收缩和舒张,使侧弯的脊柱获得持续的矫正力,从而防止侧凸加重。该疗法比较适合于低龄且 Cobb 角在 40°以下、可屈性较好的侧凸患者。

(三)牵引疗法

牵引不能矫正脊柱侧凸,但可以松弛凹侧椎旁组织,增加脊柱的可屈性,增强手术矫正效果。目前,该疗法主要用于脊柱侧弯的术前准备。常用方法有颈牵引、斜台颈牵引、颈-骨盆牵引、头颅-骨盆环牵引、卧位反悬吊牵引等。

(四)矫形器治疗

矫形器治疗在脊柱侧凸非手术疗法中占有重要位置,对早期、轻型、Risser 征较轻的侧凸效果较好。矫形器是根据生物力学原理来纠正或减缓脊柱侧凸、改善平衡、促进脊柱稳定的医疗器械。常用的矫形器主要有两类:颈胸腰骶矫形器(CTLSO)和胸腰骶型矫形器(TLSO),分别适用于 T7 以上和以下的侧凸患者。佩戴矫形器期间应加强皮肤护理,避免出现压疮。

(五)传统疗法

采用的方法主要有脊柱平衡导引手法、正骨推拿、推拿加牵引、针刀整体松解术等。传统疗法痛苦小,有一定疗效,目前仍在不断探索中。

(六)心理治疗

特发性脊柱侧凸患者,尤其是重度侧凸患者,因自身形体改变及周围环境影响,容易产生躯体化、敏感、偏执、焦虑、抑郁等消极的心理变化。这些心理可以导致患者抵触治疗,如矫形器每日佩戴时间较长(至少要达到十几个小时)有时会导致患者不配合。故应对特发性脊柱侧凸患者进行心理疏导,使他们做好长期治疗的心理准备,树立信心,克服困难,持之以恒,积极配合各种治疗。

(七)手术治疗

手术目的是矫正和维持脊柱的平衡,防止侧凸加重,尽可能减少融合的脊柱节段,以维持脊柱的正常功能。一般应根据患者的年龄、侧凸类型、部位、程度、并发症情况等确定手术适应证。特发性脊柱侧凸在青春期发展较快,对 Cobb 角大于 40°的患者应进行手术治疗,手术效果往往随畸形严重程度的增加而降低。手术治疗前后需配合适宜的矫正体操和姿势训练,以提高和巩固手术效果。

(八)预防

防治脊柱侧凸最关键是早发现、早诊断、早治疗。学龄儿童应注意保持良好的坐姿和站姿。在学校内应推广脊柱侧凸防治知识,定期进行脊柱侧凸的筛查。女孩在青春期开始后由于生长发育加快,脊柱侧凸可逐渐加重,这一阶段家长应定期检查孩子的脊柱,方法是让孩子端坐,拇指与食指夹住棘突,从第七颈椎一直捋压至腰骶处,观察棘突是否在一条垂直线上。侧弯曲度如果超过10°,应密切观察,随时就诊。

不合理的运动锻炼以及一些特殊的运动项目容易诱发脊柱侧凸,如在从事艺术体操、射击等项目的运动员中,脊柱侧凸的发生率便远高于普通人群。部分球类项目如羽毛球、乒乓球、网球等可以造成运动员握拍侧肌群明显比对侧发达,有可能会影响脊柱发育导致侧弯。因此,如果长期进行这类运动项目,就应注意加强另一侧肌群,特别是核心肌群的锻炼,避免脊柱两侧肌力不平衡。

（王文燕　王朝晖）

第十三节　进行性肌营养不良

进行性肌营养不良(progressive muscular dystrophy, MD)是一组主要累及骨骼肌的遗传性疾病,主要表现为缓慢进展的肌肉萎缩、肌无力及由此导致的运动障碍。

经过数十年的研究,本病的遗传方式已确定有 X 染色体连锁隐性遗传、常染色体显性遗传和常染色体隐性遗传等。本病涉及的致病基因位点众多,临床表现复杂,病情轻重不一,进展速度有别,因而形成了许多类型。

一、临床表现与诊断

(一)假性肥大型肌营养不良

该病为 X 连锁隐性遗传病,几乎只在男性发病(母亲是致病基因携带者),也可能因基因突变致病。假性肥大型肌营养不良分为 Duchenne 和 Becker 两型,前者起病年龄早,病情重,进展快;后者起病年龄较迟,病情相对较轻。

1. Duchenne 型

这是最常见、病情最严重的一型 MD,占总数的 50% 以上,多在 3 岁前后发病。患儿表现为四肢近端肌肉萎缩无力,动作笨拙,行走缓慢,上楼困难,易跌倒,下蹲或跌倒后难以起立;站立时两腿分开,腰椎过度前凸,步行时上身后倾,摇摆呈"鸭步"步态；仰卧起立时，必须先翻身俯卧，以双手撑地，再扶于双膝慢慢撑起，称为 Gower 征。胸肌及上臂肌受累时，上肢上举无力。患儿肌肉萎缩无力呈进行性加重，而双侧腓肠肌则往往呈假性肌肥大，肌纤维被结缔组织和脂肪所取代，触之坚硬，最终亦萎缩。假性肌肥大也可见于三角肌、股四头肌等。患病后期可出现关节挛缩畸形，患儿往往在发病后 10 年左右失去行走能力。半数以上的患儿伴有心肌病变，心电图多有异常，部分患儿智力低下。病人多于 20 岁左右死于呼吸衰竭、呼吸道感染或心力衰竭。

2. Becker 型

该型 MD 为良性，与 Duchenne 型相比，一般在 5～20 岁发病，发展相对缓慢，大约在出现症状后 20 余年才不能行走；发生假性肥大的部位相似，但表现较轻，心肌损害及关节挛缩畸形较少见。患者智力一般正常，多于 40 岁前后死于呼吸衰竭或呼吸道感染。

（二）面肩肱型肌营养不良

该型 MD 的遗传方式为常染色体显性遗传，男女均可见，常于青春期早期发病。病变主要侵犯面肌，表现为面肌无力，常不对称，表情淡漠，不能蹙眉、皱额、露齿、吹哨等；口轮匝肌可有假性肥大，以致口唇肥厚。病变同时会延及双侧肩胛带肌及上臂肌群，导致臂不能上举，垂肩，梳头、洗脸、穿衣等日常活动困难。病情进展缓慢，晚期可累及骨盆带肌群，一般预后较好。

（三）肢带型肌营养不良（LGMD）

Bushby 和 Beckmann(1995)将 LGMD 分为两型：LGMD 1 型为常染色体显性遗传，LGMD 2 型为常染色体隐性遗传；又根据基因定位及编码蛋白的不同，将 LGMD 1 及 LGMD 2 分成 8 种亚型。在 LGMD 中，90％以上为 LGMD 2型。男女均可发病，起病于儿童或青年时期，首先影响骨盆带肌群及肩带肌，表现为双下肢近端无力，行走困难，步态摇摆，常跌倒，病情进展较慢，预后多较好。其他亚型少见。

其他进行性肌营养不良还有远端型、眼咽型、强直性、Emery-Dreifuss 肌营养不良等类型，均少见。根据临床表现，参考家族遗传史，结合血清肌酸激酶增高、肌电图和肌肉活检阳性结果、基因检测等，常可确诊该病。

二、康复评定

MD 患者躯干和下肢功能障碍的严重程度可分为 8 级，上肢功能障碍的严重程度可分 9 级：

(1)能够用手向前向直上举起 500 g 以上的重量。

(2)用手举起 500 g 以上的重量向前方与躯干垂直达 90°。

(3)徒手向前向直上举起。

(4)徒手向前方抬起与躯干垂直达 90°。

(5)徒手将肘关节屈曲 90°以上。

(6)在桌上肘部伸展以手的水平方向向前移动。

(7)在桌上利用躯体的作用使手以肘伸展位向前方移动。

(8)在桌上利用躯体的反作用力使肘伸展后由手的运动水平向前方移动。

(9)在桌上手的运动仅能水平向前方移动。

除上述分级方法之外,康复评定还应包括对肌力、肌张力、日常生活活动能力的评定。其他如关节活动度、吞咽功能、言语功能等可依据需要进行评定。

三、康复治疗与训练

本病目前尚无特效治疗药物,通常只能采取对症治疗,基因治疗、骨髓干细胞治疗等都还处于探索阶段。适当的康复措施可以改善患者的生存质量,延长寿命。

(一)运动治疗与训练

运动训练对 MD 患者具有非常重要的意义,主要目的是维持及增强肌力,延缓肌肉萎缩和关节挛缩,最大限度地维持及改善运动功能。

应根据病情和患者的兴趣选择适宜的训练方法。上肢可练习扩胸、徒手伸张、俯卧撑等;躯干可练习仰卧起坐;下肢可练习蹲起、跳跃、伸张运动等;全身运动可选择爬行、上下楼梯等。自行车、乒乓球、游泳等运动项目既能增强肌力,改善运动功能,又具有一定趣味性,可以根据情况尽早选择。病情严重的患者若无法进行主动运动,可由他人协助进行被动运动,以减少关节的强直和挛缩。

运动训练应不间断持续进行,否则可因中断导致行走能力丧失或引起挛缩,但也要注意运动不可过度,以免造成损伤。

(二)作业疗法

治疗师应根据患者的兴趣,选择适宜的作业疗法如绘画、折纸、书法、泥塑、编织、陶艺、木工、橡皮泥作业、投掷游戏等,并加强 ADL 的训练,以改善患者的心理状况,增强其肌力及肢体的协调性、灵活性。

(三)辅助用具疗法

患者因肌力下降、容易摔倒,故可选用下肢辅助器具协助步行,同时可以起到防止挛缩的作用。如病情发展导致无法行走,可使用轮椅。长时间不良坐姿可使脊柱变形发生前弯或侧弯,引起胸廓变形,导致呼吸障碍,应予以注意,必要时应使用躯干矫形器或手术矫正。

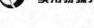

(四)传统疗法

中医认为本病属于"痿证"范畴,是由肝、脾、肾等虚损,元气不足导致的。采用补肾健脾,益气活血等疗法,能在一定程度上起到改善肌肉功能、稳定病情的作用。在功能锻炼的配合下,其他如针灸、推拿等方法也能收到一定的疗效。

(五)心理治疗

本病患儿病情不断进展,因此应使其保持乐观的心态,适当安排娱乐活动,注意劳逸结合。肌营养不良患者应保持开朗的情绪,树立以坚强毅力战胜疾病的自信心。治疗师可为其安排适当的娱乐活动,促使患者建立乐观、开朗的情绪,树立以坚强毅力战胜疾病的自信心。

(六)康复护理

因患者肌力减弱,运动训练时应注意加强防护措施,避免跌倒引起骨折。平时应注意让其保持良好坐姿,劳累后应平卧休息,避免脊柱发生弯曲。卧床患者应适当翻身和改变体位,防止发生褥疮,同时加强深呼吸、腹式呼吸、抵抗呼吸等呼吸功能训练,预防呼吸道并发症的发生。

（王文燕　李万斌）

参考文献

1. 汤盛钦,杜亚松主编.特殊儿童康复与训练[M].大连:辽宁师范大学出版社,2002.

2. 李建军主编.综合康复学[M].北京:求真出版社,2009.

3. 纪树荣主编.康复医学[M].北京:高等教育出版社,2004.

4. 戴红主编.康复医学[M].北京:北京大学医学出版社,2009.

5. 燕铁斌主编.现代康复治疗学[M].广州:广东科技出版社,2004.

6. 熊开宇,徐军主编.常用运动损伤理疗技术操作手册[M].北京:北京体育大学出版社,2012.

7. 顾越主编.作业疗法学[M].北京:求真出版社,2010.

8. 黄力平,张钧主编.体育康复[M].北京:高等教育出版社,2006.

9. 牟志伟主编.言语治疗学[M].上海:复旦大学出版社,2009.

10. 杨广学主编.特殊儿童的心理治疗[M].北京:北京大学出版社,2011.

11. 陈秀洁,李晓捷主编.小儿脑性瘫痪的神经发育学治疗法[M].2版.郑州:河南科学技术出版社,2012.

12. 李树春,李晓捷主编.儿童康复医学[M].北京:人民卫生出版社,2006.

13. 务学正主编.脑瘫儿的疗育[M].郑州:郑州大学出版社,2004.

14. 周雪娟主编.小儿脑瘫的康复治疗[M].2版.上海:上海科学技术出版社,2008.

15. 陈艳妮主编.孤独症的诊断与康复[M].西安:第四军医大学出版社,2008.

16. 刘艳虹著.特殊儿童病理学[M].北京:北京师范大学出版社,2011.

17. 段玉梅编著.精神发育迟滞儿童的治疗与康复训练[M].乌鲁木齐:新疆人民出版社,2003.

18. 廖善祥,倪斌,王若平主编.智力低下的诊治与康复[M].2版.长沙:湖南科学技术出版社,2010.

19. 王和平编著.特殊儿童的感觉统合训练[M].北京:北京大学出版社,2011.

20. 苏渊主编.孩子为何注意力不集中:儿童多动症的诊断与治疗[M].北京:人民军医出版社,1995.

21. 黄远春著.注意缺陷多动障碍[M].北京:光明日报出版社,2008.

22. 务学正等编著.癫痫儿的疗育[M].郑州:郑州大学出版社,2007.

23. 何仅等编著.癫痫学[M].海口:南海出版公司,2004.

24. 王文燕,王广智编著.明理正骨[M].济南:山东科学技术出版社,2014.

25. 国家中医药管理局医政司.22个专业95个病种中医诊疗方案.2010.

26. 中华医学会,儿童孤独症诊疗康复指南.2010年.

27. 刘敏娜,黄钢,章小雷.儿童游戏治疗的研究进展[J].中国临床康复,2004,8(15):2908-2909.

28. 邱文娟,胡小伟,张正春.癫痫发病机制及治疗的研究进展[J/CD].中华临床医师杂志:电子版,2014,8(10):1920-1924.

29. 张进华,王玉霞,郑勇等.活动平板步行训练对不能独立行走的痉挛型脑瘫患儿运动技能的影响[J].中国康复医学杂志,2011,12(26):1121-1125.

30. 王永峰,李晓捷,吕洋等.核心稳定性训练对痉挛型脑瘫患儿粗大运动功能及步行能力的影响[J].中国康复理论与实践,2012,4(18):350-353.

31. 刘鹏,江沁,陈少贞等.不同类型脑性瘫痪儿童粗大运动功能的差异及对策[J].中国康复医学杂志,2007,9(22):812-815.

32. 金宁.文体疗法在脑瘫社区康复中的应用[J].中国康复理论与实践,2003,4(9):205-208.

33. 俞蓉蓉,林良华,许丹等.我国儿童孤独症患病情况分析[J].中国妇幼保健,2011,29:4563-4565.

34. 徐琴美,丁晓攀,傅根跃.孤独症儿童及其矫治方法的调查研究[J].中国特殊教育,2005,6(60):60-64.

35. 李荣源,龚惠兰.感觉综合训练对孤独症儿童疗效影响的实验研究[J].北京体育大学学报,2008,2(31):190-192.

36. 静进.儿童注意缺陷多动障碍诊疗进展[J].实用儿科临床杂志,2012,27(12):965-970.

37. 黄晓玲,李慧娟,王桂英.影响脑电生物反馈治疗ADHD疗效的外部因素的初步探讨[J].中国妇幼保健杂志,2003,18(8):484-485.

38. 上官磊,樊星,苗丹民等.青少年特发性脊柱侧凸患者的心理特征分析[J].中国脊柱脊髓杂志,2009,3(19):204-207.

39. Cameron Van Oort, Susan M Tupper, Alan M Rosenberg, et al. Safety and feasibility of a home-based six week resistance training program in juvenile idiopathic arthritis. Pediatric Rheumatology, 2013,11:46.

40. Sandstedt E, Fasth A, Fors H, et al. Bone health in children and adolescents with juvenile idiopathic arthritis and the influence of short-term physical exercise. Pediatric Physical Therapy, 2012,24(2):155-161.

41. Long A R, Rouster-Stevens K A. The role of exercise therapy in the management of juvenile idiopathic arthritis. Current Opinion in Rheumatology, 2010 ,22(2):213-217.

42. Mendonca T M, Terreri M T, Silva C H, et al. Effects of Pilates exercises on health-related quality of life in individuals with juvenile idiopathic arthritis. Arch Phys Med Rehabil, 2013,94(11):2093-2102.

43. Hoyer-Kuhn H, Semler O, Stark C, et al. A specialized rehabilitation approach improves mobility in children with osteogenesis imperfecta. J Musculoskelet Neuronal Interact, 2014,14(4):445-453.

44. Van Brussel M, Takken T, Uiterwaal C S, et al. Physical training in children with osteogenesis imperfecta. J Pediatr. 2008, 152 (1): 111-116, 116. e1.

45. Balkefors V, Mattsson E, Pernow Y, et al. Functioning and quality of life in adults with mild-to-moderate osteogenesis imperfecta. Physiotherapy Res Int, 2013,18(4):203-211.

46. Hill C L, Baird WO, Walters S J. Quality of life in children and adolescents with osteogenesis imperfecta: a qualitative interview based study. Health Qual Life Outcomes, 2014,12:54.